GONGLI YIYUAN
GAOZHILIANG YUNYING GUANLI
ZHONGDIAN YU NANDIAN JIEXI

公立医院高质量运营管理

重点与难点解析

操礼庆　赵昕昱　等 ◎ 著

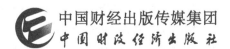

中国财经出版传媒集团

中国财政经济出版社

图书在版编目（CIP）数据

公立医院高质量运营管理：重点与难点解析／操礼

庆等著. －－北京：中国财政经济出版社，2023.2（2024.12重印）

ISBN 978 － 7 － 5223 － 1868 － 4

Ⅰ.①公…　Ⅱ.①操…　Ⅲ.①医院－管理　Ⅳ.

①R197.32

中国国家版本馆 CIP 数据核字（2023）第 003080 号

责任编辑：温彦君　　　　责任校对：张　凡
封面设计：智点创意　　　　责任印制：党　辉

公立医院高质量运营管理——重点与难点解析

GONGLI YIYUAN GAOZHILIANG YUNYING GUANLI

ZHONGDIAN YU NANDIAN JIEXI

中国财政经济出版社 出版

URL：http：//www.cfeph.cn

E－mail：cfeph@ cfeph.cn

社址：北京市海淀区阜成路甲 28 号　邮政编码：100142

营销中心电话：010－88191522

天猫网店：中国财政经济出版社旗舰店

网址：https：//zgczjjcbs.tmall.com

中煤（北京）印务有限公司印刷 各地新华书店经销

成品尺寸：185mm×260mm　16 开　24.5 印张　440 000 字

2023 年 2 月第 1 版　2024 年 12 月北京第 2 次印刷

定价：98.00 元

ISBN 978 － 7 － 5223 － 1868 － 4

（图书出现印装问题，本社负责调换，电话：010－88190548）

本社质量投诉电话：010－88190744

打击盗版举报热线：010－88191661　QQ：2242791300

随着公立医院体制机制改革的全面深入，补偿渠道发生变化、医保支付方式全面改革、医保基金监管加强、分级诊疗制度持续推进，叠加突发公共卫生事件的持续冲击，公立医院的经济运行遭遇前所未有的压力和挑战。一方面，医院业务量与收入增速减缓甚至负增长；另一方面，医院刚性运行成本和防疫支出不断增加。在公立医院面临收支压力的情况下，如何保持健康持续稳定的经营状态，保证医院医疗教学科研等业务快速发展、职工的薪酬待遇水平稳步提升，是医院管理者面临的最大难题。

2020年6月，国家卫健委发布《关于开展"公立医疗机构经济管理年"活动的通知》（国卫财务函〔2020〕262号），要求各级各类公立医疗机构"聚焦当前经济管理工作中存在的突出问题和长远发展面临的重大问题，抓好问题整改，健全管理制度，重点强化各类业务活动内涵经济行为的内部控制和监管措施，努力提升运营效益和精细化管理水平"。2020年12月，国家卫健委再次发布《关于加强公立医院运营管理的指导意见》（国卫财务发〔2020〕27号），首次明确了公立医院运营管理的概念，提出医院要构建科学的运营管理组织体系、明晰运营管理的重点任务，同时要加大运营管理的组织保障力度。目的是"推动公立医院高质量发展，推进管理模式和运行方式加快转变，进一步提高医院运营管理科学化、规范化、精细化、信息化水平"。

2021年5月，《国务院办公厅关于推动公立医院高质量发展的意见》（国办发〔2021〕18号）发布，为公立医院的发展指明了方向。该《意见》指出，"以建立健全现代医院管理制度为目标，强化体系创新、技术创新、模式创新、管理创新""公立医院发展方式从规模扩张转向提质增效，运行模式从粗放管理转向精细化管理，资源配置从注重物质要素转向更加注重人才技术要素"。在党的统一领导下，最终形成公立医院质量发展的新体系、新趋势、新效能、新动力、新文化。

我于2018年11月被安徽省人民政府聘任为中国科学技术大学附属第一医院

（安徽省立医院）院长。这是一所已经走过124年风雨历程的百年老院，同时也是一所年轻的大学直属附属医院。该医院设备先进、专科齐全、技术力量雄厚，实行一院多区的集团化管理。在最新一轮（2021年度）全国三级公立医院绩效考核中排名第21位，等级A＋，在全国排名连续四年稳步提升，位居安徽省第一，其中运营效率指标考核连续四年得分率超过93％。优秀的运营结果来自医院管人、管财、管物、管技术和管医疗、管教学、管科研、管预防等职能部门共同融合发展的卓越过程。2020年医院在国内率先成立财务与运营管理处，将财务管理与运营管理职能高度融合，开创了"大财务、齐运营"的医院运营管理组织新范式。

以党委委员、总会计师操礼庆为首的财务与运营团队在医院管理中展现出勇于担当、善于作为的专业素养，在医院的战略发展规划中先后提出"医院集团化要轻资产扩张""主业与产业两翼齐飞""做优做强基本医疗，做大做精非基本医疗"等宝贵的建议。十几年间，在医改浪潮中紧跟甚至先于政策，数次主动更迭财务管理模式，谋定院内管理制度，并肩发展预算、成本和绩效管理，为医院提质增效提高运营效率打下了坚实基础。团队在紧张繁忙的工作之余，致力于科研、教学、人才培养和学科建设，近年来完成课题研究5项，在核心期刊发表论文20余篇，参编专著3本，申报专利三项并进入科研成果转化阶段。

我欣喜地见证了中国科大附一院（安徽省立医院）财务团队先后荣获"管理会计创新实践奖"、"中国最佳医院管理团队群星璀璨奖"之"五星管理奖"、"中国智能财务最佳实践奖"、安徽省医院协会医院管理科技创新奖二等奖、中国总会计师协会"新冠疫情医院运营优秀案例"、公立医疗机构经济管理年"百佳案例"之"特优案例"。在国家卫健委、国家中医药管理局《关于通报表扬2020—2021年度"公立医疗机构经济管理年"活动优秀单位的通知》中，医院位列地方单位医疗机构第三名。这些都是医院财务与运营团队努力的结果。

本书以医院财务与运营管理团队多年的研究和实践为基础，完整地呈现出医院运营管理的重点难点与实施路径，着重对医院的核心业务（医、教、研、防、医保）运营策略、运营工具与方法、医院资源配置、业务流程优化、运营管理的评价与信息化体系等内容进行阐述。本书突出运营管理的方法应用和案例讲解，帮助读者从运营的视角重新审视医院的医疗、医保、科研、教学、院感业务，指导医院开展流程再造和优化资源配置，对公立医院提升运营管理水平提供重要的理论指导和实践指南。

我是一名医生，我对疾病的认识是首先要把一个人当整体来看，不能只见病不见人，所以我现在倡导泛血管化的治疗，不仅仅是心脏血管，全身的情况都要整体辩证地分析，抓住主要矛盾后，再交给专科医生进行精准治疗。而我同时也是一位院长，医院的运营管理是需要医院整体推进的工作，发现运营管理存在的问题是基础，而真正体现医院管理水平的是推动问题解决的能力，而解决存在的问题可能不是一个部门几个人能完成的，需要医院建立起跨部门的沟通协调机制。

我欣喜于医院财务与运营团队的不懈努力和创新探索，《公立医院高质量运营管理——重点与难点解析》的成书，让我们可窥其豹，知其学，得其益，从大处着眼，于细微处发力，为公立医院运营管理提供借鉴。希望在高质量发展的形势下，全国各级各类公立医院积极发挥自身优势，向运营向管理要效益，贯彻落实"健康中国"发展战略，满足百姓医疗健康需求的高速增长，在坚持公益性的同时实现良性可持续发展。

即此为序。

中国科学院院士

中国科学技术大学附属第一医院（安徽省立医院）院长

2022 年 10 月

党的十八大以来，以习近平同志为核心的党中央坚持"推进健康中国建设，把保障人民健康放在优先发展的战略位置"，而公立医院是我国医疗服务体系的主体，为持续改善基本医疗卫生服务公平性、可及性，防控公共卫生事件，保障人民群众生命安全和身体健康发挥了重要作用。为推动公立医院高质量发展，更好地满足人民日益增长的医疗卫生服务需求，国务院办公厅发布了《关于推动公立医院高质量发展的意见》，要求在"十四五"期末，公立医院在发展方式、运行模式和资源配置三个方面进行改变，为建设健康中国提供有力支撑。

而公立医院在高质量发展的征途中，面临着重大疫情反复、付费方式改革、医保基金监管、分级诊疗推进、补偿机制不足、绩效考核评价等多重因素的冲击，导致公立医院的经济运行压力越来越大。据有关数据显示，2021年全国业务收支负结余的公立医院有3928家，占公立医院总数量的43.6%。医院收支亏损严重对实现高质量发展目标是巨大挑战，所以要求公立医院加强精细化运营管理，这是公立医院管理的现实需求，有着很强的必要性和重要性。

公立医院运营管理是对医院运营各环节的设计、计划、组织、实施、控制和评价等管理活动的总称。从工作实践来看，加强公立医院运营管理，不仅是公立医院从过去依靠规模扩张的"原始积累"进化至精细化"高质量发展"的必修课题，更是解决医院发展困境的路径。特别是《关于推动公立医院高质量发展的意见》在充分分析目前公立医院运营现状的基础上，提出了公立医院加强运营管理的必要性与重要性，给出了运营管理的内容与任务，这意味着公立医院运营管理工作已经进入由点及面的发展阶段，从"单点逐个切入"向业务与财务"交错融合发展"转变。

多年来，全国各级各医院在持续强化医疗管理的同时，也都一直在探索医院内部精细化运营管理，但由于各医院的管理基础、信息化程度、运营人才等因素的制约，医院运营管理水平目前存在着不平衡、不充分、不完善的问题，缺乏具有可操作性、指导性、示范性的运营管理工作规范可供借鉴，未形成标准化的管理体系，造成医院的运营管理工作很难推进。作为一直在医院财务与运营管理岗位工作的我，带领中国科大附一院（安徽省立医院）的运营团队积极投身于运营管理工作，以理论指导实践，以实践丰富理论，随着文字的点滴积累、思想的不断丰盈，成效的逐步显现，汇聚成《公立医院高质量运营管理——重点与难点解析》的筋骨、脉络和血肉。

本书聚焦于医院运营管理的重点与难点，从理论和实践两个层面对其进行深入的探讨，从战略的角度给出医院运营管理的任务和目标；创新性地提出"四级全员组织架构"和"六大工作机制"；以"预算成本绩效一体化"推进业财融合的深化，以"业管协同"提升运营管理效能；详细论述医院流程优化和资源配置的理论方法和实践路径；在具体案例中，富有创造性地总结提炼出"体检—门诊—住院"闭环管理、"美容整形、视光、生殖、体检、特需"等非基本医疗业务运营理念；首次从运营视角来解读公立医院医疗、教学、科研、院感、医保的相关工作，推出"技能培训中心""科研平台共享""消毒供应中心建设""医保内控管理"等一批示范性强的工作方案；设计了全套的运营管理评价指标体系，并以结果应用实现PDCA良性循环；从"顶层蓝图设计"到"系统落地指导"深入浅出地阐述基于价值创造的公立医院运营信息化建设。

本书能成功出版，得益于中国科大附一院（安徽省立医院）主要领导多年来关注运营重视管理的工作氛围，支持并指导我们财务与运营团队将工作的思路能付出实践并能取得一定的成效；本书的出版是我们团队协作努力的成果，团队以研究者的姿态，在紧张繁忙的工作之余，积极开展理论研讨和案例总结，注重理论性、指导性、实践性、示范性和可操作性，将一般性、具体性的做法提升为规律性、可复制的实践方法，希望能给国内正在探索开展运营管理工作的医院提供更为全面的工作借鉴，催生出更为丰富的学术观点和理论研究。

本书共分十三章，作者分别是：第一章马万里，第二章姚盛楠，第三章、第四章黄晓春，第五章丁鹏，第六章陈俊杰，第七章李新宇，第八章王梦娜，第九章钱昌春，第十章汪茜，第十一章黄凤明、张歆，第十二章陈旭，第十三章赵昕昱，本人负责全书的总体策划、理论指导和审稿工作。

虽然本书是立足公立医院来探讨运营管理，但基于运营管理的理念对其他类型的医院是相通的，所以相信本书对非公立医院开展高质量运营管理也有一定的借鉴意义。

　　本书的出版得到了中国财政经济出版社的大力支持，使本书的质量有了很大的提升。衷心感谢中国科学院院士、中国科学技术大学附属第一医院（安徽省立医院）院长葛均波教授为本书作序。

　　本书在写作过程中参考了大量文献，充分吸收了众多专家学者的优秀成果，这些文献和成果对本书的形成功不可没。虽然我们已经在参考文献中尽可能详细地列出了这些文献，但仍难免有所遗漏，在此对未能列入参考文献的作者表示歉意，并对所有引用的文献和成果的作者表示衷心的感谢。由于作者水平有限，加之公立医院运营管理实践与理论研究日新月异，书中难免有不当与疏漏之处，敬请读者批评、指正，期待与您探讨，共同进步！

2022 年 9 月 2 日于合肥

目录
CONTENTS

第一章　绪　论

第一节　公立医院运营管理相关概念简述

一、运营管理概述

（一）运营管理的起源

从 20 世纪中期开始，有关学者就在探讨运营管理领域的问题。60 年代，埃尔伍德·斯潘塞·伯法（Elwood Spencer Buffa）的《现代生产管理》问世，使运营管理成为了管理学中的细分课程。企业的运营管理对企业的长期健康发展有着深远的影响。运营是指对企业经营活动的规划、配置、执行和管理，是和产品制造与服务创造有着较大关系的所有管理事务的综合称呼。从其他视野而言，运营管理也被视作是对制造（供应）公司的核心产品（服务）的系统给予开发、运转、考核与优化。以前，国外的研究人员将有形产品制造活动叫作"production"或"manufacturing"，而将供应服务活动叫作"operations"。当前则主要是将这两者综合起来，叫作"运营"。企业运营管理中最核心的职责包括财务运营、技术运营、制造运营、市场营销与人事管理。企业的运营工作就是这五项职责高效结合的一个循环往复的过程，企业为了实现自己的运营目标，应当对以上五项职责给予集中管理，此类管理便是经营。

运营管理的对象涵盖了运营过程和运营系统。运营过程是一个投资、转变与产出的经过，是一个劳动经过或价值持续提升的经过，它属于经营最主要的内容。运营系统是以上转换经过被达成的方式。现代运营管理涉及的空间在日益拓宽，已从常规的制造业延伸到非制造业中。20 世纪 80 年代，这一企业管理模式通过台湾长庚医院实践并得以快速推行，对改善医院的运营效率有着深远的影响。2005 年，华西医院参考了台湾长庚医院的经验，同时将其引入自己的管理中来，取得了显著效果。

（二）运营管理的含义

在国外代表性的运营管理教科书中，李·克拉耶夫斯基（Lee J. Krajewski）等提及，运营管理是指对流程给予全面的开发、指导与操纵，将此类程序中输入的各种因素较好地升级成供应给各种客户的服务或商品。威廉·J. 史蒂文森（William J. Stevenson）指出，运营管理是企业正常运行的重要活动，主要是对制造商品或供应服务加以管理，是对生产商品与供应服务的经过进行全方位的管理。F. 罗伯特·雅各布斯（F. Robert Jacobs）等指出，运营管理是为企业制造与供应产品或服务的系统开展的设计运营与优化。我国的研究人员马风才指出，运营管理是对供应商品或服务的运营系统加以规划、开发、安排和管理。综上所述，运营管理是对供应商品或服务的经过所开展的全面管理。而运营是一个与生产、变更和产出有关的经过。在此类活动中，投资的所有资源，结合加工、安排等有关活动，以各种形式的商品（无形的与有形的）传递给终端用户。运营管理工作说到底是为了使企业的利润持续增加，并使顾客满意，获得相应的经济价值。对于非营利组织而言，其输出的价值主要体现为社会价值。

（三）运营管理的范畴和内容

运营管理与市场营销管理、财务管理并称为企业管理的三大核心内容，运营管理的主要目标是在满足顾客需求的前提条件下提升运营效率、优化资源利用、保证产品质量、降低生产成本和能源消耗等。

总结分析国外经典的运营管理著作，发现关于运营管理的范畴和内容界定，并不完全一致，但具有共性和规律性。例如，李·克拉耶夫斯基和拉里·里茨曼（Larry P. Ritzman）在《运营管理——流程与价值链》中，认为运营管理涵盖了运营规划、流程编制与管理、项目规划与管理、供应商管理、运营场地管理等。威廉·J. 史蒂文森认为，运营管理包括商品研发、运营能力改善规划、MRP 管理、SOP 管理、精益生产、供应商管理等。F. 罗伯特·雅各布斯等指出，运营管理涵盖了规划管理、产品研发、项目管理、商品流程管理、质量控制、供应商管理与企业资源的管控。我国的研究人员马风才指出，运营管理涵盖了运营长期目标、运营平台规划与开发（包括产品开发与程序管理、运营能力布局、选址计划、设备安排、操作平台分析)、运营平台的经营和管理(包括质量控制、库存管理、统一计划和细分、企业资源计划)、运营平台的升级和改进(包括项目管理、供应链管理与新的运营手段)。

综上所述,运营管理涵盖了运营发展规划、流程管理、产品的开发管理、产品制造的 SOP 管理、精益生产、QC 管理、供应商管理、MRP 管理、项目管理与库存管理。其中,运营发展规划、项目管理、QC 管理、流程管理、供应商管理、MRP 管理出现的次数最多,也构成了运营管理的核心内容要素,详见图 1 – 1。这些内容要素彼此之间并不是孤立的,并非各自作为一种工具或者管理活动而单独使用和存在。

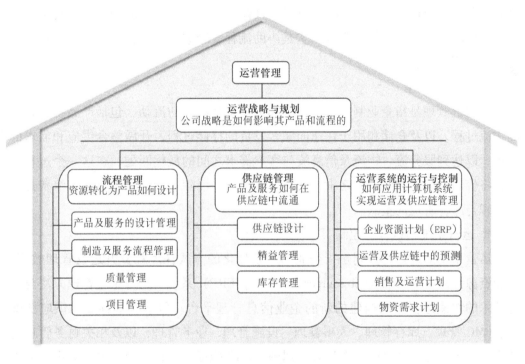

图 1 – 1 企业运营管理示意图

其内在的逻辑关系是:

1. 运营战略与规划

运营管理需要有针对性,需要和企业的战略规划彼此结合,企业的战略对将来产品与服务的流程开发有着深远的影响,还能协助跨企业的运营管理与跨职能的交互,防止由于各行其是带来各种矛盾。企业战略影响到运营战略,进而影响到产品和服务的运营管理策略、流程和方向。运营战略的效果最终体现在质量、成本、准时交货率等指标的改善上,能有效提升企业核心竞争力。规划是运营战略的具体落地，它从选址规划到空间设置，从资源配置到流程规划，对运营能力进行全方位规划，并不断调整完善，最大限度扩大实际产能。运营能力规划回答了企业的规模有多大的问题。产能太多，企业将负担太多的固定成本；产能较少，企业又会丧失相关的业务。

2. 流程管理

流程管理是指对资源变更成产品的全程给予综合设计和管理。生产有生产流程，服务有服务流程，运营详细来说反映在企业将资源升级为客户希望得到的产品或服务的经过，重点涵盖了生产和服务流程。流程管理应当对升级的经过持续地进行研究，比如，服务对象与核心目标，对运营能力、人力和原材料的需求，输入的具体资源，中间过程与基本步骤，输出的具体形式。就其中的问题予以及时反馈且不断予以改善。对质量管理来说，它是协助流程管理进一步落实的方法，项目管理能体现流程管理。

3. 供应链管理

供应链管理是指企业制造与服务流程中信息和物料的流动，包括产品物理移动的物流过程，以及仓储和用于快速向顾客发货的存储过程，开展整合供应和需求的管理，以达到服务流、物流及信息流与客户需求之间的最优匹配。在这一个过程当中，将价值流应用到供应链之中，优化增值活动，消除非增值活动，减少浪费是精益管理与库存管理的重点。

4. 运营系统的运行与控制

运营系统的运行与控制是指企业利用信息化的方式保障和提升运营管理效率。企业资源计划（Enterprise Resources Planning，ERP）系统，是与企业管理方法与信息技术的快速进步一同构建的新的企业信息管理平台。包括市场预估、供应链管理、PMC管理、库存管理、人事管理、设施管理、业务管理，以及相关财务管理的整个企业生产经营全过程。在许多公司中，ERP能提供每日运营的主要数据，另外还拥有标准计划与管理性能。

传统的运营管理理论主要聚焦于生产方面，因为现代服务业的持续践行，运营管理方面的有关理论与策略开始更多地被使用在医疗健康、金融证券、教育咨询等各种服务内容上，同时其效果也在持续改善。现阶段，现代运营管理涉及的内容在日益增加，已从常规的制造业公司延伸至其他行业；分析的内容不仅包括制造过程的规划、安排和管理，而且涵盖了运营策略的出台、运营系统的开发及运营系统的工作等各个领域的内容，将运营战略、新品研制、采购输出、生产研发、产品运输、售后服务视为一个健全的"价值链"，对其给予统一管理。另外，信息技术成为运营管理的核心工具。因信息技术导致的各种管理手段与管理策略方面的更新，都是运营管理的核心内容。物料需求计划（MRP）、企业资源计划（ERP）等，在企业的日常管理中得到了普及。

二、公立医院运营管理概述

2020 年 12 月，国家卫生健康委 国家中医药管理局联合下发《关于加强公立医院运营管理的指导意见》（国卫财务发〔2020〕27 号，以下简称《指导意见》），要求积极推动公立医院高质量发展，推进管理模式和运行方式加快转变，进一步提高医院运营管理科学化、规范化、精细化、信息化水平。2021 年 5 月，国务院办公厅发布《关于推动公立医院高质量发展的意见》（国办发〔2021〕18 号）再次指出，公立医院的高质量发展需改进运营管理机制，将医疗、培训、研发等业务系统与人事管理、财务会计、物资管理等各个子系统建立联系，构建医院运营管理决策支持平台，驱动医院运营管理的科学化、规范化、精细化。

根据《指导意见》要求，在组织机制方面，由医院主要负责人全面负责医院运营管理工作，总会计师协助各种具体事务，分管院领导对具体分工负责。其实，由总会计师来处理详细的工作，基于专业环境和专业素养角度发现，已不在之前财务的职责范围内，同时和之前已实施的内部控制管理、财务管理职责范围存在交叉，这对在部门彼此独立的公立医院组织管理环境下落实该规定，势必具有较大的挑战性。怎样合理地理解公立医院运营管理的涵义？怎样确定公立医院运营管理的范畴？公立医院运营管理未来的发展趋势是什么？

（一）公立医院运营管理释义

参考《指导意见》中的相关内容，公立医院运营管理是以全面预算管理和业务流程管理为核心，以全成本管理和绩效管理为工具，对医院内部运营各环节的设计、计划、组织、实施、控制和评价等管理活动的总称，是对医院人、财、物、技术等核心资源进行科学配置、精细管理和有效使用的一系列管理手段和方法。该定义将公立医院运营管理视作是设计、计划、组织、实施、控制和评价等管理活动的总称，既有静态的含义，也有动态的含义。而且在其中重点突出了全面预算管理、业务流程管理、成本管理、绩效管理的重要价值与方法。这个定义与传统企业运营管理强调转化过程和形成满足需求的产品和服务目标的一般定义有着明显的区别，一个注重的是过程，另一个注重的是管理模式与途径。公立医院的运营管理既要尊重一般运营管理的定义，又要考虑公立医院区别于企业的特殊性。例如，从创造利润来说，企业能带来收入的手段，涵盖了添加生产线、增加当前产品的功能、提升市场占有率与改善经营效率。对于公立医院来说，其不可能减少不盈利的服务，但可以合理利用医院的空间，为患者提供更多、更有效率的服务，精简流程、减少不必要的支出以减少浪费。此外，还能协调利用不同科室间对病人的集中服务，减少不必要的往返流程和重复。总之，在保证公立医院公益属性的前提下，医院的运营管理较企业而言更为复杂。

F. 罗伯特·雅各布斯等学者在《运营管理》中提到，医院的运营与其他企业的管理有着巨大的差异，重点反映在下述这些领域：首先，医院主要流程的核心操作人员是获得专业锻炼的医疗工作人员，他们是服务申请的提供者，也是服务活动的供应者；其次，医院的成本和真实业绩间的相关性，无法像其他产品那般能充分地体现在服务品质与客户评估中，并非实际产生的证据；再次，医院无简洁的管理线，而是所有职能机构间的联合协同，所有具体的部门均对运营目标有自己的认知；复次，制造管理的手段是将清晰、良好的最终产品标准与交付标准当作基础，而在医院中对药品与物资等标准的规定基本上都相对主观、不够清晰；最后，医疗服务是一种肉眼难以看到的无形产品，医院从本质上来说，其实是一个输出各种药品、服务的社会机构。

一个完整的公立运营管理系统，其输入的是人、财、物、技术等资源，经过规划、设计、组织、运行、控制等转换活动，以医疗服务的形式提供给患者，详见图1-2。当然，公立医院的运营管理又不可能脱离其他职能而存在，甚至还会有着直接或者间接的关系，例如，会计、人事、后勤等相关部门。公立医院运营管理的目

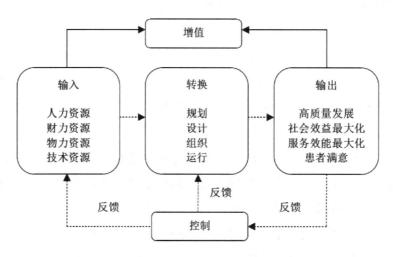

图1-2 公立医院运营管理系统示意图

标是加快补齐内部运营管理短板和弱项，向精细化管理要效益，推进管理模式和运行方式加快转变，进一步提高医院运营管理科学化、规范化、精细化、信息化水平，从而推动公立医院高质量发展，实现社会效益最大化、服务效能最大化与患者满意。

（二）公立医院运营管理范畴的界定

《指导意见》中指出，公立医院运营管理主要包括优化资源配置，加强财务管理，加强资产管理，加强后勤管理，加强临床、医技、医辅等业务科室的运营指导，强化业务管理与经济管理融合，强化运营风险防控，加强内部绩效考核，推进运营管理信息化建设。结合运营管理的一般范畴，考虑到公立医院与企业的行业区别，公立医院运营管理主要包括：

1. 运营战略与能力规划

医院按照长期发展目标与年度目标，制定适合自己的运营战略，以便达成运营目标。医院的能力规划是指医院的各类资源配置能充分满足当前的医疗需求。医疗需求的达成重点涉及医院的病人数及其住院时长，住院时长能以科技和流程管理来呈现，这样就能改善病人的接收量。医疗行业能以多元化的资源来界定自己的运营能力，涵盖了病床、科室、接待室、医生、护士等各种医务人员，医疗科技、器械、场地等相关的服务设备。就此类器械资源，公立医院的运营管理需深入地思考怎样让病人与资源在各科室与楼层间挪移时，可以减少其等待和运送时间。

2. 流程管理

医院的工作流程是一个完整的治疗链，涵盖从患者进入医院挂号、注册开始，在科室内或科室间由医疗专家和团队向患者提供医疗服务，直到医院得到保险报销的全流程。这个流程中经常遇到的质量问题包括交接失真、流程中的瓶颈、服务增值无效的环节等。因此，它需要质量管理和运营风险防控来提高服务水平，优化流程，提升患者的就医感受，减少医疗事故和纠纷。需要从流程运行效率、流程成本与效益的权衡、流程运行质量、患者满意度四个方面持续评价流程管理的效果，并持续改进流程的设计。

3. 供应链管理

医院的供应链涉及数据、资金、商品与服务等的互动。医院供应链管理说到底是为了提供各种医疗产品与服务。所以，精细化管理与库存管理是医院独具特色的供应链管理优势。

4. 医院资源计划系统

医院资源计划系统是指医院引入企业资源计划的成功管理思想，运用信息技术对医院的人、财、物、技术资源实施的科学化、精细化、规范化管理，是支持医院管理创新和可持续发展的综合运营管理体系。

5. 绩效管理

公立医院的绩效管理不同于其他企业，它是运营管理中的重要内容，在进行绩效管理过程中需要对绩效目标进行制定、计划实施、执行考核、改进再制定，是不断在管理中发现问题并解决问题的有效过程，进而达成对资源的科学安排与合理应用。为此，公立医院应当构建职能机构、业务科室、个人层级丰富的综合性绩效评估和管理机制。

综上所述，公立医院运营管理的主要范畴可以界定为：运营战略与能力规划、空间和设施设备管理、流程管理、质量管理、运营风险防控、供应链管理、精益管理、安全库存管理、医院资源计划系统、绩效管理。这些范畴的界定有利于正确定位运营管理职能。

（三）公立医院运营管理未来发展趋势

当前，人类社会正在进入一个以数字化为表征的新时代。信息技术的迅猛进步与世界性竞争对公司的运营管理带来了深远的影响，网络为企业各种工作的开展带来了极大的发展空间，同时还在持续变更企业在市场中的竞争方式和经营机制。基于企业运营管理的视野来研究此类改变，利用数字化技术来改善工作效率，提供更多的利润，将成为企业运营管理更新、参与未来竞争和企业建设的前提条件。威廉·J. 史蒂文森预估了该运营管理的发展形势：第一，客户差异化需求的达成。可以直接从客户处得到差异化的需求，且利用开发和生产的大规模定制来达成。第二，弹性化的生产。能高效地应对内外部的发展形势，需求管理、设计更改、过程操控、维护升级等都能根据实际情况进行处理。第三，自动化的运营管理。将信息物理系统（Cyber Physical Sysytems，CPS）当作条件，达成人、设施与产品的彼此交互，对价值链中主要公司的信息与市场信息、销售信息、采购信息、研发信息、技术信息、设施信息、制造过程的实时信息、产品和服务信息、物流运输信息等给予进一步采集，同时制定高效的运营管理策略。

具体到公立医院的运营管理来说，此类变化已在慢慢地出现。比如，数字技术的电子病历、医疗云、医疗物联网等技术较好地更新了病人的就诊数据，能协助医院更好地进行管理。循证医学（Evidence‑based Medicine，EBM）开始以合理的手段来考核所有可能的治疗方式，且为类似的临床病例带来一定的支持。健康信息交换（Health Information Exchange，HIE）能使电子化临床资料在不同的数据平台中予以交换，并确保数据的内涵稳定。

未来，公立医院的运营管理将以预算系统为重点，往前端汇总医疗业务管理平台，往后端汇总以财务管理为重点的运营管理平台，促进运营管理、业务管理等的综合建设，建立健全医疗服务机制，达成前后台业务的集中管理与对员工、资金、物料、科技等各种资源的集中管理，在数据、物资方面能彼此协调。对此，利用数据融合技术，将医院的医疗、经营与管理进行信息化处理，升级成医院运营管理不可或缺的辅助方法，以改善医院智能运营管理的水平。利用智能研究全方位、如实地了解医院的运营管理情况。利用数据挖掘技术研究问题的成因。利用经营预估模型有针对性地进行预估研究，作为医院经营决策的参考条件。利用问题预警与问题报告体系，帮助管理部门按时处理问题、防止有关问题再次出现，同时对重视的问题进行全程的信息追踪。

第二节　公立医院运营管理发展历程

新中国成立后，随着人类社会的进步和科学技术的发展，我国医疗卫生事业也得到了迅猛的发展，医院数量飞速增长，社会办医异军突起。根据《中华人民共和国 2021 年国民经济和社会发展统计公报》权威数据显示。截至 2021 年年末，全国共有医疗卫生机构 103.1 万个，其中医院 3.7 万个，在医院中有公立医院 1.2 万个，民营医院 2.5 万个；医疗卫生机构床位 957 万张，其中医院 748 万张。

改革开放初期，我国公立医院发展遭遇第一次瓶颈，运行机制的僵化、效率效能的低下、绩效考核方法的落后、服务意识的缺乏、运行成本的居高不下等一系列因素，使得公立医院逐渐意识到现代医院运营管理的重要性。进入 21 世纪以来，随着总人口、老龄人口以及平均寿命的稳定增长，我国就医需求也将随之上升，与此而来的是老百姓对更多、更便捷、更优质、更可及的医疗资源的需求，医疗卫生事业迎来了新的春天。但是不可否认的是，在发展过程中，公立医院建设遇到了诸多挑战。比如，新医疗改革政策实施、医院规模逐渐庞大臃肿、组织结构日益复杂等。这些无一不倒逼公立医院尽快形成维持公益性、调动积极性、保障可持续的运行新机制，努力推动管理规范化、精细化、科学化，基本建立权责清晰、管理科学、治理完善、运行高效、监督有力的现代公立医院运营管理体系。

从整体上来看，以时间为维度划分，我国公立医院运营管理发展经历了以下三个阶段：

一、以政府管理为主导的计划经济阶段

新中国成立到改革开放前，我国制定了"面向工农兵""预防为主""团结中西医""卫生工作与群众运动相结合"的卫生四大方针，成为指导我国卫生工作的基本原则和政策基础。这一时期，我国公立医院具有"医疗卫生工作服务于全体人民"的社会功能内涵，基本上属于依靠政府财政拨款、完成上级卫生管理部门下发的指标与任务为主的计划经济管理模式。院长由上级卫生主管部门直接任命，员工通过分配就业，缺乏运营管理与竞争意识。

二、以经济效益为主导的市场经济阶段

改革开放后，社会主义市场经济发展模式深入人心。公立医院从单纯强调社会效益，不重视经济效益，转变为在强调社会效益的同时，开始重视经济效益。政府对公立医院的拨款也开始转变为经费补贴、定额包干，放宽政策、简政放权，需要公立医院在一定程度上自负盈亏。这一时期，公立医院开始关注自身运营成本与效益，通过对医疗服务、组织架构、人事绩效、运行管理等方面的调整与创新，在调动医院职工工作积极性的同时，提高了医院自主营收能力。与此同时，不可否认的是，在公立医院经济效益得到提升的同时，也产生了一系列的问题。由于对卫生发展的规律还没有深刻认识，忽视了公立医院自身的特殊性和功能定位，医疗费用不合理的增长，加重了老百姓的就医成本和负担，在一定程度上淡化了社会公益性。

三、以公益性和科学管理为主导的现代医院管理阶段

进入 21 世纪以来，我国卫生行政部门逐渐意识到公立医院公益性导向及科学运营管理的重要性，新医改应运而生。2004 年，原卫生部明确医院法人治理的改革方向，将权杖交还医院，由专业的医院管理者进行现代医院运营管理。2006 年，《国务院关于发展城市社区卫生服务的指导意见》（国发〔2006〕10 号）明确指出，"医院应以公益性为导向，坚持政府主导，鼓励社会参与，体现卫生服务的公平、效率与可及性"。2009 年，《中共中央 国务院关于深化医药卫生体制改革的意见》，着重强调"公立医院的公益性质，政府和医院需更加关注人民群众的整体利益，注重履行社会责任"。2011 年，《国务院办公厅关于印发 2011 年公立医院改革

试点工作安排的通知》（国办发〔2011〕10 号），明确要求"医院'管办分开、政事分开、医药分开、营利性与非营利性分开'，坚持公益性，探索建立现代医院管理体系"。随后，2015 年党的十八届五中全会、2016 年全国卫生和健康大会以及2017 年党的十九大，都明确指出了建立现代医院管理制度的重要性。2017 年 7 月14 日，《国务院办公厅关于建立现代医院管理制度的指导意见》（国办发〔2017〕67 号）就全面深化公立医院综合改革，建立现代医院管理制度作出部署，进一步阐释了现代医院管理的具体要求与实施方针。2020 年 12 月，国家卫生健康委 国家中医药管理局联合下发《关于加强公立医院运营管理的指导意见》（国卫财务发〔2020〕27 号），明确要求积极推动公立医院高质量发展，推进管理模式和运行方式加快转变，提高医院运营管理科学化、规范化、精细化、信息化水平。2021 年6 月，国务院办公厅发布《关于推动公立医院高质量发展的意见》（国办发〔2021〕18 号）再次提到，公立医院高质量发展应该健全运营管理体系，整合医疗、教学、科研等业务系统和人、财、物等资源系统，建立医院运营管理决策支持系统，推动医院运营管理的科学化、规范化、精细化。2021 年 9 月，根据国家卫生健康委《关于印发公立医院高质量发展促进行动（2021—2025 年）的通知》（国卫医发〔2021〕27 号）相关内容，要求坚持公益性与新发展理念，重点关注医疗质量、医疗服务、医学教育、临床科研、医院管理提升，打造一批医疗技术顶尖、医疗质量过硬、医疗服务高效、医院管理精细、满意度较高的公立医院。到 2025 年，初步构建与国民经济和社会发展水平相适应，与居民健康新需求相匹配，上下联动、区域协同、医防融合、中西医并重、优质高效的公立医院体系。2022 年 6 月，国家卫生健康委 国家中医药管理局联合印发《公立医院高质量发展评价指标（试行）》，指出紧密围绕公立医院高质量发展要求，有机结合二、三级公立医院绩效考核工作，按照指标精炼、可操作、可衡量的原则，构建涵盖党建引领、能力提升、结构优化、创新增效、文化聚力五个方面的指标体系，引导二级及以上公立医院全面贯彻落实公立医院高质量发展的各项要求。由此可见，未来，我国公立医院的管理必将是现代化运营管理，必然走上职业化管理的发展道路。

第三节 公立医院运营管理的重点

公立医院的运营管理事关医院的立足、稳定与进步。立足公立医院高质量发展的新要求，制定完善的经营管理方案，将运营管理转化为价值创造，成为医院管理者的必修课。公立医院运营管理体系建设是一项复杂工程，重点包括以下六项：

一、强化运营理念与运营人才是基础

公立医院运营理念是为病人提供优良的医疗服务，带来社会价值与相应的经济价值，此为公立医院的初衷，是公立医院运营的主要思想。另外，公立医院的运营理念还涉及发展目标，即公立医院在建设与提供服务时所需遵循的核心目标，涵盖了公立医院建设应当借鉴的有关指标机制，是公立医院各项工作的呈现。基于理论的视野发现，公立医院的运营理念需从四个领域给予研究。首先，运营思想能规范公立医院各种活动的价值要求。公立医院身为社会中与众不同的机构，清晰地规定其社会责任与价值要求，是公立医院经营的核心参考条件。其次，运营理念是公立医院发展目标的核心依据，能在公立医院立足与成长的活动中界定发展的方向与路径。再次，运营理念是公立医院在做决定时的思考方式与指导理念。最后，运营理念属于公立医院文化中的重要内容，是公立医院经营需要坚持与落实的价值观，在公立医院的经营中展现出引导与团结所有医务工作者的运营思想。在现代医院管理规定下，公立医院如果想在运营管理方面有新的突破，应当关注对运营管理思想的更新，设立且落实合理的运营管理方案，改善管理品质，使公立医院能更快更好地成长。

不仅如此，因为现阶段的医疗改革在持续落地，公立医院不但应当关注专业技工团队的发展，还需要关注对专业管理者的培育。公立医院应当将医改当作重点，不再受制于之前的思维，驱动自己运营管理团队的发展。首先是关注管理会计、预算管理等会计类重要职位的人才输出；其次是提升对综合性人才的培训，培养一批既精通会计与信息化发展，又了解医疗业务的综合性运营人才，改善服务水平与全局观念，助力医院发展。

二、理顺医院运营机制是根本

新医改以来，公立医院在我国医疗服务供给体系中的主体地位进一步得到确认和强化。公益性是公立医院运营的主要价值取向，公立医院改革的基本导向就是要回归公益性的基本性质，公益性的基本内涵是要为普通老百姓提供价格适宜、公平可及的医疗公共服务。为了实现这一目标，公立医院要理顺运营机制，不断推进机制体制创新，调动医务人员积极性，合理降低运行成本，提高医院运营效率，努力缓解当前"看病难"矛盾，逐步形成一套独具特色的医院内部运营管理体系。具体来说，在领导机制方面，成立运营管理领导小组，全面负责医院的运营管理；构建培训机制，在充分考虑运营管理人员工作情况和需求的基础上，细化对运营管理人员的管理和指导，定期开展分类培训；构建沟通机制，依托运营管理人员畅通部门与部门间、业务与管理间的沟通渠道；构建考核机制，借鉴平衡计分卡的思想，进行考评。通过理顺医院内部运营机制，强化领导机制、培训机制、沟通机制、考核机制等，提升医院运营能力，促使医院运营管理规范化、科学化、有效化，进而不断提升社会效益，最大限度地发挥公立医院的公益性，为患者提供优质便捷的诊疗服务。

三、优化运营管理流程是前提

公立医院业务流程涉及环节众多，流程设计的合理性将影响业务开展的效率、效果和效益。公立医院要优化运营管理流程，需要系统地汇总当前运营活动的流程情况，使用系统思维全面考虑，基于质量、风险、时间、开支等角度统一研究与判断流程是否科学，根据方便患者与服务临床两个方面的要求，将精细化管理与提质增效当作终极目标，改善运营管理程序，达成管理流程的全面化、合规化、高效化与数字化。

四、科学配置医院资源是核心

资源是公立医院维持运行、获得发展的基础。对人、财、物、技等核心资源的获取能力、配置能力、转化能力是其核心竞争力的主要构成要素，公立医院对医疗资源的利用效率更是直接影响着一个地区卫生投入水平、卫生服务系统的效率和卫生服务发展的方向。因此，面对有限的资源，公立医院要根据外部公益性导向政策环境与自身多元化发展特点制定适合自身的发展战略，并据此构建与之相匹配的多维资源配置结构。同时，公立医院应当基于学科以及地区的卫生发展战略与自己的定位，根据展现学科优势、明确学科方向的诉求，结合学科的实际情况与发展诉求给出目标病种群，不仅应具备反映医院竞争力的各种病种，还应当具备拥有公益性的各种医疗服务，将其当作医院医疗、教学、科研与管理性能的契合点，有针对性地配置各种资源与要素，最大化发挥资源的价值创造作用。

五、实施有效的业财融合是抓手

党的十九届四中全会明确指出，应当主动促进相关医院的管理合规化、精细化、高效化，总体构建权责明确、管理高效、治理良好、运行科学、监管到位的医院管理原则。为了协助公立医疗组织在短时间内处理好管理问题，2020年6月，国家卫生健康委等部门联合发布了《关于开展"公立医疗机构经济管理年"活动的通知》，其中指出，公立医疗组织需要将重点放在其运营管理的各种焦点问题上，需要将问题整改工作做到位，同时改善运营效率。这就需要公立医院努力提升自己的运营管理能力，开展科学的业财结合，进而从规模延伸型往质效型、从粗放管理往精细管理的方向升级。具体而言，公立医院需全方位地提升预算管理、绩效考核、资金管理能力，将运营管理基础打牢。充分利用现代运营管理手段与信息科技，将经济管理的所有标准引入医学、教育、科研等重要的业务流程管理活动中，驱动业务与财务的进一步融合。

六、构建运营信息平台是保障

公立医院信息系统之间的互联互通程度直接影响运营管理工作的效率，为此，公立医院应做好信息化顶层设计，加强运营管理信息系统建设，构建运营信息平台，打破信息"孤岛"，实现内部运营管理平台与医、教、研、防等业务系统互联互通。通过系统集成，实现实物流、资金流、业务流、信息流"四流合一"和人、财、物、事的全流程管理。强化数据分析和应用，运用"信息流""数据流"实现医疗管理与运营管理的充分融合，为运营管理决策提供科学参考，同时将数据分析结果反馈在绩效考核中，最终形成闭环管理，进一步提高医院运营效率和管理能力。

第四节　公立医院运营管理的任务和目标

一、公立医院运营管理的主要任务

公立医院是医疗资源和医疗服务的提供者，加强公立医院运营管理可以提升医疗资源效用，降低医疗服务成本，同时改善医疗服务流程，提高医疗服务质效。所以，公立医院应当将重点放在资源配置、财务管理、资产管理、后勤管理、科室经营、内部绩效评估、业务管理与经济管理的结合、运营风险管理、运营管理信息化发展等核心运营管理方面上。

（一）优化资源配置

当前，我国公立医院内部资源配置模式存在的弊端主要表现为存在趋利性和粗放性，不适应外部政策导向和自身发展需求。优化内部资源配置是优化运行机制的基础。针对公立医院内部资源配置存在的问题，结合其资源的特点，公立医院亟需从创新发展战略、创新体制机制、加强知识资源管理和对资源科学利用方式探索等方面，优化资源配置。具体来说，以新型发展战略为导向，以学科建设为中心，推进机制体制改革，形成高效内部资源配置模式，构建院内资源的梯度配置机制；注重知识资源的开发与应用，利用知识资源创造价值，探索科学利用资源的方式方法，加强资源的整合与共享。

（二）加强财务管理

财务管理对公立医院的运营有着深远的影响，渗透在公立医院管理的各个环节和领域，对公立医院的生存和发展起着不可替代的作用。卓有成效的财务管理能够通过获取经济效益来提高综合竞争力。现阶段，公立医院要在激烈的医疗市场竞争中求生存、谋发展，就必须加强财务管理。对此，公立医院应规范获取收入方式，提高获取收入能力，健全成本管理体系，完善投资管理机制，制定合理的绩效分配制度，不断提高财务人员业务水平及地位。

（三）加强资产管理

资产管理是公立医院管理的重要内容，不仅关系医院自身的利益，还会影响整个社会的医疗水平。在新的医疗改革背景下，加强公立医院资产管理是适应新医改的需要，是市场发展的必然需要，也是医院自身发展的需要。加强公立医院资产管理工作，不但可以优化资源的有效配置，还能降低资产的消耗，增加医院的收益。对此，公立医院应转变观念，加强资产管理的意识，健全资产管理体系，构建资产全生命周期管理，建立统一的资产管理信息网络平台，培养专业管理人员，提升资产管理水平，以价值管理为导向，实现业务流与价值流的协同管理。

（四）加强后勤管理

后勤管理水平直接影响公立医院的品牌形象及医疗秩序的保障。公立医院要加强后勤管理，采取科学的方法，规范后勤管理的流程，提高医院后勤管理的效率。具体来说，公立医院要树立现代化的后勤管理理念，构建精细化的管理体系，实现管理流程精细化、制度精细化、设备管理精细化。同时，创新后勤管理方法，构建后勤管理综合化信息服务平台。此外，还要重视后勤管理队伍建设工作，改善后勤管理团队中拥有专业技术的人才数量，提高后勤管理者的综合素养，积极开展对后勤管理者的培训，输出一个技能优秀、业务能力优秀的后勤管理队伍，提升后勤管理者的竞争精神，构建竞争制度，奖罚明确，积极激发后勤管理者的工作热情。

（五）加强业务科室运营指导

公立医院运营的基本单元是业务科室，通过对各科室的深入调查分析，梳理存在的问题，提供有效的解决方案，加强业务科室运营指导，重视业务科室运营分析。医院在将各考核指标分解至各业务科室时，不仅需要参照历年数据、同行业数据，也要对医院及业务科室未来发展作出预判。同时考虑到单个或部分指标的完成情况并不足以反映整体指标的健康程度，某个指标的积极因素和消极因素之间也可能存在互相抵消的情况，适时对各业务科室的运营指标进行修正和综合评估。做好业务科室运营，有助于业务科室的发展，也有助于公立医院实现高水平的精细化管理。

（六）加强内部绩效考核

2015年，国务院办公厅发布《关于城市公立医院综合改革试点的指导意见》，明确要求建立以公益性为导向的考核评价机制，制订绩效评价指标体系。此后，陆续发布建立现代医院管理制度、全面实施预算绩效管理、加强公立医院绩效考核工作的政策文件，要求建立以公益性为导向的考核评价机制，先后在全国范围内启动三级、分步实施二级公立医院绩效考核工作。作为医改的"风向标"和"指挥棒"，考核指标经过层层分解，逐项融合至落地指导，最终与医院内部绩效考核趋同结合，推动公立医院向质量效益型转变。因此，公立医院要加强内部绩效考核，完善公立医院内部绩效考核体系，为执行外部绩效评价政策提供可行的基础平台。具体来说，公立医院应建立过程评价和结果评价相结合的绩效考核指标体系，引入与内部绩效考核体系相匹配的绩效工资分配测算方法，建立和完善职能部门绩效考核方法和匹配的绩效工资分配方法，建立和完善绩效沟通的信息平台和沟通机制，建立政策执行的单项考核办法。从整体上来看，持续改进是公立医院内部绩效考核体系发展的要求，系统评价和分类考核是公立医院内部绩效考核体系改进的方向，简化流程是公立医院内部绩效考核工作效率提升的基础，此外，还要逐步推进外部绩效评价指标的融合，以及政府主管部门政策执行考核评价的融合。

（七）强化业务管理与经济管理相结合

在公立医院相关工作的开展中，经济管理工作起着不可替代的重要作用。公立医院要强化业务管理与经济管理相结合，以成本管理为例，要强化全成本精细化管理在公立医院经济管理中的运用，正确认识全成本精细化管理，健全全成本精细化管理信息系统，完善全成本精细化管理制度，梳理全成本精细化管理流程，降低医院后勤及业务管理运营成本，从而保证全成本精细化管理目标有效落实，提升公立医院的经济管理水平。

（八）强化运营风险防控

公立医院在市场经济体制下，需要重视自己的运营风险，才能保证公立医院的持续发展。公立医院要强化运营风险防控，保证公立医院在现有的体制下科学经营。具体而言，公立医院需要根据政策要求和发展规划，优化内部管理，完善内控制度，提升质量安全水平，满足人们对公立医院发展的需要，合理地规避公立医院的运营风险，促进公立医院的社会效益和经济效益的和谐统一。

（九）推进运营管理信息化建设

新医改以来，为建立"权责清晰、管理科学、治理完善、运行高效、监督有力"的现代医院管理制度，公立医院持续推进以完善模块功能、对接其他系统、提供多维度数据为主的运营管理信息化建设，充分发挥信息化技术和大数据的支撑作用，服务于外部监管及内部精细化管理需求，促进医院发展方式、管理模式、投资方向的转变，实现服务质量和管理效率的提升。另外，公立医院运营管理信息化建设应随着政府会计制度的实施、公立医院绩效评估工作的进行、医保结算方式的丰富等实际情况的变化予以变更、健全与升级。

二、公立医院运营管理的目标

当前，公立医院收支规模不断扩大，医、教、研、防等业务活动，预算资金成本管理等经济活动，人、财、物、技等资源配置活动愈加复杂，经济运行压力日益增加。为改变公立医院重资源获取轻资源配置、重临床服务轻运营管理的问题，必须建立完整、科学、系统的内部运营管理组织实施工作机制，科学配置核心资源，提升资源使用效率，向管理要效益。通过运营管理，梳理内部流程，将公立医院核心业务工作与运营管理工作深度融合，实现业务处理、财务信息处理、管理控制同步并行，管理服务于业务，业务中体现管理价值，逐步提高医院运营管理水平，促进公立医院良性运营，实现公立医院整体价值提升。

第二章 公立医院运营管理的组织架构与工作机制

一、公立医院运营管理组织实施现状

随着国家卫健委《关于加强公立医院运营管理的指导意见》的发布，许多医院在持续强化医疗管理的同时，主动探索运营管理工作，以期通过对组织运营三要素（人、流程、服务）的有效管理，形成完善的管理体系、系统的运作流程及有效的绩效评价体系，以提质增效来实现高质量发展。但在开展过程中，由于各家公立医院的运营管理水平参差不齐，现阶段的运营工作与国家政策要求差距较大，主要体现如下：

（一）运营管理体系框架搭建不健全

公立医院开展运营管理工作的基本条件是构建健全的管理框架，但从现状看，一方面，医院的运营管理机制运转过于依赖财务部门，而财务部门与业务端之间又存在一定的脱节，推动运营管理存在一定困难，这对做出切实有效的决定很难提供支撑作用。另一方面，医院在实际工作中常常缺乏运营管理制度、职能部门和相应的人才资源等要素，很难有效地支撑医院运营管理组织活动的进行，这就容易造成医院的运营管理整体性与可执行性不足。

（二）运营管理信息系统功能不够完善

公立医院信息系统之间的互联互通程度直接影响运营管理工作的效率，但大多数医院现有的管理信息系统建设多为各自独立建设，对跨系统的集成应用支持普遍关注不足，运营数据无法在院内实时共享，难以支撑持续深化的医院运营管理需求。一是运营管理信息系统在实际设计中，由于系统间互联互通情况的限制以及不同业务、信息系统间数据接口设置的不充分，可能会形成"信息孤岛"，运营业务链条间的关联控制及信息透明度很差，严重影响医院运营管理工作的效率。二是多数医院当前各类业务及管理类数据停留在对基础性数据的收集、统计层面，没有能够实现更为行之有效的分析和数据挖掘，相应运营管理系统的分析功能迫切需要进行优化，从而为医院的精细化管理提供决策依据。

（三）业管融合实施效果欠缺

在当前社会发展背景下，传统的财务职能已经不能满足经济发展的需求，财务人员需要更加了解业务的发展，从而提供更好的运营管理建议，因此，财务工作者需要转型的其中一个方面就是进行业财融合。业财融合这一工作方式需要充分利用各类管理会计工具方法，把业务和经济活动进行有机的整合，并将业务活动的发展作为工作的重心。通过业财融合可以对公立医院进行更加精细化的运营管理，真正实现提质增效的目标。业管融合是业财融合的升级版，在公立医院运营管理工作实践中，我们发现仅有业务和财务相融合是不够的，在再造业务流程、优化资源配置、完善管理制度以及强化分析评价等运营管理工作中，需要医院各个职能部门与业务科室共同协作才能完成，是运营管理成功关键所在。面对运营问题，有的医院总是"推绕拖"，搞"击鼓传花"，问题发生时互相推脱，且总是"议来议去"，最后很可能的结果就是"不了了之"或"哪来哪去"，这种管理风格也是传统运营管理过程中亟需改善的。业务与管理相融合，是解决这一痛点的"良方"。业管融合是指部门间建立有效的沟通协调机制，减少部门之间的各类"鸿沟"，通过对领导管理范围的横向优化，将业务部门和管理部门进行有效的融合，通过各类重要要素管理部门对医、教、研、防等业务活动的直接或间接参与，以运营管理的手段，将过去业务部门为了解决问题逐个部门分别去沟通的方式，参考临床多学科诊疗（MDT）的模式改善成多个部门协作商谈的工作模式，让管理层直接参与到决策的"第一现场"，构建管理 MDT 的运营管理高效工作机制。

（四）运营管理机制不够合理

《关于加强公立医院运营管理的指导意见》中明确医院内部应当建立科学决策、分工负责、协同落实、分析评价、沟通反馈的运营管理高效机制，需要强化决策机制、健全分工机制、细化落实机制、实化评价机制、构建反馈机制以及完备保障机制，但目前绝大多数公立医院并没有健全这几项机制，没有构建起上下联动、横向沟通的工作格局，不能打通业务与事项、事项与职能间的壁垒，实现横纵双向协作、多主体协同发展，形成解决运营问题的良性循环。

（五）运营管理组织权责不清晰

公立医院职能部门较多，在日常工作中，有些事项若干个部门都想行使管理权，而有些事项会出现没有部门问津的情况，导致重复管理、空白管理，运营效率低下，推诿扯皮现象层出不穷。权责不清晰带来责任不明确，不能形成分级多层次决策，没有明确运营管理委员会、运营管理牵头部门、业务部门和行政后勤管理部门等在运营管理方面的工作职责和具体分工，各项任务不能有效落实。

（六）运营管理人才梯队建设滞后

公立医院运营管理活动的实施主体是人，所以就亟需形成多专业知识与丰富实践技能经验的复合型人才梯队，这样才能不断提升医院运营管理效果。如果单纯由某个职能部门人员来承担医院的运营管理工作，就会因为知识结构单一，无法满足运营管理的复合型人才要求。现有条件下，大多数公立医院临时从各个部门调配人员开展运营管理工作，缺乏对工作人员的相关知识培训，容易导致运营管理工作片面化，难以达成理想目标。

二、运营管理组织架构诊断

构建运营管理组织架构需要考虑运营管理部门与其他业务、管理部门的关系；需要明确运营管理部门承担的职能是"提出完善运营管理流程、优化资源配置、绩效考核指标等意见建议，组织推动各项运营管理措施任务有效落实"；需要从全局角度思考如何推进医院的各项工作，协助其他部门完成各类目标，持续发现其他部门的不足并改进，推动医院高质量发展。

基于运营管理部门设立的这些目标，公立医院要对现有医院管理组织框架及业务发展进行梳理，以医院发展战略为导向，专注关键问题和环节，通过对业务、管理之间的理解，全面梳理医院当前的管理问题和未来的管理需求，完成运营管理组织架构的"施工图纸"，详见图2-1。

首先，从业务角度，在公立医院发展的不同阶段，医院整体发展战略以及核心业务的特征、相互关系会呈现出不同程度的差异，组织的建立一方面来自历史的沉淀，另一方面也要随时应对环境的变化。在医院整体发展战略上，需要考虑未来的发展空间、资源配置方向，通过对整体及各个业务组成部分与战略环境的变化关

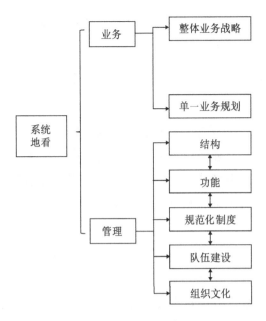

图 2 – 1 运营管理组织框架诊断

系，形成对医院发展前景的规划，并以此为基础构建运营管理组织框架。

其次，从管理方面，需要诊断当前组织结构、功能、制度、人才建设及文化几大方面。通过对部门调整以及职能水平的评估，在业务流程链条上对各部门及岗位的职能持续优化，流程的细化与固化也需要与部门或岗位的稳定性相配套，同时也要谨防过早的固化会影响组织调整的灵活性。

综合来说，对组织的诊断可以分为以下几个步骤，即搭框架、找差距和做优化。在第一步搭框架的过程中，可以寻找一个较为成熟的组织识别模型，如麦肯锡的7S、韦斯伯的六个盒子，或者精益化管理的丰田屋等，对现有组织架构进行梳理。组织诊断第二步，需要弄清楚组织诊断的"基准"，即公立医院运营管理的指标和导向，对关注重点进行对标、找差距，在这一过程中，管理者需要弄清楚组织设计的使命和目标是否和战略相符合，要找出需要的结构、怎么配备它的流程以及最佳的团队人员。最后一步是做优化，可以深度评估以下六个标准：能力（胜任力）、价值观（判断力）、能量（动力）、工作导向（专注度）、关系（团队感）、信任（遵守承诺），并根据评价结果进行组织结构优化。

三、运营管理组织架构建设路径

公立医院运营管理涉及医、教、研、防等核心业务层面，需要在全院范围内协调各业务部门及职能部门开展工作，打破传统"资源和能力"的限制，实现专业分工和协同，以便于上下组织结构的衔接以及横向管理体制的协调。基于此目标，运营管理组织架构建设的总体路径如下：

（一）对医院运营管理体系框架进行细化和研究

1. 重构医院运营管理体系

运营管理体系需要以医院总体的发展战略为导向，依托人力、资金、物资、信息、技术等资源，根据医疗业务活动的信息流转流程，在各个方面涵盖医院所有的运营管理环节，通过该体系的构建提高医院总体的运营管理能力。

具体来说，需要以满足患者和临床需求为出发点，以公益性和事业发展战略为导向，将业务层的医、教、研、防等核心业务与财务层的预算管理、绩效管理、成本管理、风险管理等内容紧密结合，打破以往以职能部门为主体的业务管理模式，建立以医疗业务为触发点，联动相关业务，调动所有部门及人员的运营管理体系，做到业务财务一体化发展，并通过聚焦物流、资金流、信息流之间的对应关系，构建有目标、有制度、有组织、有标准、有规范的运营管理框架体系，以制度、资源配置、流程以及分析评价手段的不断完善为抓手，通过运营管理的手段实现价值创造。具体如图 2-2 所示。

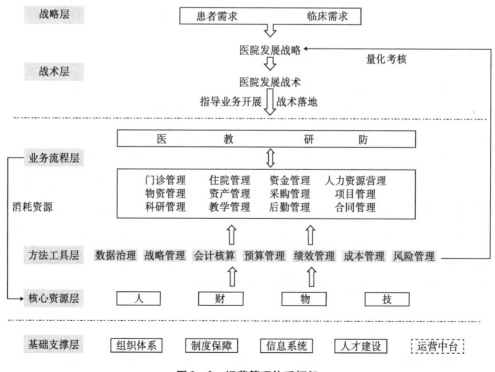

图 2-2　运营管理体系框架

2. 组建专业化的运营管理团队

运营管理团队组建的主要目标是提高运营管理的独立性，保证其能够真正发挥运营管理职能，这一团队的主要任务包含对医疗资源的配置、医院各类流程的优化、绩效考核体系的优化与落地以及对成本费用的合理控制，针对运营管理过程中发现的各类问题，通过发现问题、分析问题、解决问题的不断循环将相关问题风险反馈至运营管理委员会或相关合适层级，并采取行之有效的措施解决各类问题。在运营管理团队的支撑下，建立由运营管理委员会决策部署、运营管理办公室统筹实施、科室管理团队主动作为、科室运营助理协调推进的四级全员运营管理机制，详见图 2 – 3。

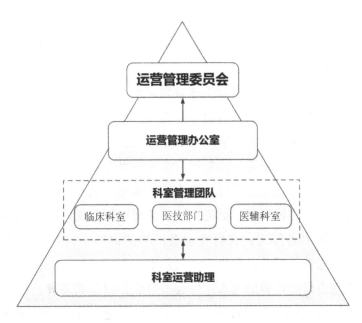

图 2 – 3　医院运营管理机制

运营管理委员会是开展医院运营管理工作的最高决策机构，围绕医院总体发展目标，推动核心业务工作与运营管理工作深度融合，促进医院核心资源的科学配置、精细管理和有效使用。运营管理委员会由院领导、各职能部门负责人组成，并由书记、院长担任主任。运营管理委员会主要职责是：审议批准医院运营管理组织框架体系；审议批准医院运营管理年度工作目标、运行指标和工作计划；审议医院运营管理工作意见和建议，对于运营管理工作中涉及"三重一大"事项的，提交院党委会研究讨论同意；审议医院运营管理分析评价报告。

运营管理办公室为运营管理委员会的办事机构，承担运营管理委员会的日常工作，办公室设立在运营管理牵头部门，由总会计师直接领导，成员包括人事、财务、物资、医保、门诊、医务、护理、信息等职能部门。运营管理办公室是医院资源配置评估、院科协同运营、经济绩效管理的实施者，通过对主要的运营管理问题开展深入的调查研究和对运营管理数据的分析和反馈，不断优化运营模式，并组织各科室开展运营项目，与医院和科室发展计划相衔接，提升医院精细化运营质效。同时还需要打破传统业务流程"割裂"的问题，通过资金流、物资流、信息流、人力流在业务科室以及不同行政职能部门间的流转建立联系，打破业务与事项、事项与职能、职能与职能间的壁垒。其主要职责是：依据国家相关政策文件，在运营管理委员会的领导下，拟定医院运营管理组织框架体系；依据医院发展战略目标和年度预算，拟定并上报集团运营管理年度工作计划和关键指标；依据医院运营管理目标，制定运营管理实施细则，下达科室运营管理目标，指导科室运营助理深入科室细化执行，定期向运营管理委员会汇报工作成效；涉及多部门的重大运营管理执行方案，在运营管理委员会评审通过后执行，督促各项运营管理措施有效落实；定期进行运营管理监督、工作情况检查和工作效果评价，及时把控运营管理工作的进展和工作效果，有效提升医院运营管理效益和投入产出效率。

科室管理团队由临床/医技/医辅科主任（负责人）、护士长组成，是科室运营管理的中坚力量，其主要职责是：依据医院中长期事业发展建设规划，确定科室发展战略目标，合理利用科室现有资源，提升使用效率、效益、效能；依据医院运营管理目标，完善临床路径标准化，促进医疗服务活动规范化管理，梳理并优化核心业务流程，提高协同服务能力；在科室运营助理的协助下，开展运营管理相关工作，有效提升科室运营管理效益和投入产出效率。

科室运营助理由科室运营助理人才库成员组成，以全面预算、绩效管理、流程管理和全成本管控为工具入驻临床一线，其主要职责是：在运营管理办公室的领导下，深入临床科室，充分发挥桥梁和纽带作用，实现运营管理工作与临床业务活动的全面融合，定期向运营管理办公室汇报所开展的运营管理工作；熟悉了解相关科室人、财、物、科教等基本情况，主动发现科室运营过程中存在的问题，收集科室在运营过程中提出的意见建议，及时向运营管理办公室反馈并处理；依据运营管理目标，细化工作方案，协助科室开展业务流程管理、资源配置、内部控制、成本管理、预算管理、绩效管理、医保管理等运营相关工作。

3. 对医院的运营管理制度进行优化和完善

全面高效的运营管理制度是运营管理工作能够实现的强有力的基础支撑，可以夯实经济管理基础，推进业务财务融合，促进经济管理提质增效，确保医院各项工作有序开展。在实际工作中，医院需根据内外部环境的变化和自身战略规划，对已有的运营管理制度进行重新分析和梳理，需系统阐述运营管理的切入点、运营对象、数据获取途径、分析方法、工作流程等，寻找其中的不足之处，通过不断的修正完善，摸索出一套适合自身发展且行之有效的运营管理制度，以便为运营管理工作提供优良的"土壤"。

（二）对医院的运营管理系统进行开发和完善

与医疗业务信息化相比，公立医院运营管理信息化总体水平略显薄弱，管理部门的数据获取和共享能力不足，内部控制信息系统构建不足，造成部分医院内部控制的落实情况不理想，隐藏着权利与经济活动等方面的运行风险。为此，医院可以以大数据和信息共享技术为依托，通过以下两个重要方面进行。首先，可以提高运营管理信息系统与其他业务、管理系统数据的共享程度，降低"信息孤岛"可能导致的各类信息不对称的问题，通过信息化的手段实现实物流、资金流、业务流、信息流四流合一，实现信息数据的实时、高效传递和流转。其次，需要提高运营管理系统对决策的支持程度，以技术的开发为手段，运用数据价值挖掘及时准确地发现运营基础数据中潜藏的各类问题并通过系统的综合性分析，挖掘出数据背后可能的运营管理决策点。对资源配置、费用控制、收治病种、医疗服务和经济效益等方面，进行多维度、全方位的监测与分析，为管理层提供全面、及时、个性化的报表，从而支撑管理层做出各类决策。

第二节　公立医院运营管理的工作机制

工作机制是运营管理的核心和灵魂，公立医院内部应当建立科学决策、分工负责、协同落实、分析评价、沟通反馈以及完备保障的运营管理高效机制。

一、强化决策机制

决策机制由决策的组织体系和相应的功能以及管理组建而成，它是决策组织存在本身即拥有的内涵效用，决策组织渗透于决策机制的诸多部分之中，并能够自我调节改变，同时它也是决策的组织形式、体系和调控手段等相互衔接构成的一套管理机制。它包括权力结构、责权利关系、组织保证体系三个部分。

作为公立医院运营管理的基础，运营管理决策机制的建设是运营系统以及运营活动开展的基石，涉及各项公立医院医疗服务治疗标准、操作规范和经济管理制度，决策机制是否合理顺畅决定着医院运营管理的成效。公立医院应当建立健全议事决策机制，明确运营管理的内部权力关系，一切以患者为中心，推动医院运营管理活动的法制化和科学化，提升医疗服务水平，这些都对建立健全运营管理完备体系具有重要意义。

（一）权力结构

在运营管理实际工作中，公立医院需要建立制度规范运营管理活动的决策机制，通过定期例会、定期汇报、工作台账、定期分析、联系调研等方式，运营管理办公室对科室运营助理反馈的问题进行讨论，由运营管理办公室初步明确解决部门和方案，对于重大、疑难、复杂问题逐级提交运营管理委员会和党委会进行讨论决定，形成分级多层次决策，提高运营管理效率。

从具体实施来看，总会计师在分级多层次决策中发挥着重要作用，是医院运营管理决策的参与者，同时也是运营活动的监控者、协调者，以"体系统一、内部贯通、业管融合、协同高效"为目标，建立在内部控制规范下的全面预算、会计核算、成本核算、绩效管理以及流程持续优化的高质量医院运营管理体系，一方面衔接各类业务、管理系统，另一方面将基础数据模式转向财务管理模式，强化财务以及各项业务和运营工作之间的有机结合，并从各方面对医院运营管理活动进行评价，提出相应的意见，以提高运营管理活动的效率。各分管院领导作为各职能部门的负责人，需对其具体工作分工负责，在其分管领域内践行运营管理的各流程步骤，同时增强与其他职能领域的横向沟通。

作为运营管理环节中协助完成运营管理工作重要的一部分，公立医院需要进一步改进和完善总会计师制度，真正落实总会计师岗位的设立。总会计师制度必须执行到位，对总会计师履职有保障机制，提高其权威性，使其对医院财务管理与监督在医院重要运营管理事项分析决策中充分发挥其优势，推动医院高质量发展。

（二）责权利关系

运营管理作为医院战略发展的"操作工"，结合实际运营管理需求，通过聚焦核心资源与核心业务，从权责利结构自上而下，以医院的发展战略和患者需求为起点，以全局整体的思想，切实考虑临床工作人员的需求，征求各科室与部门意见，并在此基础上设计公立医院运营管理组织体系的框架。由于运营管理涉及活动范围广，要考虑的问题也十分具有深度，需要医院管理层把控重大、重要事项的工作方向。在赋予运营管理委员会权力的同时，为了使得其决策行动合理化，需要使权力和责任明晰，相关人员应当了解其所负责的内容、权力的大小以及相关利益，建立起与权力结构相适应、与患者需求相适应的权责关系思维。

（三）组织保证体系

即使在完备的决策机制体系中，也需要诸多组织体系及相应决策者强有力的支援，作为公立医院运营管理的"土壤"，组织保证体系的建设是决策体系坚实的基础，为公立医院运营管理体系的设计、优化提供了保障。

二、健全分工机制

运营管理组织体系中包括运营管理委员会、运营管理办公室、科室管理团队、科室运营助理四个层级，要有效地开展运营管理各项工作，就需要明确各层级在运营管理方面的工作职责、具体分工以及如何相互协作。

总体来说，在运营管理委员会的指导下，运营管理办公室对运营管理目标和任务逐级分解细化，牵头职能部门落实主体责任，对分管运营问题的解决负直接责任，需定期向运营管理办公室汇报进展，其他职能部门、临床科室和科室运营助理需积极协助、密切配合，构建起上下联动、横向沟通的工作格局，权责相对应，协同推进运营管理。

（一）运营管理委员会

医院运营管理要将党的领导融入医院治理全过程全方位各环节，党委在其中起到把控大方向、作出决策、促进相应措施落实的领导作用，对于重大运营问题集体研究决定。运营管理委员会在党委领导下，统筹医院战略发展目标，制定医院年度工作计划以及关键任务，并负责审议医院运营管理各项制度、提出工作意见、对运营管理工作作出评价报告等，听取运营管理办公室汇报和审定的各项运营管理制度、事项。院长作为医院运营管理的"总舵师"，全面负责医院运营管理工作，推进运营管理中的重难点工作，是运营管理工作的重要支撑与保障，为运营助理工作保驾护航，使之成为全院重视的一项工作，为其深入临床科室开展运营管理工作提供基础。总会计师则要肩负起协助院长做好具体工作的职责。各分管院领导对其具体分工工作负责。

（二）运营管理办公室

运营管理办公室是公立医院运营管理团队组建形成的行政职能科室，在运营管理活动中担任调查、沟通协调、协助其他部门执行运营管理决策、落地医院相关决策的角色，通过定期对政策环境、市场环境、学科规划、资源配置、设备效益等多个维度的分析，对医院发展的战略方向提供依据和建议，协助推动解决医院运营管理中存在的问题，创新运营管理手段，加强职能部门与临床科室之间的交流和沟通，充实科室行政管理框架。在医院、部门、科室各层级中，建立新的信息交流、沟通与反馈机制，将中长期发展战略落实、分解到每年的运营计划中，通过具体的行动举措达到每年定性和定量的运营目标。

（三）科室管理团队

科室管理团队是运营管理活动的主体责任人。临床科室人员作为运营管理活动在业务端的主体，应当主动参与运营管理活动，培养运营管理的思想与意识，在科室运营助理的协助下，开展科室运营管理相关工作。科室管理团队需要依据公立医院长期事业发展的战略规划，具体确定临床、医技、医辅科室的发展目标，合理利用科室现有资源提升效率、效益、效能，并合理规划新增的人、财、物、技术、空间、设备等资源的配置，降低科室成本。同时依据医院运营管理目标不断完善临床路径的标准化，提升医疗服务活动的规范化，以梳理优化核心业务流程为抓手，提高协同服务能力。

（四）科室运营助理

科室运营助理是医院运营管理的"眼睛"，通过深入临床一线，实地了解科室人、财、物、科教等基本情况，对科室设备、人力、空间等资源分配进行动态监测和分析，收集和监测科室日常运营数据，定期向科室主任进行汇报分析，及时提出调整和优化意见；及时发现临床业务科室在运营活动中存在的问题和可能面临的困难，整理汇总业务科室提出的运营管理意见建议。同时，运营管理助理也是医院职能部门和临床业务科室之间信息传递的桥梁，在和临床业务科室的定期交流过程中，宣传解读最新颁布的政策制度以及可能影响临床科室业务活动的既往需要主要政策，解决临床科室与职能部门的信息不对称问题，强化职能部门与临床科室的协同与配合。运营管理助理也是临床业务科室的"好帮手"，协助科室做好收入支出预算、科室成本管控、绩效分配管理、运营分析等工作，并定期或不定期为业务科室提供运营分析报告，提供优化科室运营发展的合理意见，成为科室发展过程中不可或缺的"角色"。

三、细化落实机制

（一）落实解决运营问题

通过强化决策机制、健全分工机制，科室运营助理将发现的运营管理问题提交给运营管理办公室，运营管理办公室各成员需要密切配合，避免只停留在发现问题的层面，积极推动问题的解决。运营管理办公室至少每月召开一次办公会议，以运营问题为导向，以业管融合为抓手，针对之前反馈的问题通报解决进度，并根据实际情况及时调整解决思路，对懈怠解决的部门和人员进行记录并上报运营管理委员会，针对新反馈的问题讨论解决路径，层层落实主体责任，确保各项任务有效落实。具体可以通过运营问题落实任务清单进行督办，详见表2-1。

表2-1 运营问题落实任务清单

序号	落实部门	联系人	运营问题	运营任务	截至目前落实情况	状态
1	运营问题牵头与协助部门	具体负责人员	简要描述运营问题的现状	针对运营问题，详细描述解决的措施	具体开展情况	未开展/推进中/已完成
……						

(二) 落实完成运营目标

当前，绝大多数公立医院正面临如何构建符合功能定位的运营管理部门、如何应对外部医疗行业发展环境与医院管理滞后矛盾的挑战，这就需要明确医院运营管理发展方向，"调结构"并具体落实这一目标。在确立了公立医院发展战略并据此设立了运营管理目标的基础上，需要将该目标层层分解，将更有操作性的任务落实到具体的主体责任部门。在目标分解过程中可以采用矩阵法，由行业专家或有相关工作经验的员工通过头脑风暴等方法，将运营管理目标根据部门权责和工作内容进行权重划分，从而形成工作目标矩阵。运营目标的分解是一个系统性工程，在有了制度、部门职责的基础上，各细化目标才能落实到岗位人员，才能使得目标具有可实现性，详见表2-2。

表2-2 运营管理目标分解示例

项目	运营管理部门（运营管理牵头部门）	医务部门	财务部门	医保部门	人事部门	业务科室	……
降低平均住院日							
提高人均费用							
提升病床使用率							
……							

在对目标更细化的分解过程中，需要认真审查各部门的职责，观察部门职责中

是否有相关工作内容，在将各个目标具体化到各职能科室后，还需要明确目标间是否有相互关联性，能够互相联动配合，优化运营管理工作的方向是否是一致的，以保障运营管理目标的顺利实现。

四、实化评价机制

公立医院应建立以过程和结果为导向的量化考核指标，包含对运营管理整体效果及各部门运营管理工作开展情况的评价，定期开展运营监控、执行检查和分析评价，动态掌握和评价运营管理工作进展及实施效果，将评价结果与激励机制相结合。对评价结果不理想的运营问题，积极查找原因并动态调整，必要时进行通报，对评价结果理想的运营问题，坚持物质激励与精神激励相结合，激发主动作为的动力。

（一）实化整体运营管理效果评价机制

对公立医院整体运营管理效果的评价，可以从医院组织领导能力、组织领导落实情况、医院高质量发展效率效益、引领高质量发展新趋势、提升公立医院发展新效能、激活公立医院发展新动力、建设公立医院发展文化等几方面，结合医院的整体运营管理战略开展。在组织领导这一评价体层面，对运营管理是否严格执行相关内控及落实进行评价。另外，通过对工作量、CMI、三四级手术比例、平均住院日、门诊住院均次费用、医疗服务收入占比、患者满意度、医务人员满意度等多种多方面指标的变化情况，评价公立医院的运营管理整体效果。

（二）实化部门评价机制

绩效管理作为制度落实的重要保障工具，有利于从激励、约束两个维度上保证运营管理制度、工具、方法、工作内容等的有效落实。公立医院应当对相关的管理流程与绩效考核的各类评价指标进行全面的分析和研究，并以此为基础制定绩效考核管理制度。通过绩效考核指标的设置，引导和牵制公立医院降低运营成本，提升服务质量和效率。通过修订当前的绩效考评体系，将运营管理的职责具体落实到岗位职责中去，通过清晰的岗位职责化、职责表单化、表单信息化来实现各项责任的落实，以保证运营管理制度的有效实施。

对科室运营助理进行定期的考核和评价是完善运营管理体系的重要工作之一，这一工作能够促使运营管理工作效果和效率不断提升，提升运营管理管理团队素质。具体来说，对科室运营助理的考核应当由运营管理办公室负责，考核评价指标主要包含日常工作态度、任务完成质量、运营效果等。伴随运营管理观念的不断深入，医院还可以将相关科室的绩效考核结果和科室运营助理的考评相挂钩，真正调动科室运营助理深入临床、服务于临床的积极主观能动性。同时，针对表现优异的科室运营助理，医院还应当提供一定的激励或表彰。运营管理绩效考核指标体系详见表2-3。

表2-3 运营管理绩效考核指标体系

考核主体	维度	指标	指标说明	权重	计算方法
职能部门	工作态度	配合程度	360度评估，分积极配合、愿意配合、配合不力	20%	积极配合20分，愿意配合10分，配合不力0分
	任务强度	任务角色	一般运营问题牵头次数×10+复杂运营问题牵头次数×20	10%	计算结果×10%，最多10分
		任务完成数量	完成一般运营任务数量×10+完成复杂运营任务数量×20	20%	计算结果×20%，最多20分
	工作质量	任务完成率	（已落实工作任务数量/部门应落实任务总数量）×100%	20%	计算结果×20%
		运营效果	提质增效情况、流程优化效果、患者满意度	20%	若提升明显，得20分；提升一般，得10分；没有提升，不得分
		科室满意度	临床评价	10%	临床评价分数×10%，满分100分
运营科室	工作态度	配合程度	360度评估，分积极配合、愿意配合、配合不力	40%	积极配合40分，愿意配合20分，配合不力0分
	工作质量	运营效果	提质增效情况、流程优化效果、患者满意度	60%	若提升明显，得60分；提升一般，得40分；没有提升，不得分
科室运营助理	工作态度	纪律考勤	参加科室会议、交流调研、例会、培训出勤率（60%）	10%	根据出勤表，满分6分
		项目参与度	小组项目参与度、协作能力、内部分工（40%）		定性评价，满分4分
	任务强度	任务角色	负责牵头运营科室数量×10+参加项目组数量×20	10%	计算结果×10%，最多10分，若作为项目组牵头联系人，得满分
		任务完成数量	完成一般运营任务×10+完成复杂运营任务数量×20	20%	计算结果×20%，最多20分
	工作质量	任务完成率	（已落实工作任务数量/应落实任务总数量）×100%	20%	计算结果×20%
		运营效果	日常运营问题开展情况、运营任务完成情况	10%	定性评价，满分10分
		科室满意度	科室主任评价	10%	科室主任评价分数×10%，满分100分
	工作能力	沟通能力	与部门、临床科室沟通协调情况	10%	定性评价，满分10分
		业务能力	专业知识储备及应用解决运营问题能力	10%	定性评价，满分10分

五、构建反馈机制

反馈机制关系到组织沟通的效能和解决问题的效率。反馈机制的缺失会导致信息链条异常，不仅影响运营效率，还会影响员工工作的积极性。反馈机制如同神经系统，对实际发展的状况随时进行调整，从而实现既定的目标，避免错误。在运营管理的过程中需要建立一个行之有效的反馈机制。

（一）反馈渠道的构建

建立反馈机制的首先任务是畅通反馈的渠道，这就需要在制度上作出保障，畅通员工及上下级的问题沟通，形成定期汇报或不定期的问题沟通方案。另外，为了实现问题的及时反馈，要对响应时间设定一定的约束限制，以防反馈机制流于表面，无法真正实现反馈的意义。

（二）反馈机制的运行

反馈机制是一个内循环体系，它不仅包括对运营管理结果的反馈，也包括上下级运营管理工作人员之间的反馈，是一个双向的工作模式。相应问题的牵头部门和人员需要实时追踪解决成效，重点关注运营指标，根据指标与实际执行的差距及时进行评价。

（三）反馈结果的应用

按照反馈的循环链条，运营管理过程中需要对运营执行评估的结果进行及时修正，并在医院内部各个层面进行沟通反馈，打通业务与事项、事项与职能间的壁垒。针对沟通反馈的结果进行搜集整理，汇总出运营管理中需要继续优化的方向，及时进行运营管理的动态化调整。

六、完备保障机制

在运营管理保障体系的实际建立中，涉及人才梯队建设保障、专项经费保障、信息系统保障、宣传与培训保障四大方面。

（一）人才梯队建设保障

公立医院医疗服务的复杂性远远高于企业标准化的生产，如果运营管理工作人员仅以单一知识结构人才为主，则大大限制了运营管理工作的宽度与深度。因此运营管理工作人员除了要满足管理会计职业能力框架中提到的财务会计、战略管理、预算管理、成本管理、营运管理、绩效管理、风险管理等能力外，还应综合考虑财务、审计、人事、医疗、护理、物价、医保、信息化、工程技术等多学科的知识和工具，具备包括科学管理思维、有效沟通能力、综合协调能力、多专业知识基础、独立思考能力及勇于创新意识等多方面的综合能力素质，以多方位的思考方式对具体医院与业务的事项进行深入的分析考察，同时还要保持对国家各类宏观政策、相关政策法律法规的不断变化保持敏感性。

运营管理工作的推进首先需要构建人员选拔制度，通过各方面的考核筛选出综合素质能力优良的工作人员，同时在工作中对其进行考核评价，淘汰不合格的工作人员，以保证运营管理团队整体素质和工作潜力。另外，在运营管理团队人员的工作中，还要注重其能力的培养强化，多渠道、多层次地为其提供培训学习的机会，不断提升运营管理团队综合素质。在此基础上，还要适当考虑对运营管理专职、兼职两种类别的人才梯队化建设，充分发挥运营管理的团队化作用，扩充不同专业领域的人才到队伍中去，通过内部会议的讨论与交流，达到集思广益、共同提高的目的。

（二）专项经费保障

为开展运营工作，提高运营管理工作积极性，需要为运营工作配备一定的专项经费，用于团队培训、外出调研、工作补贴、专家论证和咨询、考核奖惩等，针对该项经费同时还要制定严格的使用制度规范，于每年设立年度经费预算目标，并按照财务制度严格履行审批程序。

（三）信息系统保障

大多数医院现有的管理信息系统建设多为各自独立建设，对跨系统的集成应用支持普遍关注不足，难以支撑持续深化的医院运营管理需求。为了更好地开展运营管理工作，医院需要按照国家和行业已发布的医院信息化建设标准，以运营数据中心建设为基础，以医疗服务为主线，构建以全面预算管理和内控流程为核心，以绩效管理为执行手段的全面运营管理系统体系，加强医院内部运营管理信息系统建设。通过建设一体化的医院运营管理信息化平台，构筑标准高效的运营管理信息化流程，使得信息化的协同共享作用得到充分的发挥，运营管理数据能够及时得到传递，实现不同部门间的同源共享，更好地支撑运营管理工作的开展。

（四）宣传与培训保障

运营管理办公室通过协同各职能部门进行政策宣传与解读工作，使领导班子、职能部门、临床科室各层面形成共识，引导其正确理解并积极参与运营管理工作，真正使开展运营管理工作成为医院推进管理精细化、规范化、科学化的重要手段与举措，这有助于运营管理文化在公立医院"生根发芽"。同时，科室运营助理综合素质能力的不断有效提升也是运营管理工作中的重点，运营管理部门可以定期或不定期安排运营管理工作人员外出参加其他医院的相关管理学习培训交流，或邀请医院内部其他职能或业务科室专业人员对运营管理团队进行多方面知识的培训，以进一步增强对医院运营管理各方面知识的了解，为运营管理工作提供扎实的人员知识结构基础。

第三章　公立医院运营管理的工具与方法

第一节　概述

相比其他事业单位，公立医院经济运行更为复杂，经济业务涵盖管理活动与业务活动，具体包括门诊管理、住院管理、院感管理、科研管理、教学管理、财务管理（资金、资产）、人力资源管理、物资管理、采购管理、合同管理、信息管理等多个方面。如何通过管理工具与方法的运用，将医、教、研、防核心业务活动与人、财、物、技资源配置有机结合，是公立医院运营管理的重点和难点之一。

2018 年财政部发布的《管理会计应用指引第 803 号——行政事业单位》规定，事业单位可以结合实际情况，参照相关管理会计应用指引，综合运用战略管理、流程再造、风险管理等管理会计工具方法，推动行政任务完成和事业发展规划。公立医院在运营管理中可结合自身经济业务与管理活动特点灵活运用战略管理、流程再造、精益管理、风险管理、数据治理等工具与方法，主动将经济管理各项要求与管理职能向业务端与决策端延伸，促进业务管理与经济管理的深度融合，并随医院的管理特点和业务变化不断更新。

第二节　战略管理

一、战略管理的定义与内涵

随着时代的进步与发展，战略管理理论从 20 世纪的产生到兴起，一直在更新与丰富。战略管理理论发展历经以下几个变迁阶段：20世纪60年代的战略管理和战略规划理论，20世纪70年代的战略设计与战略计划学派，20世纪80年代的战略定位学派，到20世纪90年代出现了战略资源学派。

战略管理最早应用于企业，其相关概念也主要基于企业范畴，1965年，美国学者伊戈尔·安索夫（Igor Ansoff）在其成名著作《公司战略》中开创性地研究企业战略管理，他将战略管理定义为一种将企业长期目标与日常经营管理活动相结合的主动规划、控制的管理过程。他认为企业战略管理的核心是了解现状—制定目标—采取措施—实现目标，即企业的战略管理是企业根据其使命，分析其所处环境并确定其目标，在此基础上实施一系列措施确保目标达成的一个动态的管理过程。这种战略思想理念得到理论与实务界的广泛认同。相比企业，战略管理理论在行政事业单位的研究与应用较迟，财政部发布的《管理会计应用指引第803号——行政事业单位》为公立医院等事业单位运用战略管理理论与方法提供了思路与指导。

对于公立医院来说，战略管理是指医院管理层立足医院全局的、长远的发展方向、目标定位、任务和政策，以及资源配置进行战略分析、战略制定、战略实施、战略评价和控制以及战略调整的一系列决策和管理过程。医院应根据业务提升路径和服务定位，梳理业务流程及能提升医、教、研、防服务效率的关键增值活动，从内部管理流程、医疗业务流程、患者就诊流程角度确定战略目标。医院应根据各业务部门与战略目标的匹配程度进行资源配置，并考虑不同业务科室目标之间的有效协同。医院应加强战略管理的过程管控，将战略实施的关键业务流程化，并落实到医院现有业务流程的制度管理中，确保医院高效率和高效益地实现战略目标。

二、战略管理在公立医院运营管理中的运用

（一）战略管理的原则

公立医院在运营管理中进行战略管理，一般应遵循以下原则：

①价值创造原则。医院战略管理的核心内容是为社会和患者创造价值。

②目标合理原则。战略目标设定应在前瞻性与适当的挑战性、长期与短期之间进行平衡与衔接。

③资源匹配原则。一方面医院战略目标的设定应充分考虑现在、未来资源配置情况；另一方面医院在配置人、财、物、技各种资源时也需满足战略目标的实现。

④分解落实原则。我们要把战略目标落实分解到相应的责任中心和具体责任人，形成各个层次相互衔接的战略目标群。

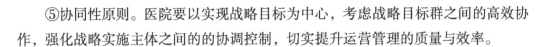

⑤协同性原则。医院要以实现战略目标为中心，考虑战略目标群之间的高效协作，强化战略实施主体之间的的协调控制，切实提升运营管理的质量与效率。

（二）战略管理的关键步骤

公立医院运营管理工作中利用战略管理工具时主要包含以下步骤：战略分析、战略制定、战略实施、战略评价和控制、战略调整。

1. 战略分析

战略分析是指研究医院面临的内外环境与拥有的资源条件，分析和判断医院存在的优势与劣势、机会与威胁。其主要任务是对能够影响医院未来战略的重要因素做出研究与判断，从而明确这些重要的因素在医院战略决策过程中的具体作用。战略分析要研究并考虑很多方面的情况，归纳起来主要包括外部环境与条件、内部环境与条件。医院可运用外部环境分析法、道斯矩阵、波特竞争优势五力模型和波士顿矩阵等方法，研究医院发展面临的机会与挑战，以及服务或产品的生产过程在价值创造方面的优势与劣势，并根据优劣、高低、大小等判断标准对每项服务活动、业务流程等划定发展层次与优先次序等级，为制订长期战略目标提供依据。

2. 战略制定

战略不是一个泛泛而谈的口号，应是一个具体的、明确、可量化的系统性计划，而战略制定就是制定这个系统计划的管理活动。战略制定是在战略分析的基础上，制定目标与实施方案，力求实现医院愿景与使命。医院战略目标的制定可单独选择或综合使用自下而上和自上而下的方式，具体依据医院员工的能动性、医院战略管理文化、医院组织类型等影响因素确定。医院层面的战略目标设定后，各级部门科室必须对照分解为本部门科室的战略目标，并将之细化成涵盖财务和非财务的关键指标体系，同时确定预测值。各相关指标值的预测应科学合理，须与医院资源配置情况以及条件能力相匹配，不应夸大或保守，不切实际。

3. 战略实施

战略实施是指将医院的战略目标变成现实的管理过程。医院应加强战略管控，通过运用战略框架、战略地图、价值链管理、平衡计分卡等管理工具与方法，制定战略行动方案，确定需要采取的策略与行动，将战略实施的关键业务流程化、制度化、岗位化、职责化、信息化，确保医院战略蓝图能够转化为现实。在这个过程中医院管理者应关注以下几个方面：第一，医院应构建一个适当的组织类似战略实施管理小组，组织实施医院战略管理活动，确保战略实施能够成功；第二，注重人员管理和制度建设，战略目标能否实现需要员工具备统一的思想、专业的能力素养，当然也离不开具有约束力的制度保障；第三，培育战略管理的医院文化，将战略实施的要求与意义根植于日常业务与管理活动中；第四，战略实施环节需要建立有效的协调和控制系统，保障战略实施不偏离既定目标；第五，战略实施不应"孤军奋战"，需要与预算管理、成本管理、绩效管理、文化建设、内部控制等重要方面融合，发挥协同效应。

4. 战略评价和控制

战略评价和控制是指医院在战略制定过程中，通过检查战略的执行与实施状况，评估战略实施成效，并审查战略计划、战略目标、战略实施方案的科学性与有效性，从而进一步选择战略行动方向，以实现预期效果。医院一般从下列几个方面开展战略评价：目标计划与实施方案是否依然符合医院内外部环境；实现战略目标能否获得合适的资源支持；战略实施面临的风险程度是否可控；战略执行进度与效果是否符合预期计划。

5. 战略调整

战略调整是指当医院内外环境发生重大变化以及战略评价结果显示医院的战略目标、策略、评价标准、行动方案等需要调整时，战略管理组织对之前制定的战略及时进行调整，以保证战略能有效指导医院运营管理活动。公立医院战略具有刚性，一般不得随意调整，只有特定条件下才能进行调整，例如，公共卫生事件的突发导致医院战略目标不符合预期，因此公立医院应明确需要战略调整的触发条件与调整流程。

（三）战略管理的工具

战略管理的工具通常涉及战略框架、基准化分析法、外部环境分析法、趋势分析法、波特竞争优势五力模型、波士顿矩阵、九盒矩阵法、战略地图、价值链管理和价值能力导向模型等，它们可以被单独使用，也可被综合使用，以便发挥协同性。以下重点介绍战略地图、价值链管理两种方法在医院运营管理中的运用。

1. 战略地图

哈佛商学院领导力开发专业教授罗伯特·卡普兰（Robert S. Kaplan）和复兴全球战略集团创始人大卫·诺顿（David P. Norton）以平衡计分卡为基础提出了战略地图，从财务、客户、内部业务流程和学习成长四个维度采用视图形式对战略进行描述、分解转化。战略地图工具的使用有利于参与人员明晰战略与各影响因素的逻辑关系，有效促使参与人达成共识，使得行动围绕战略协同进行，实现战略管理最终目标。

对于公立医院来说，内部运营战略有许多相互关联的目标，战略地图的主要任务就是将这些目标联系在一起，绘制成总体目标的可视化动态化战略地图，形成闭环管理。

公立医院运营管理可以利用战略地图将医院运营战略与医院内部各层级有机地结合起来。通过战略地图从财务、客户、内部流程、学习与成长四个维度分解因果关系，细化和落实医院的战略目标。

（1）财务层面。公立医院战略管理的终极目标是为社会与患者创造价值，不以医院经济效益增加为最终目的，但从医院的长远发展来看，为了满足患者就医需求，减轻患者费用负担，医院应加强运营管理，提质增效，确保公立医院健康持续发展。为此，公立医院一方面必然要秉承公益性，创新诊疗技术，开辟新的业务领域，以满足人民群众的就诊需求；另一方面又需要健全运营管理体系，优化业务流程，完善资源配置，加强人才队伍建设，提高信息化水平，切实提高运营管理的效率和投入产出效益，以推动公立医院社会效益与经济效益的协同与价值最大化。

财务方面指标是公立医院运营效能的财务展现，存在短期与长期指标的平衡与统一，主要导向是提高运营效率和效益，实现医院可持续发展。

（2）客户层面。医院运营管理价值主张存在差异，分为患者价值主张和临床价值主张，因此客户层面战略目标的选择应从患者、临床的需求考虑。患者方面以提升满意度和市场竞争力为医院的战略目标，通过细分病种，提出最佳的治疗措施和诊疗计划，形成完善的分级转诊体系；开展特需、视光、口腔、医疗、体检等非基本医疗业务；开展远程医疗与互联网医疗业务，提升诊断和治疗的能力，让病人少跑路；完善与医联体合作，增强医院的综合竞争力，并提升医院的社会知名度。临床层面包括职工满意度、执业环境、薪酬水平、个人职业发展、个人价值实现等。

（3）内部流程层面。内部流程层面是指与医院医、教、研、防各项业务活动相关的管理活动，涵盖医院内部管理的方方面面。

首先，提升运作效能。公立医院应围绕服务效率、资产使用效率、工作流程等方面，着力推进核心管理制度建设；不断创新质量管理方法；健全临床路径规范，进一步规范临床术语，推动医院的业务活动规范化和服务同质化管理。

其次，提升诊治效果。医院应优化工作流程，减少流程不顺给医护人员带来的负面影响；规范临床诊治作业过程，实现标准诊疗作业赋能治疗效果；投入专项资源，打造优势学科；配备先进的诊断设备，建立高素质的人才队伍，实施高精尖的治疗技术，大大提高治疗效果，缩短平均住院日。

最后，控制运营风险。医院运营风险包括医院内部风险与外部风险，在内部流程层面的风险防控更多地体现在内部风险管理上。为控制风险，减少损失，医院管理者应综合运用风险管理工具与方法进行风险管理。例如，为提高公立医院项目投资回报率，减少投资失败风险，公立医院在开展重大设备、基建等项目投资建设之前，应当组织有关专家对拟投入的建设项目开展可行性研究和论证，禁止投资效益不好的建设项目。另外，还需注意筹资风险管理，医院应科学合理地规划筹资，调整融资结构、健全筹资审批流程，强化内部审计监督，以减少筹资风险。

（4）学习与成长层面。医院运营战略目标细化落实到学习与成长层面，应建立运营管理制度保障、建立健全运营管理人才体系、建立健全运营信息系统这三个战略目标。制度建设方面，公立医院应以发展战略为起点，结合实际运营管理需求，通过聚焦核心资源与核心业务，广泛征集不同部门意见，用整体性的发展思路，设计公立医院运营管理的基本制度架构；运营人才培养方面，应大力培养具备包括科学管理思维、有效沟通能力、综合协调能力、多专业知识基础、独立思考能力及勇于创新意识等多方面的综合能力素质的复合型运营管理人才；运营信息化方面，应打通业务各信息系统壁垒，实现业务数据互通，为运营管理提供有效数据支撑。

2. 价值链管理

价值链（Value Chain）理论产生于 20 世纪 80 年代，由美国哈佛商学院著名战略学家迈克尔·波特（Michael E. Porter）提出，作为一种强有力的战略分析框架，多年来不断发展创新并被财务分析、运营管理、市场营销等专门领域广泛融入和吸收。

1985 年，迈克尔·波特最早提出有关"价值链"的概念，即"企业在设计、生产、营销、交货等过程及辅助过程中所进行的许多相互分离的活动"。根据波特的概念，企业的价值创造过程是由众多活动组成的，这些活动根据与价值创造的关系，分为基础活动和支撑辅助活动。基础活动是企业价值创造的主线，涵盖内部后勤、制造生产、外部后勤、市场营销、售后服务等。支撑辅助活动为企业价值创造提供保障与支撑，主要涉及物资采购、产品研发、信息技术、人力资源、财务管理以及基础设施等。上述这些相互独立又彼此联系的业务活动与管理活动，最终融合形成了价值创造的动态流程，即价值链。

价值链作为一种传统的管理工具，一直在不断地深化和发展，也被运用于不同的领域及行业。为向精细化管理要效益，医院需要从战略管理的视角去分析业务价值链，以便更好地管控成本，提升医院竞争的优势。

我们研究医院价值链时，要具备整体思维，不能只从医院本身这个个体的角度来研究，还要考虑医院上下游，整体把握医院的价值链。根据整体思维，我们将医院价值链分为内部价值链、竞争对手价值链和行业价值链，以下具体介绍内部价值链、行业价值链在公立医院的运用。

（1）公立医院内部价值链管理。公立医院的内部价值链，是指"对内后勤保障—医师接诊—诊疗服务—对外后勤保障—定期随访"的医院内部活动过程，在这个活动过程中存在价值的增加与减少。医院的内部价值链管理是将医院这些内部活动的价值创造实现最大化的过程。提升公共卫生服务的整体质量，满足群众就医需求，是当前中国新医改背景下公立医院发展战略规划的重要内容，因此开展医院内部价值链管理，提升医院服务能力具有现实意义。由于公立医院内部服务领域的特殊性，医院在做内部价值链管理时应重点推动临床路径的优化完善，进而通过最优化的临床路径给患者带来更为专业、高质量的医疗服务。为此，根据医院当前现实状况与未来发展方向，对公立医院内部业务流程的各个环节进行"了解现状—综合分析—流程整合—规范执行"的闭环管理就非常关键，其中，综合分析是通过对流程各环节的资源消耗与价值输出进行比较，分析流程某环节能否创造价值，是否需要整合等。

（2）公立医院行业价值链管理。医院行业价值链管理是指将公立医院置于医疗卫生行业这一更广泛的价值系统中，通过分析整个价值链，找准公立医院的定位，以便实施有效的战略措施降低成本。行业价值链管理也可以被视为一种资源平衡和协调的能力。公立医院自身的能力和资源有一定的局限性，所以公立医院可以实行横向联合的策略，和同级别医院共享资源、分工协作，通过优势互补，可以在竞争环境中提升核心竞争力。当医院患者人流量大，患者排队等床的情况增加时，可以将那些病情稳定只需进行后续治疗的患者转移到床位使用不紧张的下级医院，这样既解决了患者排队等床位的问题，也提高了下级医院的资源利用率，整个价值链的效率得到了提高。

第三节　精益管理

一、精益管理的定义与内涵

精益管理这一概念源自日本汽车行业精益化生产，精益生产的关键是消除一切不必要的浪费，在组织上要精简机构，同时在生产过程中不断进行改善，最终达到尽善尽美的结果。

精益管理的本质是将精益思想引入组织管理的方方面面，对传统的管理行为和方式用工业工程的理论和方法进行优化调整，从而使组织管理达到消除无效行为的目的，并且一步步地减少浪费现象。需要强调的是，要在运营管理中坚持贯彻和执行精益化的管理方法，尽可能地将运营过程中的非增值行为减少至零，杜绝浪费现象的发生。通过采取这一系列的精益化管理方法，使得组织能够准确和最大限度地创造价值。

精益管理的宗旨是追求资源投入的产出最大化，这里的投入包括人、财、物、技、时间、空间各类资源，产出涵盖各类有形与无形、经济与社会的价值。

精益管理理念于20世纪90年代被引入医疗行业，到21世纪初期得到推广并形成较为成熟的精益医疗理论与实务研究体系。精益管理主要被用于医院的流程优化与再造，医院通过精益管理，以患者和临床为中心，梳理、分析、优化流程，消除无效环节、减少非增值作业，实现运营成本的降低和价值增值。

公立医院精益管理是从患者需求出发，以消除浪费、尊重员工为核心，将精益化、规范化、科学化的管理理念贯彻到整个管理环节，依托高效信息化技术，运用精益化工具、构建精益价值流的服务或产品供应流程，提高效率、减少非增值作业，实现价值最大化。公立医院精益管理不是一蹴而就的，需注重长远发展，持续改进消除一切无效劳动和浪费，为追求理想化的管理目标而不断前进。

二、精益管理在公立医院运营管理中的运用

精益管理以"尊敬雇员、从客户视角考虑、减少浪费、创造价值、追求尽善尽美"为核心内容，具有完整的理论体系支撑，具备灵活多样、兼容、科学和可扩展的工具方法。公立医院运营管理引入精益思想，指导业务活动，加强运营管理，对提高内部运营效果与实现外部客户——患者的价值增值有着重大的理论与现实意义。

（一）公立医院运用精益管理的可行性分析

国内外精益实践与理论研究均证明了精益管理对医院运营管理机制创新的可行性与有效性，尽管在国内现有公立医院应用精益管理的案例不多。

1. 精益与现代化卫生服务理念的契合

与其他行业相比，医疗行业的服务领域和人民的生活质量戚戚相关，人民群众是医院服务的最终客户，因而，以病人为中心的理念是现代医院运营的核心价值。

精益是以顾客利益为主导的理念和方法管理体系，是能够根据顾客需要判断产品或服务质量的浪费或价值增加，从而使产品或服务的生成过程高效运转并持续改善。今天，随着资源的稀缺性与分配失衡，我国医院管理体系建设非常重视精细化运营，追求高质量发展，所以，精益思想与医院运营管理的核心价值与制度设计是不谋而合的。

2. 精益管理文化的潜移默化力量

精益以客户需求为出发点，以解决实际问题为目的的跨部门协作管理方式，可以减少部门之间的各种矛盾和冲突，从而降低协作交易成本，并顺利实现组织的战略及经营目标。同时，通过实施精益生产可以对个人、团队产生积极影响，也可以把精益生产转换为个人的管理工作经验，从而营造无界限交流的工作氛围，形成提质增效的方法学，并最终将客户价值导向的服务理念根植于组织文化，从而推动了组织管理文化体系创新。

3. 精益管理能创造价值

实施精益管理的效果显而易见，通过建立长效激励机制，充分支持和授权员工发现问题、分析问题、解决问题，进而创造组织的整体价值。

（二）精益管理原则

美国学者詹姆斯 P. 沃麦克（James P. Womack）和丹尼尔 T. 琼斯（Daniel T. Jones），从《精益思想》（Lean Thinking）一书中总结出了精益管理的五个遵循原则：顾客确定价值（Customer Value）、识别价值流（Value stream mapping）、价值流动（Value flow）、需求拉动（Pulling）和持续改善（Perfection）。尽管精益管理的五项原则主要是基于制造业、服务业领域的需求视角总结提炼而来的，但国内外众多理论研究与实践检验证明，它们也同样适用于医疗服务行业。

顾客确定价值：正确确定价值是精益管理的基础，只有满足顾客需求，提供产品和服务的组织才能生存与发展；因此对于医院来说，需要从患者需求的角度出发，思考能否提供患者需要的价值，并与医院利益统一起来。

识别价值流：识别价值流是精益管理的准备与前提，这里的价值流是指服务与商品从投入到提供给客户的价值创造活动，包括设计、生成、销售、送货、售后等。我们将任何一种医疗服务从开始到结束的整个过程包含增值与非增值的步骤称之为价值流。按照为患者提供的诊疗服务的类型，医院价值流主要包括门诊、住院、急诊、体检、院感等。识别价值流就是从客户视角分析每个活动环节的必要性，发现非增值活动与浪费环节。医院的价值流向前延伸到供应商，向后延伸到患者，因此在识别价值流时不应仅仅考虑医院内部的价值流环节，还需要全面、系统地识别和分析整个价值创造活动。

价值流动：价值流动是精益管理的核心，这里的价值流动是指价值流的各项活动与步骤需要不间断地持续流动，而部门之间的交接与转移、过失、返工、废品等都是造成价值流回流、停滞的因素。任何妨碍流动的因素都可以看成是浪费，需要找到价值流中最慢的地方，发现瓶颈，清除浪费。合理的人力、设备等资源的配置以及科学的管理工具与方法的应用是避免价值流阻塞，保持高效流动的保障。

需求拉动：需求拉动是指按照客户的需求提供产品和服务，这里客户的需求包括数量、质量、时间等多个方面，需求拉动有利于产品开发时间减少、订货周期缩短、生产周期降低、库存积压减少、资金的机会成本降低。医院应该从最终客户——患者的角度，准确把握他们的需求，开展具体业务活动与管理活动，提供患者满意的服务。

持续改善：也被称为尽善尽美。精益管理是一个动态的管理过程，医院应不断地运用价值流分析法，识别阻碍价值流动的因素与环节，采取措施消除浪费，持续追求尽善尽美，促使医院健康可持续发展。

（三）精益管理核心工具

1. ECRS 原则分析法

ECRS 原则分析法，是指通过取消（Eliminate）、合并（Combine）、重排（Rearrange）、简化（Simplify）四大原则对工序流程进行优化的方法，它适用于任何工序与流程的分析与改善。其中，取消（Eliminate）原则是指分析某个作业或环节是干什么的，如果取消是否会对其他作业以及价值创造产生影响；合并（Combine）原则：如果某个作业或环节不能取消，判断能否整体或部分与其他作业合并，减少功能重复带来的浪费；重排（Rearrange）原则：对工序中的作业和流程环节的次序进行重新组合，以达到改善效率的目的；简化（Simplify）原则：在取消、合并、重排的基础上进一步挖掘与分析，简化步骤与环节，使价值流高效流动。

2. 价值流程图

价值流程图是精益管理的重要工具，通过它能够清晰地展现出物流、人流、信息流和整体情况，也可显示出存在浪费的节点，能够为之后实施优化方案提供助力。价值流程图本质上属于图表类的问题诊断与改善工具，它具备形象化和可视化特点，用途广泛，多用于生产、服务、供应链、物流等领域，用来辨别和减少浪费。价值流程图包含两个核心主体，即信息流与实物流，二者将生产或服务的整个过程提炼出来，帮助管理者直观全面地了解整个流程，暴露和识别浪费的源头。价值流程图必须是两张图，一张是现状价值流图，反映当前价值流的现状，发现不足，从而为设计优化方案提供基础；另一张是未来价值流图，表明未来需要达到的目标状态。

3. 可视化管理

可视化管理指的是通过各种图形和可视化符号直观地体现工作流程，显示流程内部信息变化，并准确传输信息，达到透明化管理目标。实施可视化管理能够减少工作中出现的信息不足问题，也能够清晰地展现出存在的问题、浪费和其他异常情况，为制定行动方案和采取具体措施提供基础。

4. 看板管理

看板管理最早源于日本丰田，通常被用来传递和追踪企业生产流程中的各种需求信息。看板管理是一种现场管理方法，展示希望被管理的信息，旨在让员工直观地了解具体情况，通常被视为传递信息流的管理方式。看板包含很多信息并且可以重复使用。

5. 定置管理

通过作业场所、物品和人员之间的联系，围绕作业活动要求和目标，将其中不需要物品清除，在特定位置放置特定物品，旨在实现提高作业质量和效率。

6. 标准化作业

标准化作业多被视作改善的工具，它是以人的动作为中心，对现有作业进行分析，细化分解作业执行者的每个动作和具体操作程序，借助各种实践经验、规章制度和技术，优化作业程序和具体操作方式，切实提高作业的安全性、准确性和效率。

（四）公立医院精益管理主要步骤

按照精益原则，公立医院实现精益管理，首先，需要重新审视当前工作是否对患者有价值；其次，需要识别创造价值的价值流，发现流程中的浪费环节；再次，根据患者的需求拉动价值流；最后，树立尽善尽美的理念，持续改善。公立医院运用精益管理，实现价值增值，主要包括以下几个步骤：

第一，识别价值流。医院在识别价值流这一阶段的重点是要从最终客户——患者的角度，利用价值流程分析工具与方法，暴露和识别医院业务活动与管理活动中存在的非增值活动与浪费环节。

第二，现场观察工作过程。通过识别价值流，了解医院价值与浪费的内涵后，还需要去实地现场收集资料进行分析，为认定问题并制定科学、客观的改进措施提供思路。

第三，标准化操作。标准化是公立医院提高运营效率和运营质量的有效手段。公立医院在识别现有价值流并实地观察的基础上，制定期望能够实现的未来最优价值流。医院通过标准化工具与方法对业务流程和作业操作程序进行标准化处理，形成现场目视标准、诊疗服务提供标准、服务质量标准等，如医疗质量控制规范、疾病诊疗临床路径等规范性文件，指导和规范员工行为，保障未来价值流实现。

第四，优化流程。流程优化是精益管理的重要内容，公立医院医、教、研、防各类业务流程中都存在等待环节，等待是非增值作业，是流程优化的重点，因此医院应该尽量减少或消除等待环节，提高患者价值。

第五，持续改善。公立医院不应满足于精益管理取得的现有成效，还需要不断改进与完善。应建立持续改善的医院文化，将尽善尽美理念深植于员工思想认识。通过 CQI、品管圈等方式鼓励全员参与各个环节的改进活动，促进医院阶梯式持续改进。

第四节　风险管理

一、风险管理的定义与内涵

"风险"是指不利事件发生，可能造成损失的不确定性。由于事件发生的不确定性，导致预期值与实际值之间往往会出现偏差，为有效地控制偏差，减小偏差影响，行为人往往会进行风险偏好及风险事件管理，从而逐渐形成了风险管理的概念。拉塞尔·格拉尔（Russell Gallagher）于 1956 年发表的《风险管理——成本控制的新时期》一文中正式提出风险管理的概念，即在一种已知风险必然存在的环境下，风险管理主体通过一系列方法对风险进行识别和分析，并在此基础上采用各种手段分担风险，以期降低风险产生概率及损失的过程。

随着医疗卫生事业改革的持续推进，公立医院的经营管理在内外部环境的不断变化中，同样面临着战略风险、财务风险、运营风险等方面的挑战，公立医院建立健全全面风险管理体系已迫在眉睫。

公立医院风险管理要以最大化医疗资源配置、提升医疗资源利用率和完善医疗服务水平为目标，有效识别、评估、预警和应对医院经营管理过程中的各类风险，提升医院处置不确定性事件的管理能力，将损失程度降至最低。

风险事件多而繁杂，公立医院应建立风险分类框架，依据风险的来源、影响、性质、责任主体等标准，从系统性、完整性、层次性、可操作性、可扩展性等要求对风险进行分类。公立医院面临的风险根据来源与范围主要分为外部风险、内部风险。外部风险即政策风险、行业竞争风险、法律与法规风险、公共关系风险、医疗技术创新风险等，内部风险包括战略风险、组织体系风险、财务风险、运营风险、医患关系、舞弊与腐败风险等，相比内部风险，外部风险不可控，但医院可提前分析应对，降低损失。

公立医院风险管理的目标是在确定医院风险偏好的基础上，预测、防范、控制风险，降低损失发生的概率和程度，保障医院运营和各项活动的顺利进行。根据风险管理时点分为损前目标与损后目标，损前目标主要包括降低损失发生的概率与损失规模、预防经济损失、履行以患者为中心救死扶伤的社会责任，损后目标主要包括维持医院生存，保持运营的持续性，减轻对职工、患者、供应商等利益相关者的不利影响。

二、风险管理在公立医院运营管理中的运用

(一) 风险管理的原则

为有效防范和化解医院运营中的各类风险，公立医院应遵循以下原则开展风险管理活动：

(1) 融合性原则。风险管理应与公立医院的战略设定、运营管理以及业务流程相结合。

(2) 全面性原则。医院风险管理应覆盖医院所有的风险类型、业务流程、操作环节和管理层级，包含医、教、研、防业务活动和管理活动。

(3) 重要性原则。医院应对风险进行分析、评估，确定重要性风险，并有针对性地实施重点风险监测，及时识别、应对。

(4) 平衡性原则。医院应权衡风险与收益之间的关系，做到风险与收益的相互匹配。

(二) 风险管理的关键节点

根据 ISO31000 风险管理标准、美国 COSO 委员会制定的《企业风险管理整合框架》《关于印发公立医院内部控制管理办法的通知》（国卫财务发〔2020〕31

号）中相关风险管理的规定结合我国公立医院行业的特殊性，本书将公立医院风险管理的关键环节与步骤分为目标设定、风险评估、风险应对、信息与沟通、监督与考核，其中风险评估是风险管理的核心步骤，包含风险识别和风险分析，详见图3-1。

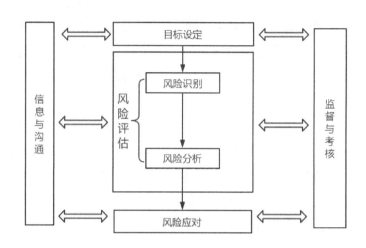

图3-1 风险管理关键环节

1. 目标设定

风险是对特定目标而言的，在风险管理中，没有目标就不存在风险，因此公立医院开展风险评估首先应当确定各项经济活动的控制目标。根据各项经济活动的自身特点和相互联系，采取恰当的程序去设定控制目标。目标设定环节应确定医院的风险偏好和风险容忍度，风险偏好一般分为高、中、低三种；风险容忍度应在风险偏好的基础上，设定风险管理目标值的可容忍波动范围，表现为最大损失、损失发生概率和可能性、期望值、方差、风险价值等定量指标。医院风险容忍度主要决定因素包括医院规模、运营能力、医院等级、医院竞争能力、管理层风险偏好、社会期望等。

2. 风险评估

风险识别是发现、承认和描述风险的过程。风险识别阶段应对标的项目的不同发展阶段进行分析，包括影响因素、风险环节、成因及后果等。通过风险识别，列出关键风险清单，剖析风险要素，对风险可能产生的影响进行描述。

医院风险识别包括单位层面与业务层面，单位层面主要从组织、机制、制度、岗位与信息系统入手，包括内控机制、制度、组织建设情况、财报编制与信息技术运用等；业务层面风险识别主要是从业务流程、业务环节的梳理入手，如预算管理、收支管理、政府采购管理、资产管理、合同管理、医疗业务管理、科研项目和临床试验项目、教学管理、互联网诊疗管理、医联体管理、信息管理系统等管理情况。

风险识别是风险管理的基础，风险识别的方法多样，常用的风险识别方法主要有德尔菲法、流程图法、头脑风暴法、SWOT 分析法、故障树分析法等，详见表3－1。

表3－1 风险识别方法

识别方法	具体内容	适用范围
德尔菲法	通过组成专家组，专家之间互相独立地表达观点。收集汇总意见后不断修正，取长补短，准确性高	广泛应用于各种评价指标体系的建立和具体指标的确定过程
头脑风暴法	不受限制地进行联想和思考，充分表达参与者意见，但主观因素影响较大	适用于解决那些比较简单、目标明确的问题，以及需要大量构思、创意的行业
SWOT 分析法	从优势、劣势、机会、威胁四个方面分析和识别风险。需要大量基础数据作为支撑	适用于集团发展战略制定和分析竞争对手情况
故障树分析法	由下往上的演绎式失效分析法，直观形象地反映失效原因，便于制定风险应对方案	主要用于安全工程领域
流程图法	用图形反映项目的操作流程，对关键环节进行分析，可对技术与非技术风险进行识别	主要用于简单的业务处理流程或组织结构关系项目
情景分析法	预先设定某种条件，在假定状态持续存在的情况下，预测可能出现的风险。存在局限性，不够全面	适用于条件较为明确的项目

风险识别的方法各有优劣，且适用的条件不同，如 SWOT 分析法主要适合战略分析阶段，通过它能使各类风险影响因素清晰可辨。因此在风险识别阶段，应根据项目的具体情况和实际特点，选择适宜的风险识别方法，得出客观、有效的风险识别结果。

风险分析是在风险识别基础上，采用定量与定性方法分析风险发生的可能性及影响程度。风险分析是理解风险性质和确定风险等级的过程。医院应在风险识别的基础上，对风险成因和特征、风险之间的相互关系，以及风险发生的可能性、对目标影响程度和可能持续的时间进行分析。在进行风险分析时不能仅分析单一风险，还需考虑风险之间的关系，关注医院组合风险，特别是各单个风险均未超过单项风险容忍度，但叠加后超过医院整体风险容忍度的情况。

风险分析是一个持续和重复的活动，其内容会因规模、时期不同而存在差异，因此不同医院应结合自身特点开展风险分析。

公立医院风险分析可按照以下流程和顺序进行：分析风险可能性—分析风险影响程度—确定风险重要性水平—从医院整体角度进行风险分析描述。

为分析公立医院风险发生的可能性与影响程度，确定风险重要性等级等，应用主体（医院风险管理部门、职能部门、临床科室）可根据医院风险偏好，绘制风险分析矩阵进行可视化描述。

风险分析矩阵是从风险发生的可能性和风险发生后果的严重程度两个维度，将风险事件展示在坐标图中，以认识风险及其重要性等级的风险管理工具方法。

应用风险分析矩阵一般分为绘制风险分析矩阵坐标图、沟通报告风险信息和持续修订风险分析矩阵图等步骤，其中，绘制风险分析矩阵坐标图要确定矩阵的横纵坐标、制定风险重要性等级标准、在风险分析矩阵中描绘出风险点。

医院应根据风险管理精度需要，将风险分析矩阵以风险发生后果的严重程度作为横坐标，将风险发生的可能性作为纵坐标，按照确定的定性、半定量或定量指标来描述风险后果严重程度和风险发生可能性。风险后果严重程度的横坐标等级可定性描述为"微小""较小""较大""重大"等（也可采用1、2、3、4等M个半定量分值），风险发生可能性的纵坐标等级可定性描述为"不太可能""偶尔可能""可能""很可能"等（也可采用1、2、3、4等N个半定量分值），从而形成 M×N 个方格区域的风险分析矩阵，详见图3-2。也可以根据需要通过定量指标更精确地描述风险后果严重程度和风险发生可能性。

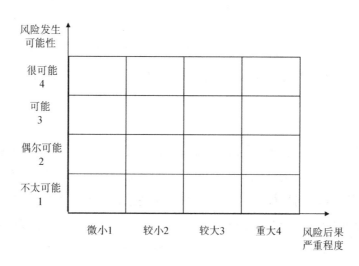

图3-2 风险分析矩阵图

医院应将每一风险发生的可能性和后果严重程度的评分结果组成的唯一坐标点标注在建立好的风险分析矩阵图中，标明各点的含义并给风险分析矩阵命名，完成风险分析矩阵的绘制。

绘制完成的风险矩阵应及时传递给医院管理层、各职能部门和科室，并纳入医院风险管理报告，切实指导医院风险预警和应对活动，提高风险管理效果。

3. 风险应对

医院应针对已发生的风险或已超过监测预警临界值的风险，采取风险接受、风险规避、风险转移、风险分担、风险转换、风险对冲、风险补偿、风险降低等策略，把风险控制在风险容忍度之内。

公立医院制定风险应对策略时应考虑：一是制定的方案对风险应对的可能性与影响程度以及哪个应对方案与医院的风险容限相符合；二是不同应对方案的成本与收益；三是实现医院风险管理目标的机会。除以上因素外，还需综合考虑医疗行业的特点、社会对风险的普遍态度以及公众利益等因素，通过不断重复的谈判和决策选择，最终确定风险应对措施，并以类似合同约定的形式确定相关风险的责任承担。

4. 信息与沟通

信息与沟通阶段是医院及时准确收集、传递和反馈与风险相关的信息，确保信息在医院内部、医院与外部之间有效沟通的过程。医院应根据具体的内部管理层级、责任中心以及各业务环节，制定风险信息沟通及共享机制，及时有效地将风险信息在医院外部债权人、患者、供应商、监管部门等利益相关者之间进行传递、交换，将风险信息沟通的内容、对象、频率和路径等加以固定，从而建立医院信息沟通机制以及风险管理报告制度。

医院应建立贯穿整个风险管理的基本流程，连接上下级、各部门和业务科室的风险管理信息与沟通渠道，确保信息沟通的及时、准确、完整，为风险管理监督与改进奠定基础，具体要求如下：

（1）医院各有关部门和业务单位应定期对风险管理工作进行自查和检验，及时发现缺陷并改进，其检查、检验报告应及时报送医院风险管理部门。

（2）医院风险管理部门应定期对各部门和临床科室风险管理工作实施情况和有效性进行检查和检验，要根据在制定风险策略时提出的有效性标准的要求对风险管理策略进行评估，对跨部门和临床科室的风险管理解决方案进行评价，提出调整或改进建议，出具评价和建议报告，及时报送医院管理层。

（3）医院内部审计部门应至少每年一次对包括风险管理部门在内的各有关部门和临床科室的风险管理工作及其工作效果进行监督评价，监督评价报告应直接报送院办公会或风险管理委员会和审计委员会。此项工作也可结合年度审计、任期审计或专项审计工作一并开展。

（4）医院可聘请有资质、信誉好、风险管理专业能力强的中介机构对医院全面风险管理工作进行评价，出具风险管理评估和建议专项报告。

5. 监督与考核

监督与考核是对医院风险管理情况进行监督检查，针对需重点关注的风险和相应的指标，比较指标值与预警临界值，识别预警信号，评价风险状况与风险管控措施的有效性并持续改进的过程，包括日常监督、专项监督、风险应对评价和跟踪反馈。根据实施监督与考核的主体不同分为外部监督与内部监督，外部监督主体包括外部审计、政府及其他监管机构等，内部监督主体为内部审计部门、风险管理委员会、内部纪检部门等。

外部监督与考核是医院风险监督和考核的有效补充与重要保障，实施主体的独立性与指导性有利于发挥监督与考核的作用。公立医院风险监督与考核是财政部门与主管部门开展行政事业单位内部控制建设的重要内容。针对医院面临的内外风险，通过加强内部控制制度体系建设、完善内部控制报告制度、强化内部控制规范落地实施等一系列措施，建立"制订完善—指导实施—监督评价"闭环管理机制，提高风险管理实施效果。除了财政与主管部门，外部审计、巡视、纪检督察等都是参与公立医院监督与考核的主体，各主体之间相互协同，发挥监督合力。

医院自身是实施风险监督与考核的责任主体。为保证监督落实效果，除风险监督外，医院还应根据风险管理职责设置风险管理考核指标，并纳入医院绩效管理，建立明确的、权责利相结合的奖惩制度，以保证风险管理活动的持续性和有效性。风险管理部门应定期对各职能部门和业务部门的风险管理实施情况和有效性进行考核，具体包括医院风险管理制度建设、工具方法、风险管理目标、内控缺陷识别等，形成考核结论并出具考核报告，及时报送医院管理层和绩效管理部门。

（三）公立医院实施风险管理的重点

在公立医院综合改革不断深入以及疫情防控常态化的大背景下，医院内外部环境发生了较大的变化，来自各方的不确定因素逐渐增多，医院运营面临着公共卫生事件、行业政策、管理、医疗和大型设备投资等风险的挑战。如何有效地识别风险、建立风险评估和风险应对体系，以最低的成本使风险所致的各种损失降到最低，成为公立医院运营管理的重要内容之一。

医院对风险进行识别与评价，确定需要重点管理的风险，并有针对性地实施风险监测，及时应对。医院应建立健全能够涵盖风险管理主要环节的风险管理体系，注意从风险管理文化建设、三道防线组织体系的构建、风险管理组织完善、风险评估机制优化、风险管理信息化等方面重点开展风险管理工作。

1. 塑造风险管理文化

风险管理文化确立了高层管理者对风险管理的态度和基调，有利于强化风险管理的重要性并确定相应的监督责任。医院决策层制定战略计划，并在其领导下开展风险管理工作，在全院范围内形成表率作用。医院员工通过共享风险管理文化，在风险管理过程中发挥尽职和监督角色，从而提高风险管理的绩效。因此，通过加强宣传，强化风险管理建设和责任意识，为医院建立有效的风险管理体系奠定良好的环境基础，促使员工主动加入全面风险管理的行动中来。

2. 构建医院风险管理的三道防线

风险管理是一个长期动态的过程，为有效防范和管控公立医院运营风险，应构建公立医院风险管理三道防线，建立纵向的风险管理组织，形成风险管理组织网络，详见图 3-3。其中，第一道防线为医、教、研、防业务部门与职能部门。医院一线员工是医院服务的提供者，是最先与风险源接触的群体，在日常业务中负有及时识别、上报与初步管理风险的职责，是事前控制风险的关键。第二道防线为风险管理委员会及风险管理职能部门，主要负责风险管理工作的统筹组织、协调与规划，并对第一道防线的风险管理工作、内部控制开展情况进行实时监控，同时承担

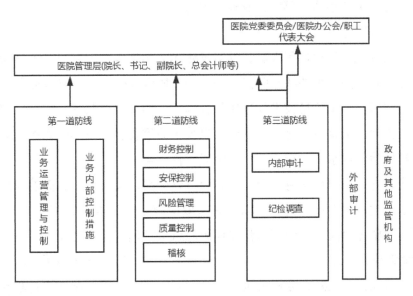

图 3-3　公立医院的三道防线

重大风险的核心管理与组织职责，是事中控制风险的关键。第三道防线为内部审计、纪检等部门，主要负责对第一及第二道防线部门的工作进行事后稽核、审计和监察，包括对医院内部控制制度，主要业务流程的合规性、合理性和风险可控性等进行审计，向院办公会和党委会、职工代表大会、纪律检查委员会等类似管理层和治理层报告风险和控制的有效性，是事后控制风险的关键，也是最后一道防线。第三道防线与前两道防线的主要区别在于组织的高度独立性和客观性，除了公立医院内部机构担任该防线角色外，还包括外部审计、政府及其他监管机构。

这三道防线为公立医院运营管理提供了灵活、可操作的架构，用来支撑风险管理政策的落实。医院主要负责人负有识别、分析、监视和管理运营重大风险的职责，同时统筹管理和监督三道防线的有效运行，是推动运营风险管理工作有效实施和持续改进的关键所在。

3. 风险评估机制优化

公立医院风险评估管理是指医院全面、系统和客观地识别、分析本单位经济活动及相关业务活动存在的风险，确定相应的风险承受度及风险应对策略的过程。

一般情况下，公立医院风险评估至少每年进行一次，若外部环境、业务活动、经济活动或管理要求等发生重大变化的，应当及时对经济活动及相关业务活动的风险进行重新评估。评估对象根据本单位设定的内部控制目标和建设规划，有针对性地选择，如公立医院整体、部门、业务、项目等。

4. 风险管理信息化

从医院自身风险管理过程来看，针对导致无法实现医院运营目标的风险采取必要的控制活动是风险管理的核心阶段，而这一阶段管控效果离不开有效与先进的信息系统。公立医院利用信息技术促进风险管理信息的整合与共享，发挥在信息沟通中的作用。因此，医院应当充分认识到信息技术的重要性，将其融入医院风险管理过程，提高风险管理水平，推动公立医院运营目标实现。

医院应建立风险管理信息平台，一方面可以全面、及时地了解医院风险管理的情况，一旦通过系统发现问题，可以及时采取措施，避免重大颠覆性的风险发生，从而降低运营整体风险。利用信息化实现医院风险管理工作常态化，可以随时了解运营风险管理情况，增强管理人员对风险管理的意识。另一方面利用各种信息分析手段，尽可能地预测风险，分析出风险产生的原因，由结果控制变为过程控制，以达到管理风险和控制风险的目的。

第五节　数据治理

一、数据治理的定义与内涵

关于数据治理目前尚没有一个统一的概念界定，比较权威的定义可参考国际数据管理协会（DAMA）和国际数据治理研究所（DGI）对它的定义。国际数据管理协会（DAMA）认为数据治理是对数据资产管理行使权力和控制的活动，包括计划、监督和执行。2003 年成立的国际数据治理研究所（DGI）认为数据治理是指对数据相关事项作出决策的行为并开发了数据治理框架，将数据治理分成 12 个步骤。

随着新一轮科技革命和产业变革深入发展，我国高度重视数据化转型，将数据治理从企业管理范畴上升为推动我国社会经济转型发展的新动力。2015 年，国务院发布的《促进大数据发展行动纲要》，指出数据的分析和使用为有效处理复杂社会问题提供了新的手段，一个"用数据说话、用数据决策、用数据管理、用数据创新"的管理机制亟待建立；2020 年 4 月 9 日国务院发布的《关于构建更加完善的要素市场化配置体制机制的意见》首次将数据作为五大生产要素之一，并为培育数据要素市场提出了"推进政府数据开放共享""提升社会数据资源价值""加强数据资源整合和安全保护"三方面任务要求；《中华人民共和国国民经济和社会发展第十四个五年规划和 2035 年远景目标纲要》《"十四五"数字经济发展规划》明确提出加快数据转型，建设数字经济、数字社会、数字政府，营造良好数字生态，打造数字中国的目标规划。

随着大数据时代的来临，医疗行业也开始认识到数据的价值，把数据视作宝贵财富，然而数据离不开治理，缺少治理的数据只会成为数字符号，无法激活数据要素潜能，也无法创造价值。

2022 年 4 月 25 日，国家卫生健康委和国家中医药管理局发布《公立医院运营管理信息化功能指引》（国卫财务函〔2022〕126 号）（以下简称《指引》）将数据治理作为公立医院运营管理信息化建设的一个重点领域。《指引》从信息建设维度将数据治理定义为从医院相关业务系统中抽取数据，进行脱敏、映射处理及数据清洗，以提高数据质量的行为。综合数据治理创造价值的本质以及公立医院运营特点，本书中公立医院数据治理指医院对数据进行规划、采集、存储管理和运用，最终实现数据价值的过程。

二、数据治理在公立医院运营管理中的运用

（一）建设公立医院运营数据集成平台

《关于加强公立医院运营管理的指导意见》（国卫财务发〔2020〕27号）明确指出，医院应当充分利用现代化信息技术，加强医院运营管理信息集成平台标准化建设，具体包括建立运营管理系统和数据中心，实现资源全流程管理；依托信息平台，加强信息系统标准化、规范化建设，强化数据的协同共享，实现业务系统与运营系统融合；利用数据分析技术，构建运营数据仓库。

（二）运营数据的挖掘与应用

医院应以患者为中心，利用大数据挖掘技术，将运营数据分析结果重点应用于业务管理、资源配置、流程优化等方面，进一步提高运营效率和管理能力。

（1）通过对运营数据进行标准化、集成化、自动化处理，实现数据共享，强化数据应用，为医院运营管理持续改进提供全面、准确、及时的数据支撑。

（2）在资源配置方面，依托大数据采集和计算能力，为总体资源配置提供更好的信息支撑，实现对具体资源配置的动态管理。

（3）在流程优化方面，利用大数据梳理当前业务流程瓶颈，寻求最优的解决方案，比如，通过分析患者就诊流程的合理性，提出改进方法，提升医院整体运营效率和患者就诊体验。

第四章　公立医院预算成本绩效一体化

第一节　概述

为推动公立医院高质量发展，更好满足人民日益增长的医疗卫生服务需求，公立医院应建立科学、高效的现代医院管理机制，其中，预算成本绩效一体化是现代医院运营管理的基础。

一、预算成本绩效一体化的定义与内涵

预算成本绩效一体化是指预算管理、成本管理、绩效管理的目标、主体、对象、过程、权责、信息子系统完全融为一体，形成协同管理效应。

（一）目标协同

公立医院预算管理、成本管理、绩效管理都是以医院发展战略为逻辑起点。通过对医院战略分解与细化，确定明确、具体、可衡量的预算目标、成本目标、绩效目标。三者目标的本质都是医院战略的具体化，实现医院经济效益与社会效益的最大化。

（二）主体协同

主体协同意味着预算、成本、绩效管理主体的协同。根据《事业单位财务规则》（财政部令第 108 号），医院主要负责人既是预算管理第一责任主体，也是成本管理和绩效管理第一责任主体。在夯实医院主要负责人主责的基础上，形成财务部门统一管理，职能部门、临床科室等多元主体协同一致的工作机制。

（三）对象协同

公立医院应以预算为纽带，将预算、成本、绩效管理过程连接为一个有机整

体，将预算、成本管控结果全部纳入绩效管理，使运营管理成为量化的一系列计划目标和实际活动，实现医院战略计划、资源投入、结果产出的融合统一。

（四）过程协同

预算、成本和绩效管理过程应协同一致，形成从医院战略规划、计划、执行与控制、评价、结果应用的 PDCA 过程链条。将事前绩效评估、事中绩效监控、事后绩效评价嵌入预算管理和成本管理全过程。

（五）权责协同

权责协同指预算、成本、绩效管理在医院内部纵向层级、横向部门之间的权责匹配关系。在纵向上，实现归口管理责任与权力的相应匹配。在横向上，以医院战略规划引领资源配置优先排序，提高资源的配置效率。

（六）信息协同

信息是预算管理、成本管理和绩效管理的黏合剂，通过信息系统建设实现预算、成本、绩效信息的数据互联互通，并将信息用于医院管理各环节，实现绩效、成本、预算数据产出与应用协同。

二、预算成本绩效一体化的逻辑分析

协同理论是在系统论、信息论、控制论、突变论等多学科理论基础上，研究不同事物共同特征及其协同机理的一门新兴学科。该理论认为系统之间存在相互作用、相互制约、相互配合的关系，并通过系统中各要素和模块之间的作用产生新的结构和功能，达到更加高效的状态。一旦实现协同，整个系统就会从混乱无序的状态向合理有序的状态转变，并使构成系统各要素与模块形成了一个稳定的结构，实现"1 + 1 > 2"的协同效应。协同理论被广泛应用于管理研究，对管理理论的发展以及解决现实管理领域中的问题提供了新的视角与思路。

根据财政部发布的管理会计应用指引，预算管理、成本管理、绩效管理属于管理会计概念范畴，主要服务单位内部管理需要，是通过利用相关信息，有机融合财务和业务活动，在单位规划、决策、控制、评价等方面发挥重要作用的管理活动。它们的本质是为单位的经营管理生产信息、支持价值创造的复杂和动态的系统。预算管理、成本管理、绩效管理各系统间存在着相互影响而又相互合作的关系，同样遵循协同理论，因此协同理论是本书预算成本绩效一体化的理论逻辑。

三、预算成本绩效一体化的核心价值

预算绩效成本管理一体化是医院实现预算、成本、绩效管理的核心价值和根本目标的有机保障，集中体现了预算、成本、绩效为实现医院战略目标而服务，其核心价值在于通过预算、成本、绩效管理方法的融合，提升医院财务管理水平进而推进运营管理的科学化。

首先，预算成本绩效一体化是以医院战略目标为起点。预算成本绩效一体化作为一种财务管理机制，其实质上是对传统模式的变革和颠覆，最为突出的一点便是将其在医院运营管理过程中的作用上升到战略的高度。这种多维度一体化的财务管理制度将医院的财务职能与战略紧密地结合在一起，促使财务职能服务于医院的战略管理，并能够根据医院战略发展的情况对医院的资源进行更高效的协调和配置。财务职能的发挥能够使运营的过程被有效监督以及反馈，而医院的运营管理反过来驱动了预算、成本、绩效的运转，使得预算、成本、绩效管理方法能够做到持续的优化和改进。预算成本绩效一体化管理与医院运营管理交互影响和相互作用推动了医院的战略目标沿着规划的道路转变为现实。

其次，预算成本绩效一体化是对财务管理工具的融合。公立医院预算成本绩效一体化的核心内容是预算管理、成本管理、绩效管理三个方面应该是相互协调、相互支撑。

预算管理是预算成本绩效一体化的基础，它将事前计划、事中执行控制和事后分析相结合，对医院战略目标分解、落实、考核，实现医院业务全过程管控。预算管理与成本管理互为内容、相互作用、密不可分。预算管理中支出预算是医院对资源（人 、财、物、技）的计划与配置的活动，支出预算的目标计划本质是事前的成本计划，预算执行实为事中成本控制，成本控制同时也是为了能完成预算目标。因此预算管理也是全过程、全成本的管理过程，实现了"预算编制核成本、预算执行控成本、预算评价考成本"的全流程管理机制。

预算管理离不开绩效管理，绩效管理有利于提升预算管理水平，没有绩效的预算是不科学的预算，必须将绩效目标作为预算编制的前置条件和依据，将绩效管理的绩效目标管理、绩效跟踪监控、绩效评价实施和绩效结果应用等环节与预算管理的预算编制、预算执行、预算监督等环节有机统一，真正发挥好绩效管理的作用。

预算成本绩效一体化应以结果为导向将绩效目标贯穿其中，强调预算管理、成本核算和问责激励相结合，从而推动建立资源分配与绩效状况紧密结合的财务管理机制。预算与成本管理是一个系统的财务管理过程，都需要对医院管理成效进行绩效评价与考核，通过建立可衡量的绩效管理目标，查找实施结果与管理目标的差距，剖析原因总结经验，改善管理状态。

第二节 预算管理

一、预算管理的定义与内涵

本书采用《管理会计应用指引第 200 号——预算管理》中的定义，即预算管理是指经济主体以战略目标为导向，通过对未来一定期间内的经营活动和相应的财务结果进行全面预测和筹划，科学、合理配置经济主体各项财务和非财务资源，并对执行过程进行监督和分析，对执行结果进行评价和反馈，指导经营活动的改善和调整，进而推动实现战略目标的管理活动。预算管理作为管理会计的重要内容之一，其通过预算的编制、实施和修正，可以很好地协调预算主体的长短期目标、战略和年度行动计划，落地实施战略规划，是为数不多的将组织的关键问题融合为一个体系的管理控制方法。

公立医院预算是一系列预算构成的综合管理体系，其概念体现"全口径、全过程、全员性、全方位"特征，覆盖医院人、财、物全部资源。医院应对所有经济活动实行全面管理，全部纳入预算管理范围。

医院全面预算管理的内容可分为业务预算、专门决策预算和财务预算。业务预算是反映预算期内与医院日常运营业务直接相关的基本医疗活动预算，包括医疗业务工作量预算、采购预算等，是收入支出预算、筹资投资预算编制的主要基础和依据；专门决策预算是指医院不经常发生的、一次性的重要决策预算，如筹资投资预算；财务预算是在预算和决策的基础上，围绕医院目标对一定时期内医院资金收支、财务状况、医院运营成果及其分配等资金活动所作的具体安排，主要包括资金预算、结余预算和资产负债预算等。财务预算作为全面预算体系的最后环节，从价值方面总括地反映医院业务预算与专门决策预算的结果。

根据医院预算编制标准不同可分为部门预算与内部财务预算。部门预算是按照部门预决算管理规定统一编制的；内部财务预算是按照《医院财务制度》以及政府会计制度等编制的，以医院战略发展规划和年度计划目标为依据，充分运用预算手段开展医院内部各类经济资源的分配、使用、控制和考核等各项管理活动，具体包括收入、支出、筹资、投资、业务等预算。部门预算与内部财务预算既相互区别又紧密相连，详见表 4 - 1。若不做特别说明，本书预算管理特指内部财务预算管理。

表 4 – 1   医院部门预算与内部财务预算比较

项目	部门预算	内部财务预算
定义	收支全部纳入预算管理，政府全面管控	以医院战略发展规划和年度计划目标为依据，充分利用预算开展医院内部各类经济资源的分配、使用、控制和考核等各项管理活动，实现全口径、全过程、全员性预算管理
目的	作为财政预算的组成部分，满足国家财政管理的需要，分配中央财政资金	作为医院内部管理工具，满足医院内部科学化、精细化管理的内部需求
适用范围	政府各部门及直属单位	医院内部各责任中心
编制时间	"一上"：每年 6—7 月 "二上"：每年 10—11 月	"一上"：每年 10—11 月 "二上"：每年 11—12 月，可能有"多上多下"
批复时间	预算批复：次年 3—4 月	预算批复：次年年初
考评对象	医院	医院内部责任科室
相互联系	需要详细的院内预算作为编制基础和依据，对内部财务预算提供制度方面的规范与引导	对部门预算进一步细化、完善和补充，必须在遵循上级及财政部门制定的部门预算管理制度基础上，结合医院自身的管理需要编制

二、预算管理在公立医院运营管理中的运用

（一）预算管理的功能

全面预算管理是一种综合性管理工具，不仅可以发挥计划、控制、协调、激励、评价等作用，而且具有全员参与、战略规划和长期作用的优势特征，在医院的战略部署、资源配置、考核评价等方面起到不可替代的作用，具体如下：

1. 规划未来

预算管理是以一种量化的方式明确医院在一段期间内的预算目标和经营方向，同时将预算目标层层分解，逐级下达并落实，使其成为各部门科室的工作目标。预算管理以医院战略为导向统一各级部门科室工作目标，督促各部门科室根据自身的工作情况，制定切实可行、科学合理的任务安排并贯彻执行，最终实现医院整体的预算运营目标。

2. 沟通协调

全面预算管理是一个综合性、系统性的管理工具，各环节之间紧密关联，因而任何一个环节和因素的变化都会导致整个系统的变化。例如，运营预算指标是依据医院的人均诊次费用和工作量水平等进行编制的；资本预算需要依据医院整体战略规划和采购计划等来确定；财务预算又需要基于运营预算和资本预算等进行编制。预算管理也是一个有效的沟通手段，能触及医院各个方面。显而易见，医院预算是

环环相扣，紧密相连，互相影响的。这就需要在编制各类预算时，各部门之间进行充分的沟通交流，从大局出发，尽可能减少冲突，部门间通力协作，共同实现医院的运营目标。

3. 强化控制

预算管理是一种控制手段，通过确定的目标，度量和纠偏部门与员工的行动。预算的编制将医院的预算目标量化并层层分解落实到各部门、各科室，便于建立责任中心并实行责任追究制。建立责任中心，实现岗位权、责、利的对等，能有效地提高各部门和员工对目标任务的重视度，充分调动员工的积极性和工作热情，全面提升管理效率。由于全面预算管理能够将"触角"延伸至全院各个部门的经营活动中，更有利于医院对经营活动全过程进行全方位监控，及时发现在经营过程中各部门预算执行存在的重大问题，并指导相关管理部门和主要责任人员全面、合理、有效地履行管理职责，及时纠错，以挽回经济损失。

4. 资源配置

全面预算管理是医院资源配置的起点，不仅能直接反映医院各项业务对资源的需求大小，还能体现出各类资源的使用效率。基于医院经营的实际需要，运用科学合理的方法编制预算，是现代医院高质量发展的内在要求。医院在编制预算时，必须开展充分的市场调研，深入分析自身经营状况，基于战略发展规划，科学决策，合理客观地编制预算，避免不切实际、盲目、"拍脑袋"的预算编制，以实现医院有限资源的价值最大化，减少不必要的浪费，提质增效，降低整体运营风险。

5. 绩效评价

预算指标既是医院层面的运营目标具体化，也是各部门科室的工作指南与任务要求。预算的执行情况是衡量各部门科室任务完成情况的重要标准之一。因此预算不仅是评价医院运营状况的依据，还是考核评价部门科室工作业绩、员工绩效的重要指标。通过考核部门员工的工作执行情况，客观、公正、科学地评价工作业绩，明确责任主体，实行奖惩制度，并与绩效激励相挂钩，激发员工的工作积极性，充分发挥主观能动性，使得全院上下都为医院的整体运营目标而努力奋斗。

（二）预算管理的原则

为了规范公立医院预算管理活动，进一步发挥计划的有效控制和规划支撑作用，提高预算控制的严肃性和对计划实施的约束力，并科学合理地安排资金使用计划，增强计划支出的效率，医院应当按照一定原则开展预算管理工作。结合《国家卫生健康委 国家中医药管理局关于印发公立医院全面预算管理制度实施办法的通知》（国卫财务发〔2020〕30号）规定，公立医院开展全面预算管理的基本原则如下：

战略性原则。以医院发展战略为导向，开展预算管理活动。

全面性原则。实行全口径、全过程、全员性、全方位预算管理。

约束性原则。强化预算硬约束，原则上预算一经批复不得随意调整。

绩效性原则。加强全过程预算绩效管理。

适应性原则。预算目标的设定需要与内外环境、资源配置情况和医院服务能力等因素相适应。

公开性原则。坚持预算公开透明，将审批通过的预算公布给全体员工，并接受监督。

信息化原则。加快预算管理信息化建设，通过数据共享及时、准确获取预算执行数据，实现对预算编制、执行、分析、调整和考核全过程的实时动态监控，减少人为干预。

（三）预算管理的组织体系

公立医院预算管理组织体系是实施预算管理的基础，承载着目标制定、编制、审核、执行与控制、考核与分析等一系列管理活动。预算管理的机构设置、职责权限和工作程序应与医院的组织架构和管理体制相协调，保障预算管理各环节职能衔接，流程顺畅。为符合医院分层治理，体现内部控制理念，预算组织体系及权责应划分为三个层次：预算决策机构、预算组织管理部门以及预算执行部门。

根据《国家卫生健康委 国家中医药管理局关于印发公立医院全面预算管理制度实施办法的通知》（国卫财务发〔2020〕30号）规定，医院应当建立健全预算管理组织机构，建立由全面预算管理委员会、全面预算管理办公室、预算归口管理部门和预算科室组成的全面预算管理组织体系，确保医院所有部门、所有科室均纳入预算管理体系，确保预算责任能够分解落实到各级预算责任单元。

全面预算管理委员会是医院全面预算管理工作的最高决策层，成员包括院长、书记、总会计师、分管院领导等医院关键决策人员。全面预算管理办公室是全面预算管理委员会的下设组织，主要承担全面预算管理的日常工作，一般设置在财务部门，财务部门负责人担任办公室主任。预算归口管理部门包括收入预算归口管理部门和支出预算归口管理部门。收入预算归口管理部门主要包括医务、财务、科研、教学、医保、体检中心等业务管理部门，负责编制医院收入预算。支出预算归口管理部门包括人事、总务、设备、药剂、基建、信息、科研等业务管理部门，其职能划分应当能够覆盖医院全部支出业务，且责任分工清晰明确。预算科室包括医院所有临床、医技等科室以及行政后勤等全部预算责任单元，负责各自科室的预算管理工作并根据归口管理部门的安排，结合科室的业务情况上报科室业务预算和资源需求预算，是全面预算管理的执行层。医院全面预算管理组织机构及主要职责如表4-2所示。

表4-2 医院预算组织及主要职责

预算组织	主要职责
全面预算管理委员会	1. 审议通过医院各项预算管理制度，监督预算管理制度的落实情况； 2. 根据医院战略发展规划和年度计划，审议年度预算方案和预算目标，提交医院职工代表大会； 3. 监督检查预算执行情况，审议预算执行报告，解决预算执行中的重大问题； 4. 审议年中或重大预算调整方案；审议预算绩效考核结果和医院决算报告
全面预算管理办公室	1. 拟定各项预算管理制度； 2. 组织、指导预算归口管理部门和预算科室编制预算，对预算草案进行初步审查、协调和平衡，汇总编制医院全面预算方案，拟定医院年度预算目标，提交全面预算管理委员会审议； 3. 依据批复后的年度预算向预算科室下达预算指标； 4. 检查预算执行情况并编制执行报告，比较与分析实际执行结果与预算的差异； 5. 审核部门内部预算调整事项定期上报预算管理委员会备案，年中或重大预算调整事项提交预算管理委员会审议通过后方可调整执行； 6. 开展预算绩效考核评价、组织编制医院决算报告
预算归口管理部门	牵头会同预算科室编制归口收入、支出预算，并监督归口收入、支出的预算执行情况
预算科室	在全面预算管理办公室和预算归口管理部门的指导下，开展本科室预算管理工作

（四）预算管理的主要环节

预算管理是指预算主体围绕预算而展开的一系列管理活动，其内涵包括预算目标的制定、预算的编制、预算的审批、预算的执行与控制、预算执行结果的分析与考核等若干个管理环节，如图4-1所示。

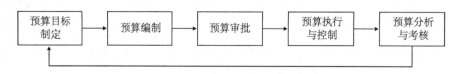

图4-1 公立医院预算管理环节

1. 预算目标的制定

预算目标是全面预算管理工作的开端，也是预算管理的基础。预算目标分为医院预算目标与科室预算目标，所编制的预算相应为医院预算与责任预算。在整个预算体系中，预算目标始终与医院战略、内外环境、资源配置等相衔接，是医院战略目标在预算期内的具体体现。医院预算的目标制定与医院战略规范有着直接的关系，医院在实施全面预算时先要围绕经营目标确定预算目标，并利用预算目标指导和约束整个预算管理过程。

医院在制定预算目标时，应注意：第一，预算期内医院医疗活动预算目标的制定应以战略目标为导向，根据医院长短期计划，确定预算的长短期目标，并通过预算管理的执行保证医院战略目标的落实；第二，预算目标的制定应确保各预算责任中心的所有活动均在量化的预算指标体系下进行，为预算控制及考核提供依据；第三，预算目标应协调医院各责任部门利益关系，加强部门协同，调动员工积极性。

医院预算目标受到内外部环境影响，医院应在评估自身所处的环境、竞争对手、资源和能力等因素的基础上明确自己的优势和劣势，最终确定预算目标。医院可采用 SWOT 分析法或波特五力模型对医院内外部环境进行分析，具体分析的内外部环境因素如表 4 - 3 所示。

表 4 - 3 公立医院内外部环境因素

维度	因素类别	具体体现
外部环境	法律、社会、经济环境	国家政策法规、经济景气状况、医疗服务总需求与总供给、物价水平、人口状况
	卫生政策	医保、价格政策
	医院管理体制	综合医改政策，医院合并、分立体制变革，医联体政策
	财政补偿政策	财政补偿情况
	医疗市场	患者情况（需求、数量、地理分布、年龄）、竞争对手数量与实力以及竞争策略、供应商等
内部环境	医院战略、目标	战略规划、年度运营目标
	医院管理框架	组织架构、管理职能、法人治理机构、医院管理文化
	医院规模	资产、负债、医疗收入、门诊与住院工作量规模、发展速度、市场份额等
	资源与技术条件	人力、财务、设备、声誉、科研能力、医疗水平、信息建设等

公立医院具有公益性特征，肩负着经济效益与社会效益双重责任，其预算目标不同于企业的追求利润与价值最大化，制定预算目标时应遵循可行性、系统性、客

观性、可控性原则。预算目标分为收入目标、成本目标、结余目标，确定方法如表 4-4 所示。

表 4-4　　　　　　　　　　公立医院预算目标分类及确定方法

目标类型	方法	公式
收入目标	基数加成法	预算收入 = 上年收入 × （1 ± 计划年度收入增长率）
	概率预算法	预算收入 = ∑ 医疗收入 × 概率
成本目标	目标结余倒推法	目标成本 = 目标收入 - 目标结余
	预测汇总表法	目标成本 = 基期成本 - ∑ 每成本要素增减变动值
结余目标	基数加成法	目标结余 = 上年结余 × （1 ± 计划年度结余增长率）
	效益系数法	目标结余 = 计划收入 × 计划收入结余率
	本量利分析法	目标结余 = ∑ 预计业务量 × （单价 - 单位变动成本） - 固定成本总额

为使预算管理具体化、精细化，确保预算目标落地，医院预算管理总目标确定后，还需进行综合分析、层层分解，落实到部门及科室，具体可按照预算的空间与时间维度进行分解。预算目标按照空间维度分解是指按照各级科室或职能部门以及工作岗位分解，分为自上而下的预算目标分解和自下而上的层层分解。预算目标按照时间维度分解是指将年度预算目标按一定的流程方法评估、细化、编制到科室后，再按照全年平均分摊法或参考历史经验分摊法分解到月、季度。

2. 预算的编制

预算编制是医院预算目标得到具体落实的重要环节，其编制水平的高低直接影响预算管理能否真正起到管控作用。预算编制应当统筹考虑以下方面：

（1）坚持公益性，协同社会效益和经济效益；

（2）坚持以战略发展规划为导向；

（3）充分听取医院领导班子、各职能部门、业务部门和专家意见；

（4）坚持以收定支、收支平衡、统筹兼顾、保证重点，不得编制赤字预算；

（5）落实中央过紧日子要求，厉行节约、勤俭办院，加强成本核算和控制；

（6）严格控制对外投资，将投资范围限于与医疗服务有关领域，严禁利用政府财政拨款结余资金对外投资；

（7）防范财务风险，加强应收应付预算管理，严格控制借款规模。

公立医院全面预算编制内容包括收入预算、支出预算、项目预算、财务预算，具体编制内容与编制主体如表 4-5 所示。

表 4 - 5　　　　　　　　　　公立医院预算类型、预算编制内容与编制主体

预算类型	预算编制内容	预算编制主体
收入预算	医疗收入预算	医务处、门诊部、医保办和体检科室
	财政补助收入预算（基本、项目）	财务部门
	科教项目收入预算（科研收入、教学收入）	科研处、教育处和财务部门
	其他收入预算（培训收入、利息收入等）	教育处、医务处、财务等部门
支出预算	医疗支出预算、财政补助支出预算（基本支出、项目支出）、科教项目支出预算（科研、教学）、其他支出预算（培训、税费、其他等）	各经费开支部门
项目预算	也叫投资预算，包括在建工程预算、固定资产预算、无形资产预算、大型修缮预算、对外投资预算	基建部门、物资管理部门、信息中心、总务后勤等归口管理部门
	筹资预算	财务部门
财务预算	收入支出预算、现金流量预算、资产负债预算、净资产变动预算等	财务部门

收入预算编制是预算编制的起点，按医院收入类型分类编制，包括医疗收入、财政补助收入、科教项目收入、其他收入。医疗收入分门诊与住院收入预算，预算编制主体为收入预算归口部门，一般采用增（减）量预算、零基预算、概率预算等方法编制；财政补助收入预算分财政基本补助收入预算和财政项目补助收入预算，由医院财务部门在分析历年金额以及医院发展趋势的基础上分析编制；科教项目收入预算，由科研处、教育处和财务部门在充分考虑医院科教项目申报与主管部门可能批复情况的基础上分析编制；其他收入预算编制的主要内容包括培训收入、利息收入等，由教育处、医务处、财务等收入归口部门在历年数据基础上分析编制。

支出预算按照"谁干事，谁花钱，谁编制预算—钱随事走"原则，由经费开支部门编制本部门支出预算，并报经费归口管理部门汇总。支出预算包括医疗支出预算、财政补助支出预算、科教项目支出预算和其他支出预算，具体编制方法和要求如下：

（1）医疗支出预算采用零基预算、滚动预算等方法编制，严格遵守国家有关法律法规和政策规定，以本部门年度工作计划为依据，结合医院相关规章制度据实编制，将支出项目逐级细化，明确每一个支出项目的开展次数和单次支出额度，作为预算审核的重要依据，确保支出预算准确性和严肃性。

（2）财政补助支出预算包括财政基本补助支出预算和财政项目补助支出预算，编制方法为零基预算法。

（3）科教项目支出预算包括科研项目支出和教学项目支出，编制方法为零基预

算法。

（4）其他支出预算包括培训支出、利息支出、税费支出、其他支出等，编制方法为零基预算法。

项目预算为预算期内医院进行投资活动和筹资活动的预算，投资预算主要包括在建工程预算、固定资产预算、无形资产预算、大型修缮预算、对外投资预算，由医院经费开支部门填写购置需求并报经费归口部门汇总编制，编制方法参照医疗支出预算编制方法；筹资预算由医院财务部门依据医院财务状况及资金缺口编制初稿，汇总修订后按相关流程上报全面预算管理办公室和全面预算管理委员会审核后下达。

财务预算包括收入支出预算、现金流量预算、资产负债预算、净资产变动预算等，总括反映收支预算和项目预算的结果。由医院财务部门根据收支预算及项目预算进行编制并汇总修订。

预算的编制流程可单独或综合采用自上而下层层分解和自下而上层层汇总模式。医院预算编制遵循"二上二下"的工作流程，具体流程如图4-2所示。

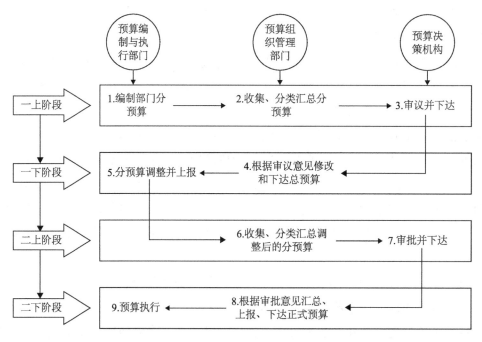

图4-2 公立医院"二上二下"预算编制流程

（1）一上阶段：预算组织管理部门如预算管理办公室根据医院确定的年度预算目标，制定编制方案并部署年度预算的编制工作；预算编制主体根据下达的编制方案编制本部门的分预算并上报预算组织管理部门，预算组织管理部门收集、汇总各部门分预算，初步审核后形成预算草稿，上报预算决策机构审议。

（2）一下阶段：预算决策机构对预算草案进行审议，提出修改调整决定；预算组织管理部门将修改意见下达预算编制主体，编制主体修改调整分预算。

（3）二上阶段：预算主体上报调整后的分预算，预算组织管理部门再次分类汇总、审核并提交预算决策机构审定。

（4）二下阶段：预算决策机构审定后，下达预算组织管理部门。预算组织管理部门将审定后的预算方案根据审批流程提交院办公会批准并上报上级管理部门及财政部门批准或报备，最后下达预算编制部门，由预算科室正式执行。

医院应结合不同预算特点制定编制方案，指导预算科室开展预算编制工作。收入预算应依据医院战略发展目标并结合实际，坚持积极稳妥的原则，逐项核实各类收入，排除收入中的不确定因素。支出预算编制应贯彻过紧日子精神，厉行节约，控制或压缩一般费用开支，如办公费、三公经费等，充分考虑成本费用开支范围和规模。

3. 预算审批

医院内部财务预算和部门预算编制完成后需经医院内外预算决策机构审批通过后才能执行。根据中共中央办公厅印发的《关于加强公立医院党的建设工作的意见》（中办发〔2018〕35号），公立医院党委职责中有"依照有关规定讨论和决定医院改革发展、财务预决算"的内容；另外，财务预决算报告还需经医院职工代表大会审议通过。因此，预算审批主体包括医院内部的决策机构如全面预算管理委员会、院长办公会、医院党委会、职工代表大会和医院外部的业务主管部门。例如，某院校附属省级医院编制的2022年内部财务预算需经过医院预算管理委员会、院长办公会、医院党委会、职工代表大会审批通过后，上报省卫生健康委财务处以及所属院校财务处审批，审批流程完成后方可执行。

4. 预算的执行与控制

审批通过的预算即成为预算执行者的行动目标和指南。为了保障预算工作按照既定计划和目标执行，公立医院需要对各预算执行者和预算项目执行过程进行控制和监管，以便及时发现问题并进行调整。

在预算控制环节，医院常用的控制方法有授权控制（明确各预算执行科室的职责，并确保其履行职责）、反馈控制（通过会议、报告、分析等方式对预算的执行过程实行动态全程监管）、调整控制（发现预算偏差及时进行调整）等。

关于医院预算调整，根据《国家卫生健康委 国家中医药管理局关于印发公立医院全面预算管理制度实施办法的通知》（国卫财务发〔2020〕30号）相关规定，医院年度预算一经批复，不得随意调整。预算具有刚性特点，只有当医院所处的外部环境发生重大变化、医院内部发展战略有重大调整、内部资源配置条件发生重大变化以及存在其他事项对预算执行产生重大影响时，医院才应当按照规定程序调整预算并报同级业务主管部门审批。

预算调整是对期初预算的修正，是预算控制的重要手段，也是预算得以执行的重要保障，医院预算调整应坚持按照刚性而不僵化，灵活而不失控的原则进行，具体原则如下：（1）符合医院战略目标原则：不能偏离医院发展战略和年度预算目标，调整重点应当放在预算执行中出现的重要的、非正常的、不符合常规的关键性差异方面；（2）经济原则：调整方案应当在经济上能够实现最优化；（3）不随意调整原则：预算调整应当谨慎，严格控制调整频次；（4）内部挖潜原则，医院应先考虑能否通过内部挖潜或采取补救措施修正预算执行偏离，而不是立马启动预算调整。

当医院内外部环境发生哪些变化，该变化对医院带来多大影响时，预算才需要调整？这里需要对医院预算调整的驱动因素进行区分与定义，明确预算调整的条件，具体预算调整的驱动因素大致如下：（1）国家政策和规定发生重大变化；（2）医院战略调整与组织发生变革；（3）医院内部环境发生重大变化包括业务范围、种类、运营资源变化；（4）不可抗力事件、突发公共卫生事件，如2020年突发的新冠疫情；（5）发生预算管理委员会认为必须调整的其他事项。公立医院应结合医院的规模、行业经验、历史情况等，分析以上预算调整的驱动因素，判断驱动因素是否严重影响预算目标的实现。若驱动因素发生严重影响预算目标的实现，符合医院预算调整的条件，医院应按照规定程序调整预算。

预算调整范围控制是预算执行与控制的重要内容，为了保证预算管理的权威性，各公立医院应当结合自身实际，严格控制预算调整范围，根据预算调整范围，本书分为预算目标调整和预算内部调整。预算目标调整会影响到医院战略目标，对于这种类型的调整范围，医院应该深入分析调整驱动因素带来的影响，严格规定调整范围，例如，国家政策法规发生变化，医院组织体制改革，发生自然灾害、公共卫生事件等不可抗力导致预算编制基础不成立，经相关程序批准，可进行调整。此类预算应严格控制调整次数与频率，一般只在7月调整一次。预算内部调整属于医院内部资源重新配置，并不影响医院战略目标，此类预算调整可考虑一季度一次。

根据预算调整发起对象的不同分为自上而下的预算调整以及自下而上的预算调整，两种模式的调整流程如下：

（1）自上而下的预算调整发起人为医院高层，适用于内外环境发生变化导致医院发生全局性变化，达到预算调整条件，其调整流程详见图4-3。

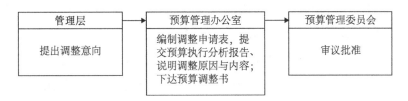

图4-3 自上而下预算调整流程

（2）自下而上的预算调整发起人为预算责任中心，包括预算归口管理部门及预算科室，适用于内外环境发生变化导致医院发生局部变化，达到预算调整条件，其调整流程详见图4-4。

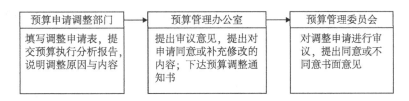

图4-4 自下而上预算调整流程

预算调整经过预算管理委员会批准后，根据医院决策规定，还需经过类似院办公室、职工代表大会、"三重一大"事项决策机构等通过，并报备相关上级预算管理部门。

总之，预算的执行与控制密不可分，预算的控制是为了保障预算的执行符合预算编制的要求，而不会出现较大差异。

5. 预算执行结果的分析与考核

预算分析与考核是预算反馈的重要内容，通过差异分析，考核预算执行控制过程及结果是否符合预算期初设定，保证预算目标顺利实现。

全面预算分析是医院预算管理的核心内容，是预算管理其他环节发挥作用的前提，通过综合运用各种分析方法，对医院业务活动进行事前规划、事中控制、事后分析，为预算管理提供分析决策。

预算分析流程一般包括确定分析对象、确定重要性标准、收集数据、计算差异并分析引起差异的原因、撰写并上报分析报告。

预算分析方法包括定量与定性两个层面，医院应根据不同情况采用不同方法，具体包括差异分析、对比分析、对标分析、结构分析、趋势分析、因素分析、排名分析、多维分析。

预算考核是对医院预算管理实施过程和实施效果的考核与评价，在预算管理中起着承上启下的作用。预算考核的核心内容是全面预算绩效管理。根据《中共中央 国务院关于全面实施预算绩效管理的意见》《国家卫生健康委员会 财政部 国家中医药管理局关于印发卫生健康领域全面实施预算绩效管理实施方案的通知》（国卫财务发〔2021〕14号）文件要求，公立医院应加快推进全面预算绩效管理工作。

公立医院预算绩效管理应该涵盖医院全部财政资金预算的编制、执行和监督全过程，其他自有资金预算、外部非财政专项资金的预算也应借鉴财政资金预算绩效管理模式，实现所有支出全部纳入绩效管理。

为建成全方位、全过程、全覆盖的医院预算绩效管理体系，实现预算绩效管理与预算编制、执行和监督有机结合，医院首先要加强制度建设，根据国家、主管部门政策要求，制定符合本单位的预算绩效管理制度与细则；其次，明确预算绩效管理职责及分工；最后制定预算绩效管理机制，确定工作原则、方法、考核指标、流程步骤。

如某医院为开展预算绩效考核工作，结合相关政策要求制定了符合本医院的预算绩效管理实施细则，明确预算管理办公室负责预算绩效目标管理和运行监控，从产出、效益、满意度等方面探索构建核心预算绩效指标体系；预算管理办公室对预算执行结果、成本控制目标实现和业务工作效率等情况进行考核，对预算执行差异进行分析、查找原因、落实差异责任并责任到人；将预算绩效考核结果将作为年终考核、资源配置、以后年度预算安排的重要依据，保证预算考核有反馈。

（五）预算管理的主要方法

预算管理应用的管理会计工具方法，一般包括增量预算、零基预算、弹性预算等，详见表4-6。公立医院可根据其战略目标、业务特点和管理需要，结合不同工具方法的特征及适用范围，选择恰当的工具方法综合运用。

表4-6　　　　　　　　　　　　预算方法及应用范围

预算方法	定义	应用范围
增量预算	增量预算法指以历史期实际经济活动及其预算为基础，结合预算期经济活动及相关影响因素的变动情况，通过调整历史期经济活动项目及金额形成预算的预算编制方法	经常发生的或预算编制基础变化较小的预算项目
零基预算	是对预算收支以零为基点，对预算期内各项支出的必要性、合理性或者各项收入的可行性以及预算数额的大小，逐项审议决策从而予以确定收支水平的预算	一般适用于不经常发生的或者预算编制基础变化较大的预算项目，如对外投资、对外捐赠等

续表

预算方法	定义	应用范围
定期预算	定期预算是以不变的会计期间作为预算期。多数情况下该期间为一年，并与会计期间相对应	适用于预算期与会计期一致便于考核和评价的预算项目
滚动预算	在编制预算时，将预算期与会计期间脱离，随着预算的执行不断地补充预算，逐期向后滚动，使预算期间始终保持在一个固定的长度（一般为 12 个月）	这种方法适用于规模较大、时间较长的工程类或大型设备采购项目
固定预算	又称静态预算，是根据预算内正常的、可实现的某一业务量水平编制的预算	一般适用于固定费用或者数额比较稳定的预算项目，如固定成本等
弹性预算	在按照成本（费用）习性分类的基础上，根据量、本、利之间的依存关系编制的适应多种业务量的预算	一般适用于与业务量有关的成本（费用）、利润等预算项目，如变动成本、混合成本等

（六）公立医院实施预算管理的重点与难点

全面预算管理的战略规划作用和资源配置功能，是实现公立医院高质量运营的关键抓手。以下将从实施预算管理的政策背景、预算管理的应用环境、预算归口管理的内涵、预算管理关键成功要素、预算整合的运用五个方面介绍公立医院实施预算管理的重点与难点。

1. 认识实施预算管理的政策背景

自 2009 年深化医改以来，国家印发了一系列文件要求公立医院严格预算管理、强化预算约束。《国家卫生计生委办公厅关于印发公立医院预决算报告制度暂行规定的通知》（国卫办财务发〔2015〕17 号）、《财政部 国家卫生计生委 国家中医药局关于加强公立医院财务和预算管理的指导意见》（财社〔2015〕263 号）等文件提出医院应当建立健全预算编制、审批、执行、决算与评价等管理制度，推行全面预算管理。2021 年 1 月，国家卫生健康委会同国家中医药局联合发布《关于印发公立医院全面预算管理制度实施办法的通知》（国卫财务发〔2020〕30 号），为医院构建全面预算管理体系指明了方向；2021 年 4 月，《国家卫生健康委员会 财政部 国家中医药管理局关于印发卫生健康领域全面实施预算绩效管理实施方案的通知》（国卫财务发〔2021〕14 号）进一步明确，到 2022 年年底，全国医疗卫生机构基本建成全方位、全过程、全覆盖的预算绩效管理体系。深刻了解和学习国家相关预算政策背景与要求，有利于指导公立医院开展预算管理工作，表 4 - 7 为我国出台的关于加强全面预算管理的政策文件。

表 4 - 7　　　　　　　　　　　　加强全面预算管理政策文件

序号	文件
1	等级医院评审标准
2	医院财务制度
3	中华人民共和国预算法实施条例
4	行政事业单位内部控制规范
5	关于加强公立医院财务和预算管理的指导意见
6	政府会计制度
7	关于建立现代医院管理制度的指导意见
8	关于加强公立医院党的建设工作的意见
9	关于加强三级公立医院绩效考核工作的意见
10	关于开展"公立医疗机构经济管理活动年"活动的通知
11	关于加强公立医院运营管理的指导意见
12	关于印发公立医院全面预算管理制度实施办法的通知
13	关于印发公立医院内部控制管理办法的通知
14	国务院关于进一步深化预算管理制度改革的意见
15	国务院办公厅关于推动公立医院高质量发展的意见
16	事业单位财务规则

2. 重视开展预算管理的应用环境

预算管理的应用环境是医院开展预算管理工作的基础与前提，包括战略目标、组织构架、管理制度、信息系统等。

（1）战略目标。医院应该按照战略目标，确立预算管理的方向、重点和目标。经济条件、行业状况、组织计划与预算编制之间存在诸多关联。如果能将预算编制同医院的整体战略联系在一起，这样的预算编制流程将最为有效。管理者在制定医院战略和目标时，必须关注各项经济因素，包括决策过程的财务影响与竞争状况：医院的目标是什么？如何将医院目标与预算编制联系在一起？我们有哪些竞争对手？我们与竞争对手间存在哪些不同？市场竞争状况与发展趋势会对我们造成何种影响？哪些风险可能会影响到预算编制流程？哪些机会可能会对预算编制流程产生影响？详见本章"预算目标的制定"内容。

医院战略目标与预算管理是什么关系？正确解答这个问题是顺利开展全面预算管理工作的前提。①全面预算作为医院年度经营计划的货币化表达，向上承接医院最高运营层面的医院战略规划，在预算编制中天然体现医院战略意志，并以预算下达的方式将医院战略意志及战略目标传导到医院日常医疗业务及运营管理活动中；

②医院日常医疗业务及运营管理活动以预算控制的形式实时受到战略意志的制约，并将日常业务开展结果以预算执行数的形式实时反馈至预算管理，体现战略规划的执行情况；③通过预算分析实现对日常业务开展情况的二次监测，由此实现医院战略执行与日常业务开展的贯通，打破以往医院战略规划与日常业务开展"两张皮"的管理痛点。

（2）组织架构。健全有效的全面预算管理组织体系是医院推行全面预算管理的保障，是防止预算管理流于形式，最大发挥预算管理作用的关键。医院应加强全面预算管理工作的组织领导、明确预算管理体制与职责权限。全面预算管理组织体系通常由决策机构、工作机构、执行机构三个层面构成，具体表现为职工代表大会、预算管理委员会、预算管理办公室、归口管理部门、预算科室。预算管理组织体系内容详见本章"预算管理的组织体系"内容。

（3）管理制度。开展全面预算管理工作时要尤其注意全面预算管理制度体系的建立和完善，以保证全面预算管理工作的实施有规可依，有章可循。全面预算管理制度体系包括预算组织、预算编制、预算授权控制、执行监督和分析、调整、考核等相关内容。除了预算管理相关制度，医院还要建立健全成本管理、会计核算、绩效管理、资产管理、信息管理、内部控制、内部审计、合同管理等管理制度体系，为预算管理奠定制度基础。

实际工作中，医院应完善预算管理制度体系，制定一系列预算管理制度和办法，并参照国家最新政策，及时进行修订完善。各家医院应根据不同管理诉求和实际情况，分类别确定业务预算、收入费用预算、筹资投资预算及年度预算报告的编制指标、编制方法、考核指标，规范预算编报、审批流程、调整流程、控制策略设计等。

（4）信息系统。信息技术是医院实施预算管理的重要手段。医院应从以下几方面加强预算管理信息化建设，提高预算管理效率：一是对预算管理全过程实现信息化管理，从预算编报提交到预算审核、执行分析、全程监管都从线下移至线上，提高医院管理和运行效率；二是建立接口，打通预算管理系统与会计核算系统、固定资产系统、物资管理系统、报销系统、合同管理系统等系统壁垒，实现跨领域数据交换、共享；三是实现预算实时管控，预算控制同步了申请单提交、审核；借款单提交、审核；报销单提交、报销支付；付款记账等财务流程的整个过程，通过适时与适度的内部控制，将全面预算的控制规则贯穿于事前、事中与事后。

具体措施包括：一是集成和提取预算历史数据、相关的实际业务数据和财务数据，保证数据的协同性；二是逐步与 HIS、OA、薪酬、资产、会计、成本、报销等系统实现数据对接和交换，保证数据的一致性；三是分步完善预算编制指标体系、预算分析指标体系、预算考核指标体系及预算绩效指标体系等，通过在系统中设置一些自动化的辅助分析决策图表，设置预警功能以及考核反馈的及时提醒功能，帮助各预算编制部门尤其是全面预算管理办公室及时进行预算分析，动态了解预算执行过程中的进展情况，对可能出现的问题提早进行预案；四是逐步实现从财务预决算到部门预决算的系统打通，提高预算管理工作的效率。

3. 理解预算归口管理内涵

预算归口管理的内涵是发挥管理"探测器"功能，发现管理的缺陷和漏洞。通过预算归口管理可以确定医院运营管理中存在的缺陷和漏洞：一项预算在现有管理分工中找不到真正的责任部门，说明管理中有缺位；同一项预算有两个以上的部门在编制和管理，说明管理中存在分工不明、职责不清；一个部门或一项业务的预算与另一部门或业务的预算相矛盾，说明管理流程脱节。

预算归口管理的思路是通过预算来落实各部门责权利，明确各相关部门的责任意识、责任清单，有助于各司其职、各归其位。

医院注重落实预算的归口管理，强调权责对等，支出预算归口管理部门覆盖医院全部支出业务，责任分工清晰明确。收入和支出预算归口管理部门根据年度目标任务开展医院核心业务，并落实在预算编制工作中，审核并汇总各预算责任科室上报的归口收入、支出预算，按时提交预算管理办公室，做好事前把关；管理并监督归口收入、支出的预算执行情况，与预算管理办公室定期沟通，做好事中控制；跟踪与管控各预算责任科室的核心预算指标，及时采取措施，实现预算责任层层落实，做好事后应用。

4. 把握预算管理的成功要素与关系

预算管理要想成功，一是需要领导持续重视与支持，日常工作均在预算安排下有序开展；二是编制方法科学与历史数据准确，为预算执行、控制、分析、考核奠定基础；三是医院各层级的认同，对预算编制方法特别是对预算管理规则和文化需要高度认同，理解"有预算不超支、无预算不开支"的原则并贯彻在日常工作中；四是建立适用的信息系统，只需要符合医院实际情况和模式，而不是一味追求高大上；五是培育严肃的预算管理文化，预算与医院战略目标息息相关，关系医院年度运营目标能否完成，需要将"以价值为导向"的全面预算管理理念深入全体员工的内心。

预算管理要处理好以下几个关系：一是需要与可能的关系，编制预算需求时，克服盲目求大、求新、求好，补牢资源需求与财务保障之间的缺口。各科室的资源配置申请要与医院长期发展战略"软挂钩"、与科室自身业务发展计划"硬挂钩"，实现由"资源需求型"预算向"资源配置型"预算转型；二是内部与外部的关系，即内部财务预算与部门预算如何做到协同；三是收入与支出的关系，要坚持以收定支、收支平衡、统筹兼顾、保证重点；四是预算与执行的关系，要严格预算执行，建立预算指标全程监控体系，对比分析预算执行进度和时间进度，二者偏差较大时，需要及时进行预警提醒，督促查找原因，提出改进方案；五是计划和实际的关系，年初预算编制了某类开支事项，但实际是否开展、开展的如何都需要进行反馈；六是财务和全院的关系，财务部门作为预算的组织和牵头部门，需要统筹全员参与全面预算管理。

5. 预算整合的运用

根据谢志华教授的预算整合理论，预算整合是指对组织的战略、规划、质量、人事、财务等管理分工进行整合，发挥协同作用，实现战略目标的过程。公立医院现代管理组织体系已发展为完善、成熟的职、责、权分工协作体系，治理层、管理层、职能部门和业务科室四大层级分工明确，职能部门包括财务、人事、信息、基建、医务、药剂、资产、后勤等部门，行使不同管理职能。在这样的组织构架下，分工部门各自较为独立地开展标准化、专业化工作，部门之间存在壁垒，影响医院整体战略目标的实现。预算管理具备整合医院各个管理分工，降低部门间的交易成本，发挥协作效益的功能，公立医院应重视预算整合的运用，具体表现在以下几个方面：

（1）目标整合。医院战略目标通过预算管理细化分解到每个部门与每个员工，形成部门与个人的工作目标，目标之间相互相接，共同构成一个目标体系。

（2）组织整合。通过预算确定部门与个人目标任务，将医院纵向与横向的组织的权责有机地衔接并与医院战略目标保持一致。

（3）资源整合。预算是最有效的资源配置方法，医院应根据各个责任主体的预算目标，配置相应的人、财、物等资源。

（4）利益整合。一方面预算对医院目标的整合，实现了各个责任中心与医院整体利益的协同；另一方面通过考核医院各责任主体预算目标完成情况，进行相应的奖惩，实现了责任与利益的有效整合。

公立医院也应该注意到，为更好地发挥预算在运营管理中的整合作用，需要医院的组织构架、岗位分工、作业流程和信息系统等各个体系满足预算整合的需要。

第三节 成本管理

一、成本管理的定义与内涵

成本管理也叫成本费用管理，是经营主体在经营活动中进行成本计划、核算、应用和效益考评，最终制定成本决策的活动总称。一般经营主体对实施成本费用管理有两个具体的目标，一是核算的目标，为信息需求者提供核算资料，反映资源消耗和盈利状况；二是成本费用管控的目标，即在满足成本核算目标基础上，制定和实施成本费用控制策略，减少总成本或提高单位成本费用的产出水平，增强获利能力和竞争力。

参照财政部发布的《管理会计应用指引第 300 号——成本管理》并结合医疗行业的特点，本书将公立医院成本管理定义为医院在运营过程中实施成本计划、成本预测、成本核算、成本分析、成本考核、成本决策、成本控制等一系列管理活动的总称。公立医院成本管理的对象是医院各类资源的耗费，如人力、机器设备、物资、药品、房屋和资金等有形资源消耗，以及水、电、燃气、软件、著作权、专利权等无形资源消耗。对公立医院成本费用范畴的划分通常需要与核算范围相适应并根据核算的实际需要而加以调整。公立医院成本费用根据成本计入核算对象的方式不同，分为直接成本和间接成本；根据成本与业务量之间的属性不同，分为固定成本和变动成本；根据资源消耗转化成的资本的流动性不同，分为资本性成本与非资本性成本；根据核算目的不同分为医疗业务成本、医疗成本、医疗全成本、医院全成本，具体成本分类详见表 4-8。

表 4-8　　　　　　　　　　　医院成本分类

分类标准	分类	定义
计入方式	直接成本	能直接计入和计算计入某一成本核算对象的费用。例如，按照面积或床位数分配给临床科室的水电能耗成本就是计算计入临床科室的直接成本
	间接成本	不能直接计入或计算计入成本对象，需按照三级四类成本分摊程序，选择合理分配标准分摊计入成本核算对象的费用。如分摊给临床科室的管理人员费用，就是临床科室的间接成本

续表

分类标准	分类	定义
成本属性	固定成本	又称固定费用，在一定期间和一定业务量范围内，成本总额不随业务量的变化而发生增减变动，相对固定。如固定资产折旧、设备维修费、办公费等
	变动成本	成本总额随着业务量的变动而呈相应比例变化的成本。如医院消耗的高值耗材、药品成本会随着门诊量、出院人次和手术量的变化而变化，这类成本就属于变动成本
资本流动性	资本性成本	发生时形成固定资产、无形资产、在建工程等非流动资产，预期能够产生服务能力或经济利益流入的费用。这些资产使用周期长，资产成本会通过摊销的形式分期转入当期费用
	非资本性成本	不形成资产，发生时即计入当期的费用，如人员经费、卫生材料费、药品费、提取的医疗风险基金和其他运行费用
核算目的	医疗业务成本	医院业务科室开展医疗服务业务活动发生的各种耗费，不包括医院行政后勤类科室的耗费及财政项目拨款经费、非同级财政拨款项目经费和科教经费形成的各项费用
	医疗成本	为开展医疗服务业务活动，医院各业务科室、行政后勤类科室发生的各种耗费，不包括财政项目拨款经费、非同级财政拨款项目经费和科教经费形成的各项费用
	医疗全成本	为开展医疗服务业务活动，医院各部门发生的各种耗费，以及财政项目拨款经费、非同级财政拨款项目经费形成的各项费用
	医院全成本	医疗全成本的各种耗费，以及科教经费形成的各项费用、资产处置费用、上缴上级费用、对附属单位补助费用、其他费用等各项费用

公立医院成本管理的任务和目标主要包括以下几方面：一是提供核算数据。提供成本核算数据是公立医院成本管理的初级目标。二是服务定价。一方面为外部价格主管部门正确核定诊疗服务收费水平提供依据，另一方面对医院内部各责任中心之间相互提供产品和服务定价、成本分摊提供数据。三是财政补偿。为政府部门测算医疗财政投入补助奠定基础。四是绩效评价。为医院内部以及外部政府部门开展绩效评价提供数据。

二、成本管理在公立医院运营管理中的运用

（一）成本管理原则

公立医院进行成本管理，一般应遵循以下原则：

融合性原则。成本管理应当以现代医院的经营管理模式为基础，将成本管理的

工作嵌入医、教、研、防的各领域、各层次、各环节中，实现成本管理流程健全、控制到位，预算、成本、绩效紧密结合。

适应性原则。成本管理需针对医院的组织结构、管理模式、发展阶段以及科室、岗位、职务的特点设计对应措施，尤其要与医院整体的战略规划、院内不同学科的发展模式、医疗质量安全水平相适应。

成本效益原则。成本管理应用相关工具方法时，应权衡其为医院带来的收益和付出的成本，避免获得的收益小于其投入的成本。

可比性原则。针对不同时期，对相同或相似的成本管理对象进行成本管理所采用的方法和依据应保持连续性和一致性，确保成本信息相互可比。

信息化原则。加快成本管理信息化建设，实现业务系统互联互通，形成医疗业务与成本系统一体化的成本数据仓库，避免各系统之间的信息孤岛。

（二）成本管理方法与程序

成本管理采用的管理会计工具方法，通常分为目标成本法、标准成本法、变动成本法、作业成本法等。医院必须依据成本管理目标和现实状况，选择合适的成本管理工具，以更好地达到成本管理的总体目标。在综合运用各类成本管理工具时，应考虑与战略目标的一致性、资源的共享性、适用对象的多样性、技术方案的协调性与互补性，最终达到效益的最大化。

医院一般按照事前管理、事中管理、事后管理等程序实施成本管理。事前成本管理阶段，重点是对未来的成本费用水平以及变化做出预估和规划，一般包括成本预测、成本决策和成本规划等；事中成本管理阶段，重点是对运营过程中产生的成本实施监测与管理，并按照实际状况对成本预算做出必要的调整；事后成本管理阶段，重点是对成本进行核算、分析和考核。

（三）成本管理的主要内容

成本管理是医院运营管理的关键工具。医院运营管理涉及人、财、物、技术、医保、学科规划等多方面，无不与成本管理密不可分，医院若没有成本预测、规划、控制、核算、考核、分析等全流程成本管理，就无法真正做到高质量发展。按照《管理会计应用指引第 300 号——成本管理》和《管理会计应用指引第 803 号——行政事业单位》相关规定，本书将成本管理主要内容分为以下几个部分：

1. 成本预测

成本预测是指以当前情况为依据，在历史成本数据的基础上，针对将来可能出现的情形，利用科学的方法对未来的成本水平及其变化趋势进行描述和判断的管理行为。成本预测是成本决策的重要依据，只有在成本预测的基础上，提出多种成本控制方案，才能够作出最优决定。

2. 成本决策

成本决策是指在成本预测和有关成本核算资料的基础上，综合效益、质量、效率和规模等指标，运用定性和定量的方式对不同成本方案加以分析和选定最佳方法的管理活动。它是以提高效益为目标，着重划清可控和不可控因素，在充分剖析方案中的各项制约因素，深入分析费用与效益的基础上，所做出的一个优化抉择。

3. 成本计划

成本计划是指在成本预测和决策的基础上，根据医院经营规划、目标任务，经过"由下而上"和"由上而下"两条路线，采用一定的方法，制定具有约束力的成本筹划管理活动。医院成本计划的制定应发挥全员参与积极性，使其具有可操作性与合理性。成本计划是成本控制与考核的依据。

4. 成本核算

成本核算是指医院对其在经营活动中实际产生的各项费用，根据确定的成本核算对象和成本项目加以归集、分配，计算确定各成本核算对象的总成本、单位成本等，并向有关使用者提供成本信息的管理活动。

医院根据成本信息需求，多维度、多层次地确定成本核算对象。按维度成本核算对象可分为：（1）按业务活动类型确定的成本核算对象，包括医疗、教学、科研、预防活动；（2）按政策、服务项目确定的成本核算对象；（3）按供给的公共服务或产品确定的成本核算对象。

按层次成本核算对象可分为：（1）以医院整体作为成本核算对象；（2）按内部组织机构确定的成本核算对象；（3）按业务团队性质确定的成本核算对象。

医院应将业务活动类型中的医疗活动作为基本的成本核算对象，具体可划分为科室成本、诊次成本、床日成本、医疗服务项目成本、病种成本、DRG成本。

面对成本信息需求，医院需依据成本经济用途、成本要素等设置成本项目，并对每个成本核算对象依据其成本项目进行数据归集。医院成本项目可分类为人员经费、卫生材料费、药品费、固定资产折旧费、无形资产摊销费、提取医疗风险基金、其他费用（如房屋/设备维修费、水电气等能源型消耗、办公费、印刷费、物业管理费、洗涤费等）。成本项目核算内容要和政府会计准则制度中的"业务活动费用""单位管理费用"等科目的明细项目保持衔接，并要保证与财务报表数据具有同源性和一致性。

医院在开展成本核算的过程中，对医院成本及成本核算的定义、成本核算的会计数据基础、成本数据记录要求、成本核算原则和成本核算周期等内容，应当遵循《事业单位成本核算基本指引》（财会〔2019〕25号）、《国家卫生健康委 国家中医药管理局关于印发公立医院成本核算规范的通知》（国卫财务发〔2021〕4号）、《事业单位成本核算具体指引——公立医院》（财会〔2021〕26号）及相关规定。

5. 成本控制

成本控制是指在确保和改善医疗服务质量的前提下，采用事前成本规划、事中成本控制、事后成本分析等方法，按照设定的预算、规划、标准对医院的运营成本进行合理管控，以实现成本最优化的管理活动。

公立医院成本控制的措施如下：

（1）预算约束控制。实施全面预算管理，进行运营成本分析与预测，将所有成本纳入管理范畴，对所有经济活动进行统筹安排和全面控制。

（2）形成全流程的成本要素控制。采用人力成本控制、药品成本控制、卫生材料成本控制、固定资产成本控制、后勤成本控制、行政成本控制等管控措施加强成本控制。

（3）财务审批控制。医院依据财务审批制度，强化内部控制，限制不必要的成本费用支出。

（4）执行过程控制。加强运营活动的内部审计监督，对成本控制关键点实施检查、评估，不断改进成本管理水平。

（5）优化资源配置。结合成本效益分析，合理配置各类资源，减少资源浪费，节约成本。

（6）推进技术创新。不断推动医疗技术革新，加快信息化建设，完善各项工作流程，提高效率，降低运行成本。

6. 成本分析

成本分析是指通过成本核算提供的成本信息及其他相关资料，重点分析成本构成、成本变动的影响因素，形成成本报表和成本分析报告，为医院运营管理提供科学、规范、优化的方案和数据支持的管理活动。医院开展成本分析主要内容包括：

（1）院级成本分析。从院级层面整体分析医院运营情况及各类成本结构合理性、核算方法科学性以及成本管控重点。

（2）科室成本分析。通过对重点科室开展成本分析，寻找科室成本管控重点。

（3）医疗服务项目成本分析。包括项目总体分析和重点项目深入分析，项目总体分析主要分析整体项目的收费、成本以及不同类别项目的盈余情况；重点项目深入分析则通过采用收入、成本、服务量、收益等数据进行综合分析。

（4）诊次成本分析。通过诊次成本构成、各科室诊次成本分析发现门急诊服务成本管控的要点。

（5）床日成本分析。通过床日成本构成、各科室床日成本分析发现住院服务成本管控的要点。

（6）病种/DRG成本分析。通过对病种/DRG成本构成分析（各成本项目的成本、各成本单元成本）、成本和收入的差异分析，以及基于临床路径的成本分析、诊疗链成本分析、新型诊疗模型下的病种分析等方式，发现病种/DRG成本的管控点。

7. 成本考核

成本考核是指对成本计划及其有关指标实际完成情况进行定期总结和评价，并根据考核结果和责任制的落实情况，进行相应奖励和惩罚，以监督和促进科室加强成本管理责任制，提高成本管理水平的成本管理活动。医院可将成本核算和管控结果与科室绩效考核挂钩，加强成本绩效评价结果在医院运营管理、预算管理、绩效管理以及人力资源管理中的应用，建立成本控制的激励约束机制。

（四）公立医院实施成本管理的重点与难点

成本管理是公立医院运营管理的重要工具之一，为公立医院运营管理工作提供坚实的基础。近年来，随着国家医改的深入推进，特别是按病种收付费和按DRG收付费模式改革的全面试行，导致医院的发展由规模扩张向内涵式发展转变，精细化成本核算和科学的成本管控成为医院提质增效的重要手段。因此，如何提高公立医院成本精细化核算水平，如何开展DRG成本核算，如何加强公立医院成本管控成为公立医院实施成本管理的重点与难点。

1. 如何提高公立医院成本核算精细化水平

成本核算作为成本管理中的基础与关键环节，其精细化水平的高低，决定着医院成本管控的效果，为此，公立医院应从以下几方面开展成本核算管理工作。

（1）夯实成本核算基础。成本核算基础薄弱，核算数据不准确，将导致成本管理成为"空谈"，科学完善的成本管理体系必须建立在健全有效的成本核算基础上。为有序推进成本管理工作，公立医院应重视成本核算基础工作，具体举措如下：

第一，完善成本核算制度。完善的成本核算制度体系是医院开展成本核算工作的前提条件与重要保障。公立医院应依据国家级权威性指导文件如《公立医院成本核算规范》（国卫财务发〔2021〕4号），结合医院自身成本管理需求与水平制定具有实际可操作性的核算制度或手册，对成本核算的原则、组织机构设置及职责、分类和方法、分摊规则、成本报表和成本分析、成本考核等内容进行规范。

第二，搭建成本管理组织体系。构建公立医院成本管理组织体系、明确职责权限是成本核算工作正常开展的组织保障。公立医院成本管理组织构建应体现全员性原则，涉及院领导、职能部门、临床科室、员工多个层级。根据《公立医院成本核算规范》（国卫财务发〔2021〕4号），公立医院应该构建由成本核算领导小组、成本核算日常机构、成本核算员构成的全员成本核算组织体系。

成本核算领导小组应由医院的主要决策层成员为组员，包括书记、院长、副院长、总会计师、各职能部门负责人（财务、医务、医保、物价、药剂、信息、人力、后勤、装备、信息管理、病案统计等）和部分临床科室主任、护士长。医院的主要负责人担任组长，总会计师或者分管财务的副院长担任副组长，成本工作领导小组主要负责审定医院成本工作计划和有关规章制度，确定相关部门成本管理职责，协调处理成本有关重大事项，审定相匹配的绩效考核措施，提高运营效益。

成本核算的日常管理一般由医院财务部门负责，日常管理的职责是拟定成本核算计划和有关的规章制度等；选择和确定成本核算办法和核算方案；开展成本归集、分配、分摊等日常核算；根据有关行政主管部门的要求定期撰写、提交成本费用报表；进行成本费用统计分析，提供成本费用管理意见，为医院决策端和业务端提供有用的成本核算数据。

各部门与临床科室设置兼职成本核算员，按照成本核算要求，及时、完整地报送本部门、本科室成本核算相关数据，并确保数据的真实性和准确性，做好本部门、本科室的成本管理和控制。

各家医院应结合各自特点与管理需求，在该组织框架下构建成本管理组织体系，并充分发挥职能部门以及临床科室的主观能动性，实现成本核算全员参与，夯实成本核算基础。

（2）提高成本核算精细化水平。随着"公立医疗机构经济管理年"活动的持续开展，高质量发展已成为公立医院运营管理的目标，医院对科室成本核算科学化、规范化、精细化的要求也越来越迫切。为提高公立医院成本核算精细化水平，助力成本管控，实现医院内涵式发展可从以下策略着手：

第一，提高成本核算员专业技能。医院成本精细化核算对核算人员提出了更高的要求，核算人员业务素质直接影响到成本核算质量，大中型公立三甲医院应当至少设置一名专门核算员，并对他们加强培训，安排他们多岗位业务学习，提高沟通能力与业务素养，逐步培养一批既熟悉成本核算，又了解物价、统计、医保、医务等专业知识的综合型人才队伍。

第二，提高科室成本核算准确性。科室成本核算是医院开展项目成本、病种成本、DRG 成本核算的基础，其核算结果是否准确事关重要。在科室全成本核算中，应重点关注以下精细化核算关键点：

一是科室字典。作为科室成本核算的框架基础，每一个科室即一个成本中心，科室字典的颗粒度决定了管理精细程度。因此应根据医院管理需求进行设置，以树形结构为基础便于逐级汇总，同时为未来管理提升留下空间，并完善科室字典更新调整流程。

二是人员归属。为提高收支配比原则，对于跨院区、跨门诊和病房、跨科室工作的人员，将通过人事考勤明细计算人员工作时间系数将人员成本分别直接核算至受益的成本核算单元，实现各院区门诊与住院成本的归集与分摊；考虑到员工人事身份所在院区与实际工作院区不一致，应在人员字典里增设科室成本归属口径，实现可根据实际工作院区选择成本科室，完善人员字典更新调整流程等。例如，某医院集团为集综合性医院、专科医院、社区医院及医联体医院为一体的大型医院集团，人员存在跨院区、跨科室工作情况，以往单一院区人力成本核算直接将该类人员成本归集到其人事归属科室，导致收支不配比，计算的科室人力成本不准确。为此，该医院对人员属性实行人事科室归属与成本核算科室归属两种口径，并根据实际工作院区、各院区实际出勤工作天数、门诊住院工作量比例折算出各院区应承担的人力成本。

三是内部服务。通过梳理内部服务项目、量化内部服务成本与价格，以内部服务价格直接核算受益科室成本或作为间接成本分摊依据；通过完善内部服务项目及价格更新调整流程等方法，建立内部服务成本核算体系，将相关成本中心转化为利润中心。例如，某医院将消毒供应中心为各科室提供的器械消毒服务，按照内部服务模式确定内部服务价格，并结合提供的消毒供应量将消毒供应中心成本分摊至各受益科室。

四是分摊方法。医院应当根据业务特点，按照资源耗费方式确定合理的间接费用分配标准或方法。公立医院应当按照因果关系配比、"谁受益，谁承担"、公平性原则、承受能力原则选择分配标准或方法，具体表现为工作量占比、耗用资源占比、收入占比等。例如，水电能耗成本能直接计入的作为直接成本计入科室，若不能直接计入的应根据成本动因综合选择设备规模、人数、实占床日、面积等作为分摊参数；药剂科属于医疗辅助类科室，其主要服务于全院各科室药品管理，根据受益原则与因果关系，分摊参数可选择药品收入。公立医院成本分摊方案并不是一成不变的，需要根据核算的需要以及核算对象变化动态完善，确保分摊结果的合理性与相关性。

（3）提高成本核算信息化水平。医院的成本核算项目、数据非常繁杂，如果没有完善的信息管理平台，那么医院处理成本数据的准确度和效率都会降低，医院的运行成本也将会增加。医院应该加大对于成本核算信息化的投入，引入先进的管理系统、管理技术和方法，全面提升医院成本管理水平，实现医院内部各信息管理系统数据共享。例如，某医院通过对信息网络技术统筹规划，将财务系统与医院人、财、物、后勤等系统关联，打通信息壁垒、建立基于ODR的智慧财务业务一体化系统，降低业务系统之间的高耦合性，同时升级成本核算系统与新政策同步。提高财务管理人员的工作效率和质量，减少数据统计的耗费，将更多精力放在对财务数据的分析决策上。

（4）加大成本核算在运营管理中的应用。加强成本分析与应用是成本核算工作的意义所在，目前公立医院虽然开展了全成本核算工作，但成本分析与应用较少开展，导致公立医院成本管理未能形成PDCA循环，成本管理水平不高。医院成本管理必须核算和分析运用并重，实现"算为管用，管算结合"。在开展诊次、床日、项目、DRG、DIP等成本核算的基础上，医院应定期进行成本分析，为科室、医院层面运营工作提供决策支撑，如协助科室开展成本管控、测算新项目成本、制定内部服务或产品成本分摊方案；为医院管理层提供筹资、投资决策意见等。

医院成本核算涉及面广和内容复杂的特点决定了这项工作的长期性和繁重性，不可能一蹴而就。公立医院应当从自身运营发展情况出发，以"成本规范"为行动准则，加强理论指导，灵活应用各种管理工具和方法，脚踏实地地来补齐成本核算"短板"，逐步完善医院成本核算工作，提升成本管理效益。

2. 如何开展DRG成本核算

开展DRG成本核算、了解病种盈亏并加强应用，为临床和领导决策层提供决策建议，是公立医院精细化运营管理面临的重要任务。

以下将以案例形式详细介绍CCR法下DRG成本的核算逻辑、步骤、关键节点、结果分析与应用、实施效果评价等，为医院DRG成本核算与应用提供经验借鉴，也为政府制定DRG病种组（或DIP病种分值）付费标准提供参考依据。

（1）统一思想，达成共识。为应对DRG变革，加强各类成本支出的控制，减少资源浪费，案例医院非常重视DRG成本核算工作，成立由总会计师牵头的DRG成本核算小组，从理论逻辑、方法选择与论证、信息系统构建等方面开展DRG成本核算工作。

（2）理顺逻辑，制定核算方案。建立科学并且适用的成本核算方法，是开展成本管控的关键因素。目前，医院 DRG 成本核算方式多样，根据《公立医院成本核算规范》（国卫财务发〔2021〕4 号）规定有自上而下法、自下而上法、成本收入比法。案例医院结合自身科室成本核算基础以及管理的需要，借鉴"服务项目消化作业，作业消耗资源"作业成本理念，优化成本收入比法（简称 CCR 法），开展 DRG 成本核算。

DRG 成本核算是在科室二级分摊成本基础上，将医院为病人提供医疗服务的业务活动划分为基本医疗活动和支持活动，建立以病人为中心的病组价值链模型细化作业中心，在此基础上计算各个作业中心成本费率进而计算出每个病例及 DRG 病种成本。整个核算流程包括五大关键环节：建立病组价值链模型、归集各作业中心成本、计算作业中心成本费率、计算病例成本、计算 DRG 成本。

①划分医疗活动类型。病人住院期间会接受临床服务类科室和医技类科室提供的医疗服务，因此我们将医疗活动分为医疗活动类和医技活动类。

②建立病组价值链模型，细化作业中心。

第一，建立资源中心。资源中心是指在医疗活动中消耗的价值，科室一般会存在人力、资产、房屋等支撑医疗活动执行的资源。根据案例医院情况，我们将固定资产折旧分为病房楼资源中心和病床资源中心；将人力成本分为医生资源中心和护士资源中心。

第二，建立作业中心。作业中心是指相同或相似的作业职能的整合，主要是根据收费项目字典从操作维度定义作业。根据案例医院的情况，将作业分为科室管理类、科间协作类、辅助活动类、医技活动类、临床活动类五大类 58 个具体项。

第三，建立作业与资源关系定义。根据"收支配比原则"建立资源与作业标准作业库，评估标准作业所消耗的资源权重。对于医护操作作业采用收入权重建立与医生、护士资源关系，这里的收入权重由成本核算小组联合医务、护理部门在深入临床充分了解收费项目医护贡献程度的基础上，结合临床经验丰富的医护人员建议确定。例如，危重病人抢救收费项目定义为医护操作作业，经过了解，医生与护士贡献程度基本相当，因此该项作业收入权重定为 50%，即该项作业收入 50% 为医生资源的收入，另外 50% 为护士资源的收入。

③计算作业中心成本费率。在各个作业中心，医疗服务作业相似，收费项目类型相同，符合收支配比关系，因此在此基础上计算各个作业中心成本费率。作业中心成本费率的计算是 CCR 法的关键环节，具体计算方法如下：

医技活动成本费率 = 医技活动类作业对应的科室二级分摊后的成本/医技活动类作业对应的科室的执行收入

临床活动成本费率：某类资源成本费率＝二级分摊后的某类资源成本合计（不包含药品、单收费材料）/某类资源对应所有作业的加权收入合计；某类资源对应某类作业的成本费率＝某类资源成本费率×某类资源对应某类作业的收入权重

④计算病例成本/科室DRG成本/院级DRG成本。叠加病人涉及作业中心成本及药品成本和材料成本从而计算出病例成本，加权平均进而计算得出DRG病组成本。

病例成本＝临床各作业中心为该病人提供治疗服务所产生的收费×该作业中心的成本费率＋医技各作业中心为该病人提供检查诊断服务所产生的收费×该作业中心的成本费率

案例医院对收入成本比法的优化，主要体现在作业中心的设置上，即根据资源消耗的相同、相似性对收费类别进一步分类为作业，提高了成本核算的相关性与准确性，同时具有较强的实操性。

（3）加强分析应用。

①数据分析挖掘。成本核算只是成本管理中的一个基础环节，成本核算过程输出的是一张张成本数据报表。要发挥以数据驱动管理的价值，还需要采用恰当的分析方法对各项数据进行分析挖掘，指导临床与管理活动。根据核算结果，医院成本核算小组按月从院级、科级、病例维度开展DRG成本数据挖掘，并向各科室反馈分析结果，针对医院和科室管理出现的问题，提出相应建议。

②支撑各级决策。案例医院对内对外积极应用DRG成本核算数据。对内通过成本核算数据挖掘为领导层战略布局决策提供数据支撑，如学科发展、院区学科规划、医院重点发展的病种等；为行政管理层面日常运营管理提供依据，如临床路径制定、成本管控、绩效管理、医疗行为规范、医保管理等；也为临床开展业务活动提供指导。对外积极主动为医保、财政部门决策提供数据，如为市医保DRG病组支付标准核定提供成本数据、为政府财政补偿公立医院经济运行情况提供重要依据。加强成本核算的精细化管理是实现医院未来良好发展的重要举措，应积极加强沟通，探索尝试同行业之间的横向对比，保持竞争力，促进医院发展。

（4）DRG成本核算与应用实施效果。

①增强了全员成本管控意识。DRG成本管理不是一个部门的事情，需要医院领导层、行政后勤管理层、临床业务端全面参与。案例医院通过行政例会、业管融合会、科室运营助理等多种沟通途径，依托绩效管理、预算管理等工具宣传和加强DRG成本管理意识，将DRG成本意识深植到医院的日常运营管理中。

②提高了科室成本核算精细化水平。CCR法是以科室成本核算为基础，为提高

DRG 成本核算的准确性，案例医院采取了完善现有科室成本核算方案、提高直接成本占比、提高成本信息化水平等措施，确保科室成本数据准确。目前已完成水电能耗、物业保洁、手术室不可收费耗材、临时工、规培人员等多个成本类别分摊方案的完善，实现 2022 年 1—8 月科室直接成本占比 70%，同比上年同期提高 2 个百分点。

③提高了医院各级决策水平。通过 DRG 成本核算，了解病种与病组的盈亏情况以及病种的成本构成，可以更深层次地挖掘科室盈亏点，逐步提高科室的收益。例如：以往分析科室盈亏，无法明确哪个病种盈利、哪个病组亏损。实施 DRG 成本核算，可以使科主任了解本科室病种、病组盈亏情况，有针对性地进一步优化科室资源，提高科室盈利能力。

④提高了信息化水平。在信息技术层面做到成本核算系统与医院信息系统、物流管理系统、资产管理系统、人力资源系统、会计核算系统以及病案系统、医保系统（火树）等各系统的对接，实现系统间数据的自动流转，减少人工操作环节，细化了成本数据的颗粒度，提高了成本核算的准确性。

3. 如何加强公立医院成本管控

医院如何加强全成本管控，助力增强医院效益，从而推进管理模式和运行方式的转变，推动医院高质量发展，是医院进行成本管理的另一项重要内容。

（1）创新成本管理理念。随着公立医院运营环境等因素的变化，医院应创新成本管理理念，发挥成本管控最大作用。

第一，从偏重成本核算转向兼顾成本核算与成本管控。传统意义上的成本管理主要关注成本核算，且将成本核算重点放在医疗业务活动中产生的资源耗费方面。成本核算只是成本管理工作的一部分，远不能满足医院管理者对成本管理的需求。国家在出台的公立医院成本核算规范多份文件中，提出了"强化公立医院成本核算和控制"，医院成本管理需由单纯注重成本核算向兼顾成本核算与成本管控转变，充分发挥成本核算基础作用以及最大化成本管控效益，以提高医院的竞争优势。

第二，从成本的事中、事后控制向成本事前控制转变。在传统成本管理中，人们普遍认为医院成本是在服务提供环节发生的成本，因此将成本管理的重点放在事中、事后控制，其实服务提供环节发生的资源消耗及要素成本在事前大多已经"固化"，即在设计、规划等事前决策环节已确定会发生。事实表明，通过事中、事后成本控制，只能降低少部分非固化成本，难以真正实现成本管理的目标。

从风险收益角度看，越靠近价值链前端，经营风险越大，加强事前成本管控能获取较大利润，价值链中段是整个医疗活动的事中成本控制区间，风险与收益中等，越靠近价值链后端，经营风险越小，通过成本管控获得的收益也越少。详见图 4 – 5。

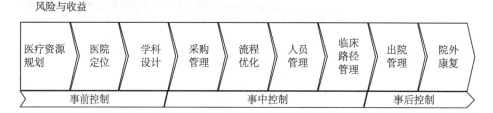

风险与收益

| 医疗资源规划 | 医院定位 | 学科设计 | 采购管理 | 流程优化 | 人员管理 | 临床路径管理 | 出院管理 | 院外康复 |

事前控制　　　　　　事中控制　　　　　　事后控制

图 4 – 5　基于风险收益的全过程成本管控

因此，医院应重视在成本产生前的战略制定、投入规划布局阶段实施成本管控，以期从源头上控制成本，获得最大收益。例如，某医院重视投资规划阶段的成本管控，特别是基本建设以及信息化投入方面，加强事前调查与可行性论证，包括进行充分的专家论证、技术咨询、第三方评估等。该医院认为基建施工设计阶段是控制建设成本的关键环节，主要控制点是设计概算，概算一经批准，将成为基建项目投资的最高限额。因此，针对即将建设的某基建工程除前期开展的可行性论证外，又聘请第三方审图单位就施工图设计开展审图工作，对设计单位的设计过程进行全程跟踪检查，全面了解工程所在地的建设条件，掌握各项基础资料，提出合理工程变更，其中，将中粗沙沙垫层改为素土垫层节约资金 320 万元、取消楼栋空气净化装置节约建设资金 648 万元、将柴油发电机由 7 台改为 2 台，共节约资金 700 万元。

第三，从医疗成本管理向医院全成本管理的转变。一般成本管理的对象只针对医疗活动产生的成本，因此判断医疗活动是否盈利的财务逻辑标准是看业务收入是否大于业务成本，这是一种典型的短视成本决策观。战略成本管理认为，医院成本管理不仅要关注业务活动环节的资源消耗与要素成本，而且还需考虑设计、设备升级、辅助支持活动、服务宣传、患者就诊后服务等一系列价值链活动环节发生的资源消耗，从而在整体上判断盈利性与价值创造性。

第四，从静态成本管理向动态成本管理转变。一般医院习惯关注产品或服务价值链各环节各个独立发生的成本项目，以期求得独立发生的各项成本之和最低。但事实上，产品或服务成本在不同环节所消耗的资源存在关联性，例如，在产品或服务前段设计、开发阶段花费的成本多，将极有可能直接降低生产提供环节的成本；在成品或服务事中环节加大设备维护与升级、员工技能培训成本投入，将有助于降低就诊后端环节的成本。因此，医院需要从成本结构的动态关系上分析和控制成本，从静态管理向动态管理转变。

（2）推进战略成本管理在医院成本管控中的应用。现代医院运营环境发生了巨大变化，促使人们重新思考成本管理内涵，引导医院如何以患者为导向创造价值，如何实现医院可持续发展，如何获取核心竞争优势等。这就意味着医院成本管理需要适应新的环境变化，基于以上成本管理理念创新，医院成本管理发展将由成本核算型向价值创造型转变，战略性成本信息将成为成本管理不可或缺的部分并促进战略成本管理的产生与应用。

战略成本管理，是指基于战略视角，通过生成、应用具有战略相关性的成本管理信息，服务于提升医院竞争优势的一些成本控制方法、体系。战略成本管理不仅拓宽了医院成本管理的"空间"，即成本管理对象从医院内部活动拓展到医院外部，而且还延伸了成本管理的"时间"，即从日常运营控制转向长期战略管理层面控制。战略价值链分析、战略成本动因分析、战略定位分析共同组成了战略成本管理的基础性框架。

第一，价值链分析。根据本书第三章战略地图的工具中关于价值链内容的介绍，可知医院价值链包括医院内部价值链与行业价值链。内部价值链的分析目的在于通过分析发现医院内部各项作业是否有价值、发现增加价值或降低成本的机会，从而识别和确定医院的关键成功因素。综合医改的深入推进以及外部经济运行压力加速了医院行业基于竞争的合作，例如，医疗联合体合作形式的产生，使医院原先的独立边界发生了变化，医疗行业间的价值链分析对医院生存与发展的意义变得愈发重要。

内部价值链分析包括四个步骤，详见图4-6。根据步骤将医院管理、科研教学、人力资源管理、采购、患者治疗等程序分为基本活动与辅助活动，并根据各家医院管理特点进一步分解为若干具体作业。在识别和分解价值活动后，对成本及影响因素进行分析，帮助识别具备成本优势的作业与活动。价值活动之间的关联性与价值活动本身同等重要，一项价值活动的成本改进会影响相关联价值活动的成本。在识别价值活动、动因分析、关联性分析基础上，推进价值活动的优化与协调，包括识别竞争优势、识别增加价值的机会和识别降低成本的机会，为建立持久竞争优势采取行动方案。为了使医院基本活动相关作业产生或增加患者价值，需要医院大力强化有效作业，严格控制非增值作业，减少或消除无效作业。

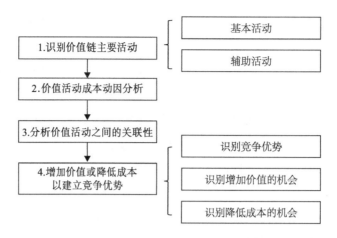

图 4-6 内部价值链分析步骤

公立医院应该通过价值链分析识别自身优势以及在医疗行业中的位置，进而确定采取何种成本管控策略。医疗行业间的价值链包括纵向价值链与横向价值链，纵向价值链是将医院看做整个行业价值创造的一个环节，以分析医院所在价值链的战略定位，纵向价值链一体化有助于节约交易成本，提高产业的产出效率。例如，SPD模式在医院物资管理中的应用正体现了这一点，SPD模式是现代医疗机构较为推崇的供应链模式，它是以医院医疗物资管理部门为主导、以物流信息技术为工具，通过与上游供应链厂商合作，对全院医疗物资在医院内的供应、加工、配送等流程的集中管理方法。通过构建院外SPD服务中心库，满足各供应商向其配送货物以及向医院主动推送补货功能，SPD服务商完成院外库往医院最后一公里的补货服务，降低了医院仓储管理成本以及供应商物流和人工成本，实现了双赢，详见图4-7。

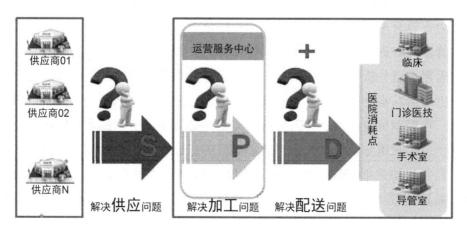

图 4-7 医用物资 SPD 物流运行示意

横向价值链分析主要是分析现实与潜在竞争对手对医院价值创造活动的影响，旨在明确竞争对手在行业竞争中的优势与劣势，进而明确医院自身战略定位。从横向价值链及其整合视角看，横向一体化最大优势在于发挥行业规模经济，降低成本，并提升其在行业竞争中的优势。

价值链分析是医院进行战略成本管理的逻辑起点，体现了成本管理不是针对成本以及成本的结果进行管理，而是从战略角度针对医院的业务、成本形成的过程以及成本动因进行管理。

第二，成本动因分析。战略成本动因立足于医院整体，是一种能动的成本动因，能为现代医院成本管控提供更为有效的工具。战略成本动因分析是判断和确定价值链中每一项价值创造活动的成本动因，成本动因分类方法较多，本书采用美国学者斯特拉特的分类方法，将其分为结构性成本动因与执行性成本动因。结构性成本动因是指决定医院基础经济结构的因素，直接体现了组织的战略目标，包括规模、业务范围、运营经验、技术水平、医院级别等。执行性成本动因是指与影响医院战略成本态势的执行价值活动程序有关的驱动因素，包括员工参与、资源与管理能力利用、学科布局规划、服务结构等。

医院应先进行结构性成本动因分析，后进行执行性成本动因分析，并以执行性成本动因分析为重点。战略成本管理成本动因分析有别于传统以业务量为主线的成本分析方法，其是从战略层面、宏观角度进行分析并通过以下途径管控成本：①医院应合理选择结构性成本动因，为获得成本优势奠定基础。包括充分调查医院运营能力与可能获取的规模经济效应，做好投资决策，避免盲目扩大规模粗放式发展，实现适度规模；通过医院行业价值链分析，选择医院适宜的纵向运营范围，例如，在合法合规前提下成立或投资公司经营相关药品销售、办公用品印刷、会务咨询等，获取成本的节约与价值创造；利用经验曲线原理，累积经验不断降低成本；注重科研与技术创新投入，并合理指导技术成果转化，实现新的增长点与突破点；通过平衡服务差异化带来的收益增加与成本的增加之间的关系，实现医院对提供的医疗服务多样化程度的合理化。②强化执行性成本动因，包括引导全员参与成本管控，增强员工主人翁意识；大力推进全过程成本管控；充分高效利用现有运营产能；学科规划与科室位置布局的合理化；临床路径设计合理性；加强与供应商、相关价格医保等部门沟通与合作，降低成本。

第三，战略定位分析。战略定位分析是指根据医院类型和医院不同阶段的发展战略来确定核心竞争力要素的方法。借鉴迈克尔·波特的思想，可以将医院竞争战略分为成本领先战略、差异化战略和目标集聚战略。成本领先战略是指医院利用规模经济、专用技术、成本管控等方法使其提供的医疗服务成本低于竞争对手，为其长期健康发展创造有利条件；差异化战略是指医院提供满足客户需求的特质服务，从而形成相对垄断的经营局面，例如，某家公立医院根据市场调查发现美容市场需求较大，而各公立医院开展美容服务所占市场份额较少，鉴于医院的专业性与品牌效应开展美容服务具备很大竞争优势，为此成立了美容服务中心，提供美容特需服务，该医院便是采用了差异化战略模式。目标集聚战略是在细分的目标市场获得竞争优势形成成本集中或差异化集中。

（3）实现预算、成本、绩效一体化联动。以实现医院战略为目标，在开展成本管控过程中协调好成本管理、全面预算管理和绩效考核评价工作的关系，发挥成本管理在全面预算管理和绩效管理工作中的联动效应，实现在预测与决策、计划与控制、分析与考核方面全面科学合理的管控。

成本管理是预算管理的重要内容和手段，二者相互关联，双向驱动，实际运营管理工作中需统筹预算管理和成本管理，将成本管理指标运用到预算管理当中，制定预算成本控制指标体系，做到以收定支、收支平衡、统筹兼顾、保障重点，同时在科室预算执行过程中发现问题，有的放矢地采取措施进行整改。

成本核算是医院构建绩效管理体系的参数来源与信息支撑，而绩效管理是医院成本核算成效评价的有效落实与体现，因此除了事前与预算相结合外，还需事后将医院成本管理的数据灵活运用起来为医院绩效考评提供支撑，多维度建立医院绩效考评体系，让绩效考评更加全面公平。通过绩效引导医院全员正确认识成本管理工作，切实起到绩效在医院管理中的"指挥棒"作用。

例如，某医院为改变成本管理方面重核算，轻管控现象，破除成本、预算、绩效管理各自为政、孤立发挥作用问题，该医院将成本管控与预算管理、绩效管理相结合，首先制定与预算相挂钩的三公经费、不可收费耗材、医用耗材、物业能耗、公用经费等成本控制指标；然后定期分析指标完成率，对于成本监控与反馈中发现的成本管理薄弱环节与管理漏洞及时落实解决，实现事前、事中成本管控；最后将成本管控预算指标执行率作为科室绩效核算方案的考核维度，通过绩效考核激励科室主动管控成本。

（4）培育全员成本管控意识。在经济高速增长的大环境下，医院领导层比较重视医疗水平的提高、收入的增长，主要以扩大规模为目标，忽略内部成本管控能力建设的重要性；职能管理科室被动执行现有的工作制度和任务，财务人员将工作重点放在业务发生后的成本费用归纳汇总，没有足够精力进行成本预算、成本控制、成本分析的工作，而且员工自身成本管控的意识不高，在日常工作中，医院部分员工并未将成本管控融入自身的工作职责中，没有正确认识到成本管控在医院发展中的重要意义。

成本管控工作涉及公立医院人、财、物、技等各个方面，需要全员参与，因此加强成本管控，需提高医院职工对成本管理的认识，具体可采取以下措施：①构建医院成本管控文化，将成本理念融入每个员工的思想认识中，指导日常工作；②发挥绩效"指挥棒"作用，将成本管理工作纳入绩效考核与核算中，调动员工对成本管理的积极性与主动性；③加强成本政策宣贯。成本核算员通过参加科室例会等方式主动宣传医院成本政策和核算方案、科室成本分析报告等，加强科室全员成本管控。④领导层的支持。成本管理工作是"一把手"工程，应充分发挥成本管理领导小组的领导作用，获得领导层的支持。

例如，某医院为提升全员成本管控意识，发挥全员成本管控作用，以"公立医疗机构经济管理年"活动为契机，树立"全员过紧日子"理念，在全院发起牢固树立"过紧日子"理念的倡议书，将日常业务管理与严控一般性支出、节约资源同部署、同落实、同监管，确保全员参与、全流程管控。同时，为汇集职工智慧、凝聚全院共识，达到提质增效的目标，联合医院工会开展"金点子"征集活动，并在医院内网常年开设征集填报流程。通过这一系列措施，该医院全员积极参与成本管控各环节，万元收入能耗、管理费用等指标得到改善，成本管控取得了明显效果。

第四节　绩效管理

一、绩效管理的定义与内涵

（一）医院绩效

随着管理理论与实务的不断发展，各个时期的学者和管理者对绩效的认识不尽相同，但用系统和发展的眼光来看待和理解绩效内涵适用于任何时代、任何领域和任何组织。明确绩效概念是做好绩效管理的前提，如果不能明确地界定绩效，就无法准确地衡量绩效，进而就无法有效地实施绩效管理。

绩效是指组织及个人的履职表现和工作任务完成情况，是组织期望的为实现其目标而展现在组织不同层面上的工作行为和结果，它是组织的使命、核心价值观、愿景及战略的重要表现形式。绩效本身是一个多层次的有机整体，并且影响因素较多，性质构成复杂。医院绩效，从整体上讲，是工作过程和工作结果的统一体；从部门上讲，是对医院发展所做出的贡献，包括提供支持、部门协作、价值创造、发展促进等；从个人层面上讲，是对部门和医院所做出的努力、付出和贡献。综合而言，医院绩效是指医院员工、部门（科室）在一定的工作环境中所表现出来的业绩与效果（结果），同时也包含了在实现运营管理目标过程中所表现出来的行为以及对医院或病人所产生的影响（过程），因此医院绩效就是医院在各项活动中所表现出来的行为过程和结果的总和。正确理解医院绩效的概念，需要从以下几个方面全面把握。

（1）医院绩效是工作过程和工作结果的统一体。若医院只将绩效作为医疗活动结果，会导致医疗行为过程缺乏有效监控和正确引导，不利于组织协调与资源配置。例如，医院将平均住院日这个指标作为临床科室考核指标，不关注临床为实现该指标目标的医疗行为，临床科室可能会为了缩短平均住院日，采取分解住院、提前安排不符合出院指标患者出院等措施，损害医院与患者利益。如果只将医院绩效视为行为，容易导致短视行为，拘泥于具体工作，缺乏长期规划，难以实现预期绩效目标。因此，在医院绩效管理实践中，应将行为与结果同时作为绩效的内涵。

（2）医院绩效是采用特定的指标来评价医院实践活动所得出的结果。外部政策条件的变化、上级主管部门的规定、医院的发展战略与目标以及评价者的认识程度和认知水平都是影响医院绩效考核标准制定的重要影响因素。为保证医院绩效考核的科学性，医院应选取能够比较充分、准确地体现医院实践活动的指标，客观公平地体现医院的业务能力和管理水平。

（3）医院绩效作为一种综合概念，涵盖了医院服务的效益、质量、功能、管理水平、社会服务价值等因素及其所指向的所有要素。在医院绩效涵盖的各因素中，效益相对而言较为重要。鉴于医院经济的外部性，一般来说，这种效益更多地体现为社会效益，即为人民群众的身体健康和对国家、社区担负的重大经济任务等所带来的社会效益。当然，医院绩效的内涵还涉及自身的整体经营效果，如服务和管理水平的提升以及运营成本的降低等。

（二）医院绩效管理

绩效是通过组织实施有效的管理活动实现的，要达到组织期望的目标绩效，就必须进行系统、全面的计划、监控、评价和反馈。而随着理论研究的深入和实践的发展，学者和管理者越来越认识到把绩效管理活动与组织战略相连接的重要性，即要在组织战略的指引下，围绕组织绩效开展一系列的管理活动，从而实现持续改善、最终达成组织战略目标的目的。因此，在对绩效的相关概念进行梳理后，进一步了解绩效管理的相关内容就显得尤为重要。

所谓绩效管理，通常是指组织机构通过构建激励和制约体系，要求被评对象根据已确定的绩效指标目标值开展具体工作，绩效评估主体对被评对象在特定时间内的工作业绩开展检查、评价、表彰和激励等管理活动，由此推动员工工作的改进，以达到组织的总体战略要求。绩效管理作为一种管理工具于 20 世纪 70 年代开始在公共部门中使用。

在医药卫生体制改革不断深入、医疗卫生市场竞争不断加剧、坚持和维护公立医院的公益性的前提下，对公立医院的管理效率和效果提出了新的要求。绩效管理作为人力资源管理乃至组织管理各方面的核心模块已是不争的事实，在医院中推行绩效管理能够确保医院员工的行为和产出与医院的战略目标保持一致，并通过不断改进医院及员工的绩效水平，促进医院战略目标的达成。能否有效地实施医院绩效管理，直接关系到当前医院改革的成败，直接关系到各级各类医院能否充分发挥社会功能来为社会提供优质的医疗服务，直接关系到医院能否提高管理效率、取得良好的管理效果。

本书中，医院绩效管理（Hospital Performance Management，HPM）是指医院及其管理者在医院的使命、核心价值观的指引下，为达成愿景和战略目标而进行的医院绩效计划、医院绩效监控、医院绩效评价以及医院绩效反馈的循环过程。其目的是确保医院员工的工作行为和工作结果与医院期望的目标保持一致，通过持续提升员工、科室以及医院的绩效水平，最终实现医院的战略目标。

为深入理解医院绩效管理的内涵，需要理解和掌握医院绩效管理的性质，具体为：

1. 目标一致

医院绩效管理是医院采用相应的技术与方法实现医院整体及其核心子系统（包含组织和人员、业务流程、制度文化）的绩效结果与医院的发展目标保持一致，从而推动医院发展目标的实现。

2. 共同提升

医院绩效管理的终极目的在于使医院能够高质量可持续发展，同时不断提高员工的业绩。

3. 双向沟通

畅通有效的沟通是绩效管理顺利开展的前提，在此过程中，医院管理人员和员工进行充分的双向交流，达成统一意见。

医院绩效管理不是狭义的奖金分配概念，也不单是对绩效的衡量和评价，而是一个多层次的、系统的管理体系。按照行为主体不同，医院绩效管理可分为医院绩效管理、部门（科室）绩效管理和员工绩效管理三个层次，三者密切相关，呈现自上而下层层分解的关系。医院绩效管理具有最高战略体现，是绩效管理系统的最高目标，医院绩效管理与部门（科室）绩效管理是通过员工绩效管理来实现的。员工绩效管理是绩效管理系统的落脚点，而脱离医院与部门（科室）绩效管理，员工绩效管理价值将毫无意义。

结合国内外绩效管理的相关理论和实践经验，我们认为医院绩效管理体系的内涵即通过该管理系统将医院战略转化为医院各层级人员的行动目标，通过持续提升员工、科室及医院绩效水平，从而最终实现医院战略目标，具体包含四个方面内容，即目标管理体系、绩效改进体系、绩效考核评价体系、员工激励体系，详见图4-8。医院使命、战略指引下的目标管理体系是医院绩效管理体系的基础与落脚点，通过目标管理体系将医院战略目标层层分解，逐层落实到科室与个人，并通过绩效考核评价体系引导科室与个人行为，利用绩效改进体系提供准确及时的绩效反馈，帮助其认识自己的不足与优势，辅导改进行为，努力与医院战略方向保持一致，促使医院战略的顺利实现。绩效管理体系四个方面相辅相成，通过绩效计划、绩效监控、绩效评价和绩效反馈四个环节构成一个持续改进的闭环管理系统。

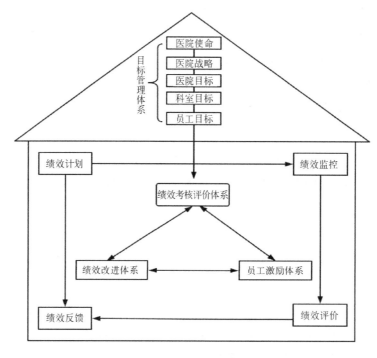

图4-8 医院绩效管理体系

二、绩效管理在公立医院运营管理中的运用

（一）绩效管理的原则

公立医院进行绩效管理，一般应遵循以下原则：

战略导向原则。绩效管理为实现医院战略目标服务，并支持价值创造与服务能力提升。

客观公平原则。绩效管理考核程序要客观公允，奖惩措施要公平合理。

标准规范原则。绩效管理工作的制度、组织、机制和流程要按照规范的标准与程序进行。

科学合理原则。绩效管理工具与方法科学有效，奖励和制约并重，操作简便易行。

（二）绩效管理的方法

绩效管理使用的工具方法，一般分为关键业绩指标法、经济增加值法、平衡计分卡、股权激励法等。医院管理者可依据医院战略目标、医院特色和管理要求，结合各种工具方法的特点和适用性，选定一种适宜的绩效管理工具，也可以选用两种或两种以上的管理工具方法综合使用。目前，医院常见的绩效管理工作方法约有十余种，以下主要介绍收支结余法、战略管理类方法、人力资源管理类方法和工作量类方法。

1. 收支节余法

收支节余法是公立医院以往重要的绩效评价方法，实质上是以医院科室作为一个利润中心，以收入扣除成本后的结余为基础评价医院及个人的工作业绩，这里的成本一般会选取科室的可控成本，如药耗成本、水电能耗、人员成本等。它以医疗服务项目收费定价为依据，会倾向于资本密集型的绩效考核单元，如医技部门，不能体现医务人员的劳动价值，更无从体现优绩优酬的原则。其经济效益导向明显，无法约束医疗服务质量。

2. 战略管理类方法

战略管理类方法的重点在于战略分解，即将医院战略分解成中长期目标，中长期目标进一步被细化成科室目标和个人目标。目前，关键业绩指标法和平衡计分卡两种方法在公立医院绩效管理中较为常见，其中后者让医院绩效管理不再受传统财务业绩评价的限制，而是围绕医院的长期战略，从医院内部与外部、主观与客观、长期与短期和财务与非财务等多元角度综合评估医院运营情况。关键业绩指标法是

围绕医院战略管理中的核心要素，结合自身实践，借鉴标杆医院优秀做法，设立自身的关键指标。关键指标的选取应考虑数据的可获取性、客观性、多元性、代表性等，一般公立医院关键绩效管理指标分考核指标与核算指标，二者相互区别又紧密相关。绩效考核关键指标的选择会以医院战略为导向，涵盖医疗质量、运营效率、成本控制、收入结构、患者满意度、医院可持续发展、DRG 管理等多方面，指标考核的主体包括医务处、感染科、财务处、设备物资科、医保处等多个管理部门。而绩效核算的关键指标选择，应保持与考核指标相关联，不应割裂，也不宜过于复杂。

从理论上来讲，关键业绩指标法和平衡计分卡具有客观评价不同岗位人员绩效水平的理论优越性，但是实际操作中，由于指标选取、权重设置、数据可获得性方面的困难导致实施效果低于理论预期。例如，客观指标选取局限于工作量（门诊人次、出院人次等）、效率指标（病床使用率、平均住院日等）、效益指标（收支结余、收入结构、均次费用、直接成本等），降低了这两种方法的客观性与公平性。不同种类绩效管理指标的量纲存在差异，为避免量纲影响，必须对各个指标设置对应的权重，确定权重的过程，是影响绩效管理是否公平的关键，而实践中，要平衡多个指标权重存在一定的难度。

3. 人力资源管理类方法

在人力资源管理的各类方法中，绩效管理是一个非常重要的应用领域，就人力资源管理而言，绩效管理的方法多种多样，其中广受人们推崇和使用的方法有分类法、比较法、岗位系数法等。岗位系数管理方法与岗位任期目标管理方法是我国大部分医院应用于行政管理人员的绩效评价管理方法。对医院行政管理工作人员进行岗位系数评价时，简单情况可采用 28 因素法与 36 因素法，复杂的可选用美世国际法、六因素法以及海氏法等专业岗位评价工具。医院可按照以下公式来计算行政人员绩效工资：

行政人员绩效工资 = 岗位系数 × 每系数绩效工资额 × 岗位任期目标完成率

每系数绩效工资额 = 全院行政管理人员绩效工资总额/全院行政管理人员总岗位系数

4. 工作量类方法

工作量类方法包括工作负荷法、相对价值尺度（RBRVS）法、服务量法、疾病诊断相关分组（DRG）法等。它们的共性是以工作量作为分配标准，科室的工作量越多，分配的比例越高，工作量与分配比例正相关。然而，该模式仅仅对医务人员的服务产出进行考量，缺乏对医院效率、效益、医疗质量等维度的考核，不利于医院实施医保控费、规范诊疗、提高效率等多重绩效目标的管理。

各种绩效评价方法均存在优势和劣势，若设立的绩效管理目标为优绩优酬和多劳多得，那么应尽可能地选择 RBRVS 的劳动价值点数法，它的优势在于能够得出较为公平的结果，缺点是忽略了成本和质量。若采用 DRG 权重（RW）、均次费用、收支结余等以现行政府定价为基础的指标评价医务人员工作量，均会存在一定的不公平。因此，公立医院应结合各类绩效管理方法的适应性与评价对象的特点选择合适的方法，现行医院评价医技、护理和医生绩效时一般选择工作量法；评价行政人员绩效时主要选择人力资源管理类方法。

目前，理论与实务界为避免单一使用某种方法带来的弊端，正在积极探索利用关键业绩指标法或平衡计分卡，构建综合质量、成本和工作量的绩效评价体系。例如，某医院综合采用 RBRVS 工作量点值法与 DRG 方法，选取门诊量、出院人次、手术台次等工作量指标以及 DRG 权重（RW）、费用消耗指数、时间消耗指数类 DRG 指标，构建以预算为总额控制，以"多劳多得、优绩优酬"为激励导向，以成本管理为价值指引，以医疗质量为考核重点，以人才梯队建设为保障支撑的绩效分配体系。该医院绩效分配按照奖金总额的 70% 计算工作量绩效，20% 计算 DRG 绩效，10% 计算收支结余奖，同时为加强绩效考核结果在绩效分配环节的应用，将在前三项绩效核算基础上设置 KPI 绩效考核激励以及其他考核，总体绩效核算公式为（工作量绩效 + DRG 绩效 + 收支结余奖）× KPI 考核 + 其他考核。

（三）绩效管理的主要环节

为保障绩效管理体系运作的有效性，公立医院应结合自身特点及管理需求在绩效计划、绩效监控、绩效评价和绩效反馈四个环节开展绩效管理工作。

1. 绩效计划

绩效计划是绩效管理循环中的首要环节，主要包括总体目标（做什么）、达到目标的方案（怎么做）。医院管理层应综合考虑内外环境、战略目标、资源基础、运营要求等各种因素，遵循上下结合、逐级分解、分层执行的流程，在充分的双向沟通基础上，制定各个层次的战略业绩计划和激励计划。

根据不同标准，绩效计划存在不同分类，根据层级不同可分为医院、科室、员工绩效计划；根据绩效周期可分年度、半年度、季度、月度绩效计划。针对医院负责人或者关键管理人员还存在任期计划，一般考核对象级别越高，越适用期限较长类型的绩效计划。

（1）制定医院绩效计划的原则。医院在制定绩效计划时，应遵循以下原则：

战略性原则。绩效计划应在医院使命指引下，依据医院战略目标与经营目标制定。

协同性原则。绩效计划制定应在纵向上确保医院绩效目标、科室绩效目标和员工绩效目标协同一致，横向上确保业务部门、管理部门的目标相互协同。

参与性原则。制定计划时，应保持制定者与执行者充分沟通，确保战略目标被充分理解，使双方对绩效计划中的绩效目标、绩效指标、行动方案等内容达成一致。

SMART 原则。制定的计划应该具体、可衡量、通过努力可以实现，计划中的行动方案必须和要实现的绩效目标相关并有时间限制。

（2）绩效计划的主要内容。绩效计划内容包括确定绩效目标、绩效指标、绩效目标值、行动方案等一系列管理活动。从整体来看，制定绩效计划的主要步骤与内容包括：首先，制定绩效目标，确定做什么；其次明确指标是什么；再次确定目标值，确定评价标准；最后制定关键绩效指标的实施思路与实施方案，明确怎么做。

①绩效目标。绩效目标制定是绩效计划的重要内容，是对医院使命和战略的分解与计划，体现绩效主体在绩效周期内需要做什么，具有一定的整体性、层次性、关联性、时效性特征。绩效目标制定需要对战略目标进行分解，形成医院、科室和个人目标，实际工作中可采用战略地图、平衡计分卡等战略管理工具将医院战略细化成不同层面、不同时期、不同主题的目标值。在此过程中，管理者与被管理者之间需要充分的沟通，保证医院全员明确医院战略与目标，实现纵向与横向协同一致，共同为实现目标而努力。例如，某家医院的战略目标通过细化转换为如表 4-9 所示的 5 年中期目标、1—2 年短期目标、医院绩效目标以及科室与员工绩效目标。

表 4-9   某医院绩效目标制定

目标	时间	具体内容
战略目标	30 年	建设一流的研究型、质量效益型、人文型医院
中期目标	5 年	创建一个国家区域医疗中心和一个先进的国家临床医学模拟中心
短期目标	1—2 年	一升一降（CMI 值提升，平均住院天数下降）
医院绩效目标	1 年	CMI 高于上年，平均住院天数≤7 天
科室与员工绩效目标	1 年	CMI 比上年数提升 5%，平均住院天数低于上年 10%

医院绩效目标制定除考虑医院本身使命与战略外，还需充分考虑国家对公立医院绩效管理的要求，国家对公立医院的绩效考核包括两个维度，一是对医院管理要求，内容包括医疗服务质量与安全、运营效率、可持续发展、患者满意度等方面；

二是对医务人员考核要求,包含岗位工作量、服务质量、行为规范、技术难度、风险程度、岗位职责、工作绩效、服务对象满意度等。尤其是医院层面绩效目标应融合"国考"指标的内涵要求,通过科室与员工层面的承接与层层分解,最终实现"上接国考,下联员工"。

②绩效指标。绩效指标是医院绩效计划的关键和基本内容,它在绩效管理过程中扮演"晴雨表"与"指挥棒"双重角色,一方面反映绩效目标实现情况,另一面指引管理决策与员工行为。绩效指标设定应内涵清晰、内容独立、针对特定绩效目标、可接受、可控、易获取。指标类型包括定量指标与定性指标,二者各自存在优缺点,如定量指标比较客观、可靠,不易受主观判读与经验影响,但缺乏灵活性;定性指标考虑充分,运用范围广,但其可靠性差、不具备稳定性,因此公立医院应将二者结合使用,扬长避短以便充分发挥各自优势。

绩效指标设计方法包括个案研究法、工作分析法、问卷调查法、专题访谈法、经验总结法,其中,工作分析法指的是对完成某一工作分析需要员工履行的职责和具备的工作能力,并选出合适的指标用于衡量其职责与能力。

单个指标设计完成后,公立医院应进一步构建绩效指标体系,平衡各个指标考核维度,全面系统、客观地反映医院、科室、员工业绩完成情况,指标体系构建方法可单独或综合运用关键业绩指标法、经济增加值法、平衡计分卡等。指标体系应反映医院战略目标实现的关键成功因素,重点关注对提升医院绩效水平和实现战略目标起关键作用的绩效指标,主要来源于医院战略目标的层层分解以及医院岗位职责范围的分析总结。

无论是医院绩效指标、科室绩效指标还是员工绩效指标,每个层级绩效指标都需要设定权重。确定指标权重是医院设计绩效评价指标体系的重要内容,决定某项指标的相对重要程度主要受绩效评价目的、评价对象的特征、医院文化倡导影响。公立医院可单独或综合采用主观赋权法与客体赋权法来确定指标权重。主观赋权法是指通过专家以及个人的专业认识和丰富的实践经验来判断指数权重的方法,如专家知识判断解析法、德尔菲解析法、层次分析法等。而客观赋权法是从数据的统计特征出发,根据数学统计来判断指数权重的方法,如主成分分析法、均方差分析法等。

③绩效目标值。为了使绩效监控与绩效评价有标准可以执行,需要医院确定绩效目标值。医院绩效目标值表现为区间值与数值,其制定应保持稳定性和动态调整相结合,即在没有发生大的环境变化基础上保持目标值的稳定,一旦发生技术进步、管理水平提高、竞争加剧、国家政策变化、不可抗力等客观原因变化导致原目标值不再适应新形势时,应及时对绩效目标值进行修正与调整。例如,2020年突发

公共卫生事件影响，经济下行，公立医院运营受到巨大冲击，前期设定的考核指标目标值已不再符合设定时对未来环境的预期，需要重新调整。医院在制定绩效目标值时可参考预算值、历史值、经验值等内部标准以及行业均值、标杆值、竞争对手值等外部标准。

④行动方案。绩效目标、绩效指标和绩效目标值制定后，医院需要谋划行动方案解决如何实现目标值。行动方案是指为实现绩效目标值而制定的有时间限制的行动计划，是绩效目标、绩效指标和绩效目标值的具体落实路径。行动方案制定过程中应关注能否帮助管理者与被管理者实现绩效标准，并确保各类行动方案如何配合与协同，从而有利于战略目标的实现。行动方案最终目标是为实现医院战略目标而服务。

医院管理者应通盘筹划医院战略性行动方案的制定并加强与员工沟通，使其充分参与方案制定，调动员工积极性，激发潜力，实现各个行动方案间的协同并保证方案制定的合理性。通常，每个非财务绩效指标都需要配置相应的行动方案，以确保预定绩效目标值顺利达成。以某医院"扩大非基本医疗服务"战略主题为例，通过平衡计分卡从客户、内部流程、财务、学习与成长四个维度细化战略，确定衡量指标与目标值，并确定战略行动方案组合，详见表4-10。

表4-10　　　　　　　　　　　战略性行动方案组合

战略主题	维度	指标	指标值	行动方案组合
扩大非基本医疗服务	财务层面	非基本医疗服务量	同比上年增加30%	制定预算指标，实现预算绩效考核
		非基本服务净医疗收入	6000万元/年	
	内部流程	优化流程数量	3个/年	借助运营助理开展流程优化
	客户	患者满意度	90%以上	①开展患者满意度调查 ②改善就诊环境 ③提供满足患者需求的特需、视光、口腔、美容、体检等非基本医疗服务门诊
		省内患者市场占有率	60%	①统计省内患者就诊市场占比 ②开展双休日、节假日门诊
	学习与成长	医患沟通次数	1次/季度	开展医患沟通技巧培训
		非基本医疗服务培训学习次数	1次/月	按月开展非基本医疗服务知识培训
		医护资源配置	10%	①统计医院开展非基本医疗服务人数占比 ②配备相应人数

通过平衡计分卡四个维度确定了不同层面绩效指标的行动方案，这些方案相互协调配合，形成"扩大非基本医疗服务"战略目标的行动方案组合，行动方案是医院资源配置的指南，其制定后还需评估执行反馈情况并进行调整。

公立医院的绩效行动方案草拟完成后，应提交绩效管理委员会或相关组织讨论确定，并报院办公会、院党委会或相关组织批准后，以正式文本的形式组织实施，在执行过程中一定要加强双向沟通反馈，确保相关人员都能掌握绩效行动方案的主要内容与要求。

2. 绩效监控

绩效监控是绩效管理的第二个环节，也是整个绩效周期中历时最长的环节，是指在绩效计划执行过程中，管理者与被评价对象通过持续的绩效沟通，及时记录执行情况，进行差异分析与纠偏，持续优化业务流程，确保绩效计划有效执行。

选择合适的医院绩效监控方法对绩效进行全面监控，确保医院战略目标的顺利实现已经成为医院管理者的共识，目前常用的医院绩效监控方法包括书面报告、绩效会议、走动式管理，对于远离一线的管理者来说，走动式管理即"下科室"作为一种非正式的沟通与实地观察，能收集第一手绩效信息，发现问题或潜在危机，也是对书面报告的验证与核查。

全面、准确、及时、客观、公正的医院绩效信息是做出医院绩效管理相关决策的基础，因此，准确记录并定期汇总医院员工工作中的关键事件和绩效数据是医院绩效监控的重要任务之一。绩效监控人员可采用关键事件法、观察法、工作记录法、他人反馈法等监测和记录绩效指标完成情况、重要事件、被考核对象的工作表现等内容。观察法一般最为可靠，局限在于不能事事、时时观察，需配合其他方法。

公立医院绩效管理要采取座谈会、培训、网站、公告栏等方式，开展多渠道、多样化、持续性的交流和辅导培训，确保绩效计划和行动方案得以被全面掌握并高效实施。医院管理者进行绩效辅导时应选择恰当的领导风格，对评价对象进行指导确保工作没有偏离医院战略目标。医院是一种知识密集型组织，以知识型、技术型高知识分子员工为主体，员工受教育程度越来越高，学习业务能力不断加强，需求层次也得到提升，传统的行政式管理正面临越来越大的挑战，管理层应认识到采用一种合作、参与、授权的领导风格更适应公立医院绩效辅导的需要。

3. 绩效评价

绩效评价是医院绩效管理工作中的关键环节，具体内容包括"评价什么？""谁来评价？""如何评价？"和"多长时间评价一次？"等。绩效评价的科学性和准确性是有效开展战略性绩效管理工作的重要基础。绩效评价是由绩效评价主体按照绩效方案中规定的评估周期和考核指标，对医院、部门和个人的绩效目标完成状况做出全面评估的过程。绩效评价主体根据绩效计划，依托信息系统及时获取被考核对象的绩效目标实际完成值，通过与目标值进行对比分析，计算考核得分，最终形成被考核对象的绩效评价结果。

医院绩效评价主体的选择是决定医院绩效评价系统科学性和有效性的一个关键因素。结合医院绩效反馈信息来源，实际中，医院绩效评价主体包括直接上级、同级同事、员工本人、下级同事、患者、供应商，其中，直接上级评价是目前最为常见的评价方式，直接上级一般最为熟悉员工工作，包括工作内容、评价标准、工作态度、工作结果等。相比直接上级、员工本人、下级同事等医院内部评价主体，患者与供应商作为医院外部评价主体，其评价更加客观，有利于引导医院员工的行为，促进员工改善工作方式与态度，更好地服务患者，例如，目前患者满意度已成为公立医院重要的评价因素。绩效具有多维性特点，公立医院绩效应基于不同视角进行评价，各评价主体应相互联系与补充，保证绩效评价的公平与公正。

公立医院绩效评价方法大致有比较法、量表法和描述法，实践中一般综合运用三种方法。比较法是一种相对评价方法，方便易操作，在公立医院绩效评价中应用较为广泛，常见的比较方法包括排序法、成对比较法、标准硬性分步法、人物比较法，该类方法的缺陷是无法在不同评价群体间横向比较、比较的合理性有待商榷、无法找到绩效差距的原因。量表法是一种绝对评价方法，评价结果较为客观，可以实现横向比较，但其耗时、耗力，技术要求高，不易操作。描述法设计和使用简单，实用性强，适应范围广，但其没有统一标准，较主观，一般包括态度记录法、工作业绩记录法和关键事件法。

在绩效评价中，绩效管理者应对评价周期给予充分的关注。所谓评价周期，就是多久评价一次。医院的绩效评价是对医院工作人员在一个时期的工作业绩做出的考核，因为是周期性进行的工作，所以涉及怎样合理确定考核周期的问题。一般说来，医院的评价周期与设定的绩效评价内容、医院行业特点、绩效管理时间、部门职能等因素相关。对于医院关键管理人员，其绩效评价内容包括任期内医院远景与战略、医院文化、医院质量与安全、医院流程等整个医院的运营情况，这些内容的实施与改进需要较长时间，因此绩效评价周期至少一年一次；医生、护士等医院主要业务员工，对他们的技术类指标如医疗质量、工作量、运营效率等按月评价，运营效果、成本控制情况等管理类可以按月度、季度考核。

4. 绩效反馈

绩效评价结束后，医院绩效评价主体应通过反馈报告、反馈面谈、反馈报告会等方式，及时向被评价对象进行绩效反馈，并共同分析绩效不佳的方面及其原因，制定绩效改进计划。

医院绩效反馈是全面回检评价对象整个绩效周期中的工作表现与完成情况，贯穿于整个绩效管理过程的始终，是一个正式的绩效沟通过程，有效的医院绩效反馈对医院绩效管理系统起着重要作用。一方面，绩效反馈为评价主体与评价对象提供了双向沟通的平台，有利于就绩效评价达成共识；绩效反馈有利于评价对象了解自身取得的成绩与不足，为绩效提升奠定基础；另一方面，有利于评价对象参与绩效改进计划的制定与实施，有利于评价对象主动作为，激励其贯彻落实。

医院绩效反馈方式主要包括对错误行为的反馈、对正确行为的反馈、自我反馈以及360度反馈计划。错误反馈即通常所说的批评，为使反馈有效果，建议医院绩效评价者注意采用建设性反馈，帮助评价对象了解自身存在的问题并引导其纠正错误。360度反馈计划较传统单一直线式反馈相比更加公平、透明、多视角，有利于提高评价对象对反馈结果的认同度。该种方式缺陷在于使用者容易过度依赖反馈形式，削弱了绩效目标，且其反馈的信息处理成本较高。在绩效反馈环节中，公立医院应结合医院文化、组织土壤、绩效计划等因素综合选择反馈方式，实现评价主体与评价对象的充分与持续沟通。

医院绩效反馈的重要内容是绩效改进，绩效改进关乎整个绩效管理工作的成败，医院绩效改进是指采取一系列行动提高员工能力和绩效的过程。医院绩效改进的过程包含医院绩效诊断和分析、医院绩效改进计划的制定、医院绩效改进计划的实施与评价。

医院绩效诊断和分析就是查找绩效结果与预期绩效目标之间的差距并分析产生的原因。一般采用目标比较法、水平比较法、横向比较法。

医院绩效改进计划制定的核心是改进和提高绩效，制定策略时应遵循四个原则：

平等性原则。制定改进计划时管理者与被管理者地位应平等，充分沟通。

主动性原则。被管理者是绩效计划的执行者，最熟悉和了解具体情况，管理者应充分发挥被管理者的主动性，尊重和听取他们的改进建议。

指导性原则。管理者应该从医院战略和绩效目标出发指导绩效改进计划制定。

可行性原则。改进计划应该符合"SMART"原则，即具体、可衡量、可实现、相关和有时间限制。

（四）公立医院实施绩效管理的重点与难点

目前，公立医院实施内部绩效管理存在诸多问题，例如，绩效评价方案与医院发展战略脱节、绩效评价方案本身设计不科学或者考核工作走过场、绩效方案未能及时随着医院内外部环境的变化而及时完善、医院内部绩效评价结果与绩效核算分配结果出现不趋同现象、奖金激励作用弱化逐渐沦为福利性质等。以上情况的存在，导致医院内部绩效管理方案沦为"分奖金"的方案，没有起到绩效管理方案应有的作用。我国公立医院绩效考核经历了从"管制"到以"放开"为主导的政策变更，在政府职能倡导"放管服"的今天，公立医院应充分发挥自主性，抓住制度变迁的契机促进绩效管理模式的完善和创新。因此，如何构建基于医院发展战略的绩效指标体系、如何进行奖金核算、如何理解激励与分配等问题成为公立医院实施绩效管理的难点与要点。

1. 如何构建公立医院内部绩效指标体系

构建公立医院内部绩效指标体系是绩效管理中绩效计划环节的重要内容，也是绩效评价、监控、反馈环节的前提。目前公立医院绩效管理存在考核指标设计不科学、考核指标设计过多、可及性差以及考核流于形式、考核部门责任心直接影响考核结果等问题。如何构建科学的绩效指标体系，充分体现战略目标，保证个人努力方向与医院保持一致，是当前公立医院绩效管理的重点与难点内容之一。

按照绩效考核主体，医院绩效考核可分为政府对医院、医院对科室、科室对个人考核三个层级。其中，政府对医院的绩效考核是指由政府相关部门作为绩效考核主体分别对医院和院长进行考核，将医院的公益性、基本医疗、医院管理、公共服务、运行效率、社会满意度等作为重要指标，制定绩效考核办法和建立考核指标体系。考核的结果将作为医院拨付预算、申请基本建设项目、年度中央预算内投资、医院等级评审等工作的重要参考。

政府对公立医院的绩效考核是检验公立医院改革发展效果的主要标准，也是评价公立医院高质量发展的主要维度之一，它作为医院运营管理的指挥棒，其指标就是风向标，因此在设计医院内部绩效考核指标体系时，需考虑政府对医院的考核导向以及管理要求，并将政府考核相关指标融合于医院内部绩效考核指标体系中，实现医院绩效管理目标与政府管理要求的方向保持一致。为建立政府对医院、医院对科室、科室对员工目标一致的绩效评价体系，各家医院在构建内部绩效指标体系之前，应该熟悉和了解政府层面对公立医院绩效考核的相关内容，以便把握考核方向。

（1）政府对公立医院的绩效考核指标体系。政府通过绩效考核"指挥棒"，一方面能够促进三级公立医院的经营模式由数量扩张型转变为质量效益型；另一方面促使医院管理由粗放的行政性管理变为科学精细化的绩效管理，实现公立医院运营效益的提升和服务质量的提高，从而推动公立医院综合改革措施有效实施。根据医院级别不同，政府对医院绩效考核分为三级公立医院绩效考核、二级公立医院绩效考核以及基层医疗卫生机构绩效考核。

政府从医疗质量或服务提供、运营效率或综合管理、持续发展、满意度评价四个方面对不同级别公立医院进行绩效考核，体现了平衡计分卡财务（运营效率/综合管理）、客户（满意度评价）、内部运营（医疗质量或服务提供）、成长与学习（持续发展）内涵。

由表4-11可知，根据《国家三级公立医院绩效考核操作手册（2022版）》，政府对三级公立医院绩效考核指标体系包含一级指标4个、二级指标14个、三级指标56个，其中国家监测指标26个。

表4-11 不同级别公立医院绩效考核评价维度与指标对比表

医院级别	医疗质量/服务提供	运营效率/综合管理	持续发展	满意度评价
三级56/国家监测26	功能定位7、质量安全8、合理用药6、服务流程3	资源效率2、收支结构11、费用控制5、经济管理2	人员结构3、人才培养3、学科建设2、信用建设1	患者满意度2、医务人员满意度1
二级28/国家监测21	功能定位3、质量安全2、合理用药5、医疗服务3	收支结构6、费用控制3	人员结构2、学科建设2	患者满意度1、医务人员满意度1
基层42/国家监测10	功能定位16、服务效率4、医疗质量与安全5	经济管理7、信息管理1、协同服务2	人力配置2、人员结构3	患者满意度1、医务人员满意度1

为保障绩效考核的可比性和针对性，二级公立医院绩效考核指标体系是以三级公立医院绩效考核指标体系框架为基础，充分考虑二级公立医院的功能定位以及管理水平构建的。指标的选择也倾向于系统能够自主采集，减少医院自填报，保证数据获取的及时性与准确性。根据《国家二级公立医院绩效考核操作手册（2020版）》，二级公立医院绩效考核指标体系共28个指标，其中国家监测指标21个。

基层医疗卫生机构考核对象包括政府举办、公立医院领办和国有企事业单位所属的公立基层医疗卫生机构，根据国家卫生健康委 财政部 国家中医药局《关于加强基层医疗卫生机构绩效考核的指导意见（试行）》（国卫办基层发〔2020〕9号），其绩效考核指标体系由服务提供、综合管理、可持续发展和满意度评价四个方面 42 项指标构成，其中 10 个为国家监测指标。

从这三个级别医院的政府考核指标体系来看，指标分了四个维度，但是维度之间并不是孤立的，皆围绕高质量发展的宗旨，密切关联。

政府对医院考核的最终目的是通过考核让医院发现问题，提高管理效率，医院应将战略制定与政府考核指标相结合，以自身情况为基础，制定符合自身资源状况的目标和策略。

目前，政府对公立医院的绩效考核基本上是用一套指标体系来衡量，有一定的公平性，但是医院间、区域间还是会存在着很大的差异，需要对部分评价指标进行科学修正。如以三级公立医院绩效考核中运营效率类指标来说，反映"资源效率"的指标不全面；反映收支结构的指标没能与各地区的医疗服务项目价格调整情况进行关联；反映收支结构的资产负债率指标应该与各级政府对公立医院投入力度进行关联分析；反映收支结构的成本控制类指标，建议考虑科研、教学任务重的医院与其他医院的可比性。

在设计公立医院内部绩效考核指标体系时应考虑与国家考核指标的衔接，特别是国家监测指标直接关系到各医院最终"国考"排名，必须高度重视并嫁接到"院考"体系中。但是有些指标不能直接嫁接，而需要转化才行，如三级公立医院绩效考核指标"医疗服务收入占医疗收入比例""每百名卫生技术人员科研项目经费"；有些指标是考核医院（决策层与管理层）层面的，不适合嫁接"院考"，如："资产负债率""人员支出占业务支出比重""医务人员满意度""医护比""电子病历应用功能水平分级"。对于非国家监测指标，大部分指标是考核医院（决策层与管理层）层面，需要转化才能用。

（2）指标体系设计原则。医院构建内部绩效指标体系应遵循以下原则：

客观性原则。运营管理评价应从客观实际出发，真实反映公立医院运营管理状况，客观做出评价。

公益性原则。公立医院运营管理是以公益性为前提，以满足人民群众健康需求为出发点和落脚点，最终实现社会效益和服务效能最大化。因此，公立医院内部绩效评价也应以公益性为前提，同时兼顾经济效益，指标体系设置需要涵盖医疗质量安全与患者满意度等强化社会效益类指标，并与收支结构、工作量、资源效率、费用控制等经济效益、运营效率指标相平衡。

科学性原则。公立医院运营管理涉及医院医疗、教学、科研、预防等各项业务活动，对其评价应该从医院整体角度出发综合考量，制定科学的评价体系，将定性分析和定量分析相结合，系统、科学地进行评价。

适应性原则。为保证评价结果准确、全面,公立医院运营管理评价体系应随着医院自身发展和国家医疗卫生事业改革推进的影响而不断变化,动态调整评价指标。

(3)设立指标体系。借助政府考核公信力,融合政府对医院绩效考核指标体系,即医疗质量、运营效率、持续发展、满意度评价等维度构建医院内部绩效考核指标体系。指标体系设计时应体现时间与空间因素,在纵向上分月度、季度、年度,横向上分院区、科室、员工,采用平衡计分卡、关键业绩指标等方法确定相应指标。月度指标关注效率、效益;季度指标关注医疗质量与安全、服务能力;年度指标关注学科发展与技术创新。具体指标可分医院对科室的一级考核指标体系以及科室对员工的二级考核指标体系,都是以医院战略目标为顶层设计,借鉴平衡计分卡(BSC)和关键业绩指标(KPI)法,细化目标确定考核维度,以权重体现导向,由定量考核指标和定性考核指标构成。

医院可根据医院科室类型分别设计临床、医技、护理、行政、科教等一系列一级绩效考核指标体系。如某医院以国家区域医疗中心及临床研究型医院的发展战略为目标,遵循突出重点、差异性、特异性等原则,结合科室性质、管理特点,制定了体现时间与空间维度的指标体系设计框架,详见图4-9。根据绩效考核框架,依照"一科一策"的管理思路,该医院对临床医技、护理、行政、科教等不同类型科室绩效指标进行精细化设计,分别制定了月度、季度、年度绩效考核指标,使科室目标与医院总体目标、每个职工的目标保持一致,达到合力共赢。

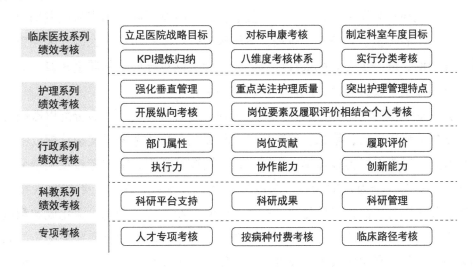

图4-9 某医院内部绩效评价指标体系构建框架

目前,由于工具方法以及信息化程度、绩效管理水平等因素的限制,我国公立医院绩效考核与分配大多采用院、科两级模式，很少有医院将绩效考核与分配维度直接到个人。科室二级考评体系的构建应充分考虑内科、外科、医技、管理职系的不同以及员工岗位职责、技术职称职务、工作数量和质量等因素。科室对员工的二级指标体系构建体现科室实施绩效薪酬分配自主权的过程，为保证各科室构建的指标体系的合理，实现科室二级分配的公平公正，建议：第一，医院绩效部门应建立沟通渠道，主动辅导和宣传绩效薪酬考核与分配要求。医院绩效核算人员应对照科室上报的二级分配方案，定期检查科室奖金实际分配情况，引导科室合理二次分配；第二，成立科室绩效管理委员会类似管理组织负责科室二级分配方案的制定、调整与完善以及其他需要讨论决定的事项。为保障科室绩效管理组织发挥作用，医院应该规范相关组织设立、调整的流程与要求。科室绩效管理组织应根据需要定期或不定期召开会议，并接受科室全体成员以及医院相关部门的监督；第三，成立医院绩效管理监督部门或依托纪检、审计等部门，采用全查、抽查的方式对科室的二次分配方案及实际分配结果进行审计核查。

内部绩效考核指标体系主要围绕医院长期战略和管理目标来制定，同时也要根据近期的管理重点和难点来加以补充和动态调整，以半年或一年为一个周期进行动态调整，不断完善，使得考核与医院客观实际相结合，使考核体系的导向性与医院发展战略目标保持一致。

2. 如何进行奖金核算

奖金核算是公立医院绩效管理的重要环节，科学合理的奖金核算方案是公立医院保持公益性和长久发展、调动医护人员积极性的机制保障。本书将以案例形式介绍预算导向下的奖金核算模式与应用，案例医院是一家三级甲等医院，为完善现代医院管理制度，进一步提高绩效管理水平，制定了预算导向下的奖金核算方案，即在预算总额控制下进行奖金分配，具体内容如下：

（1）奖金核算原则。第一，战略导向原则，预算总额控制奖金分配以医院总体目标和发展战略为导向；第二，核算到亚专科原则，绩效考核及奖金分配以治疗组为统计单元，以亚专科为核算单元；第三，定期核算原则，绩效考核及奖金分配根据考核时点不同，分为月度绩效、季度绩效及年度绩效；第四，不与收入挂钩原则，绩效奖金不与药品、卫生材料、检查、化验等业务收入挂钩，强化成本和费用管控，逐步提高员工待遇；第五，兼顾效率、公平原则，向关键和紧缺岗位、高风险和高强度岗位、高层次人才、业务骨干和作出突出成绩的医务人员倾斜，体现知识、技术、劳务、管理等要素的价值，兼顾质量、效率和公平。

（2）核算框架。具体包括合理确定奖金的总额、科学划分不同的职系、奖金核算（院科一次分配）、科室内部二次分配四个层级。第一层级，总额预算控制，根据医疗机构人员经费控制的有关规定和医院年度收支预算，每年年初测算奖金总额，并在提取的总额内进行奖金分配。第二层级，按职系划分奖金，按照职业性质将医院所有员工划分为临床内科医师、临床外科医师、医技科室医技师、护理、科教、学科主任、行政管理、后勤保障、轮转人员九个职系，根据九个职系岗位系数比重划分奖金。第三层级，单元奖金核算，根据按劳分配、优绩优酬的原则，对各单元医疗质量、工作效率、经济效益、技术能力、学科发展等综合绩效进行考核，并在职系岗位绩效奖金总额范围内进行单元绩效奖金分配。第四层级，单元内部再分配，各核算单元根据员工从事的岗位、承担的责任和风险以及工作数量、质量进行单元内部奖金的再分配。

（3）绩效奖金总额的核定。案例医院的绩效奖金总额是指除工资与福利费以外的与绩效相关的所有人员经费，具体又分为岗位绩效奖金和单项奖金两部分，相关公式为：绩效奖金总额 = 全年人员经费预算 – 工资预算 – 福利费预算。

岗位绩效奖金，指根据全体员工的岗位性质、岗位职责或业务指标完成情况以及综合绩效考评等核算的奖金，不含门诊号、夜班费等专项，相关公式为：岗位绩效奖金总额 = 绩效奖金总额 – 单项奖金。为保证奖金分配的公平性与可控性，每月按岗位绩效奖金总额的一定比例计提调控基金，由绩效委员会用于全院奖金分配调节和特殊奖励。

（4）岗位系数的确定。根据各科室的技术风险、工作强度、学科发展、专业岗位（或职务）系数的调查评价结果，计算出九个职系综合岗位系数比重，并按其比重将全院岗位绩效奖金总额划分为内科、外科、医技、护理、科教、学科主任、行政管理、后勤保障、轮转九个部分。

（5）科室岗位绩效奖金核算。第一步，计算各职系岗位绩效奖金总额，即职系岗位绩效奖金总额 A = 全院岗位绩效奖金总额 ×（1 – 调控基金比重）× 职系岗位系数比重；第二步，计算各职系内岗位绩效奖金分值，即职系内岗位绩效奖金总分 B = ∑ 科室指标核算得分 × 科室岗位系数 × 科室绩效考核得分；职系内岗位绩效奖金分值 C = 职系岗位绩效奖金总额 A ÷ 职系内岗位绩效奖金总分 B；第三步，计算科室岗位绩效奖金，即科室岗位绩效奖金 = 科室指标核算得分 × 科室岗位系数 × 科室绩效考核得分 × 职系内岗位绩效奖金分值 C。

（6）关键核算指标。案例医院奖金核算中指标包括工作量、收支结余以及体现技术难易程度相关指标，包括 RW（相对权重）——反映疾病难易程度及消耗医疗资源程度、DRG 组数——反映诊疗疾病覆盖程度、CMI（病例组合指数）——国际通用的、基于临床诊断分类的、衡量疾病严重复杂程度的管理综合指标等。

（7）科室二级分配方案。案例医院设计二级分配模板，由科室主任根据员工岗位职责、技术职称职务、工作数量和质量等进行分配，不得平均分配。

案例医院采用的预算引导下的奖金核算具有如下优势：

第一，体现技术风险。RW、CMI 等指标引入出院人次、手术台次的激励，充分体现不同学科不同病种之间技术和风险的差异，导向更明确、分配更合理。

第二，工作量基数及超额奖励。医技部门设定了工作量基数，实行超额累进奖励措施；门诊人次、手术台次还设定了双休日专项奖励措施，充分激励各部门提高工作效率。

第三，强化成本管控意识。调整了部分项目成本核算方式，加大房屋折旧、手术成本的核算力度，促进学科加强成本管控，提高门诊诊室、住院病房及手术间的使用效率和效益。

第四，职系划分更加合理。设置临床外科医师、临床内科医师、医技科室技师、护理、学科主任、科教、行政管理、后勤保障、轮转人员 9 个职系分别进行考核与分配。将学科主任从职系中独立出来，更好地激发学科主任管理动力；单独设立科教职系，与医院战略紧密结合，快速提升科教实力。制定了行政管理岗位分级标准，提高行政办事效率和管理水平。

第五，二级分配方案更明确。明确了绩效奖金二级分配方案，设计了临床、医技、护理、行政后勤四种二级分配模板，为科室主任加强绩效管理和进行绩效分配提供依据和工具。

3. 如何理解激励与分配

深入思考激励与分配问题有助于指导医院绩效管理工作的开展，具体包括以下内容：

（1）政策依据。学习和把握《关于深化公立医院薪酬制度改革的指导意见》（人社部发〔2021〕52 号）文件内容，是正确认识激励与分配的政策依据。该文件的指导思想是实施以增加知识价值为导向的分配政策，建立适应我国医疗行业特点的公立医院薪酬制度。根据文件内容，薪酬改革的原则包括坚持公益导向，健全激励与约束机制；坚持按劳分配，完善按生产要素分配；坚持统筹兼顾，注重协调发展；坚持动态调整，合理引导预期。薪酬改革主要内容包括：第一，合理确定公立医院薪酬水平，落实"允许医疗卫生机构突破现行事业单位工资调控水平，允许医疗服务收入扣除成本并按规定提取各项基金后主要用于人员奖励""对于仍违规新增举借长期债务的公立医院，在该新增长期债务偿还完毕前，严格控制医院领导班子成员薪酬水平增长"；第二，充分落实公立医院内部分配自主权，在核定的薪酬总量内，可采取多种方式自主分配；第三，建立健全公立医院负责人薪酬激励约束机制；第四，健全以公益性为导向的考核评价机制；第五，经费来源，提高医疗服务收入占比、落实政府投入政策、强化成本管控。

（2）激励理论。正确的理论指导有利于保证激励的有效发挥，梳理激励理论能够帮助医院管理者起到正确认识绩效管理、拓展思维、提高绩效管理水平等多种作用。通常理论界将激励理论分为过程型和内容型两类，其中，内容型激励理论认为发挥激励作用的关键是需要找出能够激发员工主动性与积极性的影响因素。因为此类理论的重点是对人的需求内涵和如何满足人的需求展开研究，所以又被叫作需求理论，马斯洛提出的需要层次理论、赫茨伯格提出的激励—保健理论、阿尔德弗提出的 ERG 理论以及麦克莱兰提出的后天需要理论等都是这方面比较有代表性的理论。过程型激励理论主要是对动机产生到采取何种行动的心理过程进行研究，其代表理论包括强化理论、目标设置理论、期望理论以及公平理论等。

（3）如何确定差距与群体排序？绩效奖金的主要作用不是体现资历与能力，而是体现业绩、贡献和岗位差别。因此要发挥绩效奖金的作用，首先要明确工作职责，将工作职责与绩效分配紧密关联；然后控制差距与群体排序。我们需要将差距控制在可接受的范围内，若要缩小差距，最好的办法是提高低收入层的待遇，而避免使用削减高收入层的办法。

（4）如何设计科室负责人奖金？首先要区分员工与管理者奖金设计，员工奖金设计应尽量不要受团队结果太多影响，而设计管理者奖金时，要将团队的业绩作为主要考核指标。其次，识别影响管理者绩效水平的驱动因素，科室主任绩效奖金水平的影响因素有学科定位、科室规模、科室效率与效益；护士长奖金水平的影响因素有护理工作数量、难度（护理等级）、风险（抢救、病重病危）等。最后，设计管理者绩效分配方案，科室主任和护士长的绩效奖金水平要体现岗位管理职责并建议由医院直接发放。

（5）如何平衡成本与绩效？要正确看待科室的收支结余形成过程，对于结余中的成本控制科室只能努力解决量的问题，但是解决不了价的问题，例如，原材料成本，临床科室只能控制原材料的使用数量，无法控制采购价格。从科室能否可以控制角度来看，科室成本分为可控成本与非可控成本，二者的划分是相对而言的，与科室层次、管理者职责权限相关，层次越高、管理权限越大，相对应的可控成本范围越大，反之，可控成本范围越小。例如，对于整个医院，所有的成本都是可控成本，表现为全成本，而对医院内部的各个科室来说，存在可控成本与非可控成本之分。即使是处于同一科室级别的责任中心成本，也是如此。对有些科室来说是可控的，而对有些科室则是不可控的。因此，考核科室成本时，应该主要考核其权责范围之内的可控成本，非可控成本不应成为其绩效考核的内容。如果把医辅部门、行政后勤部门成本及各种物资的采购成本等非可控成本纳入对该科室的绩效考核，不仅不会有效果，还会引起相关科室医务人员的不满和抵触。

（6）如何体现分配的公平性？怎么看待与应对"民不患寡而患不均"的群体心理？亚当斯1965年提出的公平理论认为，员工的激励程度来源于对自己和参照对象的报酬和投入比例的主观比较感受。公平是相对于比较对象的一种平衡，而不是平均。激励本身就是要通过制造差距来激励员工与团队形成努力甚至是竞争的氛围。在分配问题上，必须坚持"效率优先，兼顾公平"的原则，建立科学的分配机制。平均分配是最大的不公平，而体现公平在操作层面需要做到：机会均等，包括均等的岗位选择机会与资源配置机会；参与方案制定保证分配过程透明；实现分配结果可控，包括总量可控、差距排序可控、不同差距中群体量可控；按岗定酬，优绩优酬，相同类别的岗位或人员，应该按业绩分配拉开差距；二次分配要与绩效指标挂钩，包含激励性与约束性指标。

（7）绩效管理如何体现业财融合？首先，构建多层级全方位的绩效管理组织体系。绩效管理不是财务部门一个部门的工作，涉及所有部门，因此在绩效管理组织构架上应包括决策部门（绩效管理委员会）、日常管理部门（绩效管理办公室）、绩效考核部门、绩效核算部门以及审计监督部门。其次，绩效管理过程应建立常态化沟通机制，包括反馈制度与反馈渠道，实现零距离常态化沟通。例如，某医院从2020年4月起，启动"后疫情期医院优质高效业绩增长计划"项目，跨部门协作，深入一线调研，推进业财融合深度，努力完成年度预算和工作目标。

（8）如何保证医院战略落地？首先，要重视绩效考核，与绩效核算相比，绩效考核是战略执行与辅导的过程，按奖金分配方案核算出来的结果只是科室主任或科室的理论可分配值，最终还需要根据绩效考核结果得出实际发放值。其次，将个人目标和医院整体目标加以协调和相互联系，通过激励手段增强员工的工作成就感，提高士气，进而促进整体业绩水平的提高。奖金只是激励手段中的一种经济性激励。我们不能忽视非经济性激励在管理中特别是团队建设中的重要作用，如荣誉、地位、领导的信任、赞扬、肯定、沟通等多种形式。最后，要重视良好医院文化与管理理念建设。

第五节　公立医院预算成本绩效一体化构建

公立医院进行改革要保持其公益性质和社会效益性质，要在有效的财务管理体系下，协调好预算管理、成本管理和绩效管理"三驾马车"之间的关系，使得公立医院能最大限度发挥其社会效益。

目前，虽然公立医院已经建立了预算管理、成本管理以及绩效考核三种管理模式，但在实施过程中，绩效、成本和预算三个方面存在着脱节，三者在很多情况下都各自为政，协同管理效果欠佳。所以将预算、成本、绩效三个方面协调起来，使得三者相辅相成，构建融三者为一体的财务管理机制与具体实施路径，对于现代医院运营管理工作顺利开展极其重要。

一、预算成本绩效一体化管理现状

《管理会计应用指引第 803 号——行政事业单位》《关于加强公立医院运营管理的指导意见》（国卫财务发〔2020〕27 号）等文件的发布，为公立医院高质量内涵式运营管理提供了工具与方法。目前，公立医院已逐步引用和建立了预算管理、成本管理以及绩效管理三种管理模式，但在实施过程中，将绩效、成本和预算管理构建成三个相对独立、闭环的系统，存在管理脱节、各自为政现象，未发挥互补整合作用，协同管理效果欠佳。

（一）成本管理与预算管理脱节

预算管理与成本管理互为内容，相互作用、密不可分，预算管理为成本管理提供管控工具与目标，成本管理是预算管理的重要组成部分并为预算决策提供信息支撑。预算管理中支出预算是医院对资源（人、财、物、技）的计划与配置的活动，支出预算的目标计划本质是事前的成本计划，预算执行实为事中成本控制，成本控制同时也是为了能完成预算目标。因此预算管理也是全过程、全成本的管理过程，实现了"预算编制核成本、预算执行控成本、预算评价考成本"的全流程管理机制。实际工作中，预算管理与成本管理相互独立，在二者的工作流程、关键环节、组织构建、数据共享、沟通协调等方面并未建立紧密联系。目前公立医院在面临巨大运营压力背景下，预算资源愈加有限，而公立医院运行成本管控与预算管理脱节，导致成本信息不能有效支撑预算管理决策，预算管理中的成本指标也流于形式。

（二）缺少融预算、成本管理为一体的绩效管理

预算、成本、绩效管理作为医院运营管理的重要工具与方法，是医院管理者通过一定的方法和制度确保医院及其子系统（包括部门、流程、工作团队和员工个人）的管理目标与医院的战略目标相一致，并促进医院战略目标实现的过程。预算与成本管理都需要对医院管理成效进行绩效评价与考核，公立医院应当以医、教、研、防业务活动为基础，建立融预算管理、成本管理为一体的绩效考核体系，激励和引导科室与员工积极参与医院预算与成本管理工作，挖潜增效，以达到医院运营管理效益的提升及战略目标的实现。实践工作中，公立医院重视并全面推进全面预算管理，然而预算绩效管理仍处于探索阶段，预算管理与绩效管理融合不足。目前公立医院预算、成本、绩效综合管理能力不足，从理论和实践层面，紧紧围绕预算成本绩效管理的显著特点和关键方面，将全成本和成本效益等绩效信息融入预算管理，构建全方位、全过程、全覆盖的管理模式，并大力培育和提升各参与方的全成本预算绩效管理能力，已成为医院当前和今后较长一段时期应该重视的一项工作。

基于以上现状，将预算、成本、绩效三个方面协调起来，使得三者相辅相成，构建融三者为一体的财务管理机制与具体实施路径，对于现代医院运营管理工作顺利开展极其重要。

二、预算成本绩效一体化实施路径与策略

预算成本绩效一体化体系能否有效落地，并切实发挥治理效能，离不开标准化、可操作性的实施路径。当前，医院在推进一体化建设过程中，存在路径不清晰、设计思路不合理等情况，距离预算成本绩效一体化建设的需求还存在较大差距。基于国家相关制度政策，结合预算管理、成本管理、绩效管理的工作实践，针对医院预算成本绩效一体化体系建设，提出以下实施路径与策略，详见图4-10。

以上预算成本绩效一体化实施路径的起点为医院战略目标，核心内容为资源投入、产出、效果，方法是预算管理、成本管理、绩效管理工具融合，过程是医院将财务管理工具用于业务活动的运营管理，实施效果是实现业财融合和价值创造，最终实现医院战略目标，具体实施路径为：

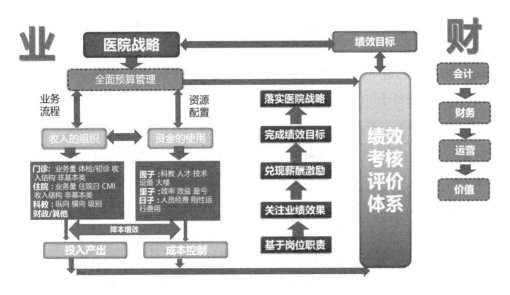

图4-10　预算成本绩效一体化路径图

（一）建立战略导向的全面预算管理

公立医院通过对医院发展总体的顶层设计设定医院发展战略进而产生医院发展战术，其中，全面预算管理作为医院战术的重要工具，通过聚焦医、教、研、防等核心业务指导业务开展，并通过配置人、财、物、技等核心资源实现战术落地。因此在预算成本绩效一体化管理系统中，战略与预算、绩效之间有着首尾相连的密切逻辑关系，一体化的顶层设计应以医院战略为出发点，在战略与执行之间建立桥梁，采用战略地图、价值链管理、平衡计分卡等战略管理工具与方法将医院战略目标层层细化和量化，使战略目标能够落实到具体的运营工作中。

预算管理是预算成本绩效一体化的基础，它将事前计划、事中控制和事后分析相结合，对医院战略目标分解、落实、考核，实现医院业务全过程管控。全面预算管理包括收入预算与支出预算，预算收入本质是医院组织收入活动创造价值的会计体现，支出预算实质是医院资源配置的过程与结果，二者紧密相连，互为支撑。医院资源配置以组织收入的目标为基础，并为收入目标实现提供资源保障与行动方案。收入预算分类既要基于收入来源设计，例如医疗收入、科教项目收入、财政拨款收入、其他收入等，又要充分关注收入构成因素及特点，例如工作量因素、收入结构情况等，以期可以直观整体地把握医院真实的经济状态。预算支出分类则需要根据医院发展规划与年度计划进行科学设计，重点包括日常支出预算与资本支出预算，其中，支出预算是成本管控的重要内容与管控手段。医院支出预算主要是对资金的使用管理，应关注"面子""里子""日子"并协调好三方面的关系，"面子"

119

指科教、人才、技术、大型高精尖设备、现代化楼宇等方面的资源投入；"里子"指预算支出的效率、效益、盈亏情况；"日子"指保证医院正常运转的人员经费、刚性运行费用的投入。公立医院应先保证"过好日子"，再"追究面子"，而做好"里子"是"过好日子"与"追求面子"的前提。

（二）建立相互融合的预算成本管理

医院应建立与全面预算管理相衔接的成本控制，按照"注重结果导向，强调成本效益，强化责任约束"原则，在预算目标的制定、编制、执行与控制、执行结果的分析与考核等若干个管理环节，融合成本预测、计划、核算、控制、考核、分析等管理活动，对成本信息进行深度运用，形成有机管理共同体。

预算目标制定与编制阶段，做好成本预测与计划，以公立医院发展战略为导向确定成本管理目标，实现成本管理前置，即在预算目标设定阶段就要求各部门结合成本目标，合理编制支出预算计划，将预算与成本融为一体。在预算编制环节，公立医院应根据《国家卫生健康委 国家中医药管理局关于印发公立医院全面预算管理制度实施办法的通知》（国卫财务发〔2020〕30号）相关规定，加强成本核算和控制，充分考虑成本费用开支范围和规模，结合工作任务、人员编制、有关开支定额标准变化因素等情况，合理编制支出预算。

预算执行与控制阶段，应将成本核算结果作为重要数据来源与决策依据。支出预算作为公立医院全面预算管理的主要内容，在执行与控制过程应重视成本核算信息的应用。一方面，支出预算执行后形成成本核算信息并通过归集形成支出预算执行进度，为预算调整控制提供依据；另一方面，预算执行过程中应加强支出预算约束，做到有预算才能有支出，不可随意变更支出的范围和额度，严肃预算管理和成本管理的权威性。

预算分析阶段，是决定预算目标能否顺利实现的关键阶段，院级、科级、诊次、床日、病种、项目等多维度和多层级的成本分析是预算分析的重要内容。通过成本核算信息及其他有关资料，分析成本执行与目标设定的差异，查明异动影响因素，并采取有效措施控制成本，为预算目标实现提供保障。

预算考核阶段，将支出预算执行进度与支出效益作为预算考核的重要内容，对预算支出执行进度与效果明显、方法创新的科室进行正向激励，鼓励和引导全院各部门合理、高效使用资源。

（三）建立全成本预算绩效管理

借鉴《关于全面实施预算绩效管理的意见》（中发〔2018〕34号）在财政资

源配置上的相关规定，公立医院建立的全成本预算绩效管理，是指将预算管理、全成本管理理念与方法融入绩效管理的计划、监控、评价和反馈过程中，注重结果导向与成本效益，实现预算、成本、绩效管理的有序衔接。

绩效计划以战略目标为引领。与预算目标制定一样，绩效计划的制定应遵循战略导向原则，即绩效计划应在医院使命指引下，依据医院战略目标与经营目标制定。实务中，医院可综合战略管理工具将医院战略细化成不同层面、不同时期、不同主题的目标值。绩效计划与预算目标、成本计划密不可分，医院需要通过科学、合理的方法对支出必要性、投入经济性、绩效目标科学性、方案实施的可行性、预算的合理性等方面进行客观、公正的评估。绩效目标制定是绩效计划的重要内容，通过绩效目标指标的选取与预算管理、成本管理的闭环系统建立了纽带，具体包括产出、成本、经济效益、运营效率、社会效益、可持续影响和患者满意度等指标。

绩效监控环节，一方面，通过绩效监控对预算目标和成本计划的执行进度、投入产出、各项效益的阶段性完成情况进行动态跟踪监控、监督检查、纠偏处理、改进完善；另一方面，预算、成本执行为绩效监控提供了绩效决策信息。绩效评价与预算、成本分析阶段密不可分，结合设定的绩效目标，通过预算、成本数据整合与分析，对预算支出的经济性、效率性、效益性、公平性进行综合评价和判断。

绩效反馈环节，医院应通过书面报告、面谈、沟通会等方式，及时进行预算目标、成本计划执行结果的绩效反馈，并分析绩效不佳的方面及其原因，制定绩效改进计划。还应强化绩效评价结果应用，将评价结果用于业务管理改进、预算增减调整、支出结构优化、成本管控等方面。

三、预算成本绩效一体化的实践应用

当前，我国公立医院已由规模扩张阶段转向高质量发展阶段，设备的采购和使用关系到学科建设和医院整体发展，如何开展医院设备的绩效评价，促进医院高质量发展成为医疗行业关注的热点。《三级综合医院评审标准实施细则》《医疗卫生机构医学装备管理办法》《行政事业性国有资产管理条例》（中华人民共和国国务院令第738号）等文件要求公立医院应当建立设备管理评价制度，加强大型医用设备配置、使用、维护、处置等全生命周期关键环节的分析评价工作。公立医院应从战略目标出发，充分利用预算、绩效、成本管理手段开展设备效益分析评价，提高大型设备效用与效果。

例如，设备配置环节，应加强预算与绩效管理，一方面做好设备配置前的绩效评价工作，即医院可根据国家相关政策要求与医院的具体情况，对设备配置的必要

性、投入经济性、绩效目标合理性、预算准确性、成本管控等方面进行事前绩效评价。实务中，一般由财务与医学工程处从设备物理使用效用以及产出效益维度联合开展设备配置绩效评价相关工作；另一方面，落实国家过紧日子精神，厉行勤俭节约，根据医院发展目标、资产配置现状、设备配置前绩效评价结果、预算执行分析评价等因素编制资产配置预算，避免盲目投资和重复建设，提高资源配置效益。

下面将结合案例介绍如何利用预算成本绩效一体化思想，建立医院医疗设备综合绩效评价框架，对医疗设备综合绩效进行科学合理的评价，为设备的精细化管理提供依据。

案例医院是一家综合甲等医院，资产达到一定规模，医院管理者认识到医疗设备投入高、回收期长是影响医院经济运行和发展的关键因素，也是其运营管理的重要内容。为了加强医院设备管理，案例医院积极利用预算成本绩效管理理念，发挥协同效应，探索构建公立医院设备综合绩效评价体系，期望提升医院设备全生命周期管理水平，如图 4 – 11 所示。

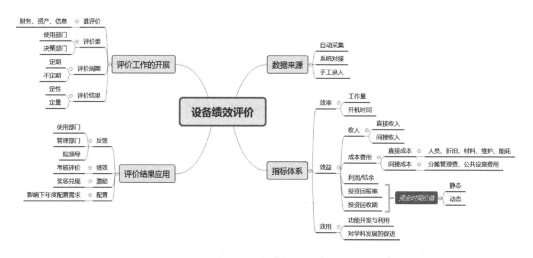

图 4 – 11　医院医疗设备综合绩效评价框架

案例医院从评价工作的开展、数据来源、指标体系、评价结果应用四个维度设计设备综合绩效评价管理体系。

（一）评价工作的开展

案例医院从谁评价、评价谁、评价周期、评价结果四个方面开展设备综合绩效评价工作。根据医院设备归口管理部门不同，评价主体包括资产财务归口管理部门、资产实物归口管理部门（包括信息中心）。评价对象包括资产使用部门、决策部门；评价周期分为月、季度、年定期与专项不定期，实现对医疗设备投入初期、中期、后期整个生命周期的效果评价。为避免评价结果片面性，不能有效指导资产管理，案例医院评价工作采用定性与定量相结合方法，建立涉及社会效益、经济效益、技术水平、满意度等多维度的综合分析评价体系。定量分析主要是收入与成本、结余、工作量等经济效益，定性的评价或指标衡量主要为设备使用率、功能开发率、科研成果率、教学任务率等设备使用效率与效果。

（二）数据来源

案例医院进行设备综合绩效评价的数据主要来源于系统自动采集、系统对接转换、手工录入三种途径，这与医院信息化建设水平相关。

案例医院数据来源分布如下：（1）系统自动采集：设备所属科室、型号、厂家信息、购入时间、设备原值与折旧等；（2）系统对接转换：设备故障原因、维修时间、设备使用次数、医嘱收费项、收费总额、不可收费耗材等；（3）手工录入：科研成果数量、教学任务、水电燃能耗、房屋折旧、人力成本等。

（三）指标体系

评价指标选取应遵循科学性与实操性，即能准确反映医疗设备的运行情况，同时又能保证指标数据及时、准确的获取。案例医院从效率、效益、效用三个维度构建设备综合绩效评价指标体系。效率维度指标包括工作量、开机时间；效益维度指标包括收入（直接收入、间接收入）、成本费用（直接成本、间接成本）、结余、投资回报率、投资回收期。投资回报率、投资回收期一般是公立医院重点运用的两个效益类指标：

1. 投资回报率，指投入的医疗设备每年获得的净收入与投资总额（设备投资原值）的比率，计算公式为：投资回报率 = 医疗设备年净收入 ÷ 该医疗设备投资总额 × 100%。该指标属于正向指标，指标值越高，评价等级越好，案例医院对该指标设置10%、16.5%、50%三个阈值，4个判断区间，分优秀、良好、一般、差四个等级，具体详见表4-12。

2. 投资回收期，指设备投资后产生的收益等于医疗设备投资成本所需要的时间。是用来判断该项设备经济效益的分析方法。计算公式为：投资回收期 = 医疗设备投资总额 ÷ 该医疗设备年净收入。医疗设备净收入 = 总收入 - 总支出。根据是否考虑时间价值，分为折现投资回收期与非折现投资回收期，折现投资回收期通过计算每期的净收入现值来确定投资回收期，非折现投资回收期通过计算每期的净收入累计值与原始投资成本进行比较。该指标属于反向指标，指标值越小，评价等级越好，案例医院对该指标设置2、4、6三个阈值，4个判断区间，分优秀、良好、一般、差四个等级，具体详见表 4 - 12。

表 4 - 12   设备投资评价标准

投资回报率	投资回收期	等级
投资回报率≥50%	投资回收期≤2 年	优秀
16.5%≤投资回报率<50%	2 年<投资回收期≤4 年	良好
10%≤投资回报率<16.5%	4 年<投资回收期≤6 年	一般
投资回报率<10%	投资回收期>6 年	差

为建立完善的医疗设备综合绩效评价体系，除注重医疗设备的经济效益外，还应考虑设备效用、设备使用质量安全等方面，因此案例医院设备综合绩效评价维度还包括设备功能开发与利用、对学科发展的促进等效用指标。设计设备功能开发与利用指标有利于使用部门提高设备使用率，拓展设备功能利用率。使用科室根据该类指标考核结果了解设备使用情况，为科室设备使用计划、科室业务范围、创收节支等方面决策提供依据。对学科发展的促进指标也是效用维度的一个重要指标，医疗设备使用与专科医疗技术水平密切相关，根据研究显示，二者相关性接近 60%。利用大数据技术，挖掘分析设备的病种使用范围、工作量、检查阳性率、诊疗精准性，提炼有用决策信息，有助于专科凝练主攻病种、科研方向等，从而不断提升专科水平。

（四）评价结果应用

设备综合绩效评价应用主要体现在反馈、绩效、激励、配置四个方面。

1. 设备综合绩效评价在反馈环节的应用

医院应将绩效评价结果及时反馈给资产使用部门、资产归口管理部门以及院领导，为医疗设备的使用、管理和决策提供依据。资产使用部门通过评价结果，了解设备使用与预期绩效目标的差距、原因，并根据反馈建议及时整改完善，不断挖掘设备使用潜能，最大发挥设备使用效益；资产管理部门通过反馈及时掌握医疗设备的使用情况，一方面保证账实相符、账账相符的财务管理要求；另一方面针对设备管理存在的问题，通过精细化管理手段指导使用部门加强对设备的维护和使用管理，有效提高医疗设备的使用效率，降低设备运营成本，实现预期设定目标。领导决策层面通过评价结果的反馈回检前期设备配置决策的合理性，并将评估结果作为下一年度设备采购计划的一个重要参考，避免出现不合理配置的问题。

2. 设备综合绩效评价在绩效考核上的应用

为保证设备综合绩效评价结果的有效应用，公立医院应将设备综合绩效评价作为绩效考核的组成部分。考核主体包括财务部门与设备管理部门。考核指标设置根据考核主体不同，有所侧重，如财务部门更加关注设备使用效率与效益，设备管理部门关注的是设备使用效用。考核周期可以结合绩效考核的周期分为月度、季度和年度。为加强科室对设备使用与维护的主人翁意识以及提高设备资源配置的效益，案例医院把设备综合绩效评价结果与科室考核挂钩，列入临床、医技、护理单元年度绩效考核并进行奖惩依据。

3. 设备综合绩效评价在激励环节的应用

公立医院应建立医疗设备使用的奖惩制度，通过对科室医疗设备的使用情况进行评价并兑现奖惩，从而避免医疗设备的过度使用或闲置。案例医院将设备综合绩效评价结果作为绩效核算方案中的一个核算指标，依据绩效评价结果兑现奖惩，激励资产使用部门、资产归口管理部门努力实现绩效目标。

4. 设备综合绩效评价在设备配置上的应用

运用预算成本绩效一体化理念，以设备综合绩效评价为基础的医疗设备配置是医院资源配置的重要内容，对医院高质量发展有着重要意义。设备综合绩效评价是从多个维度对医疗设备的效益、效用、效果进行全面的绩效分析，为设备的配置、使用、维护、处置关键环节提供较为客观及量化的数据支撑，从而避免相应的风险。设备综合绩效评价结果为医院决策部门科学配置设备资源提供重要依据，直接影响下一年度设备配置预算审批决策。

案例医院对医疗设备预算采用科室申报、设备效益分析预测、科主任答辩和专家组论证流程，由设备购置预算管理委员会做出资产配置最终决策。设备效益分析预测是设备购置论证可行性决策的重要依据。案例医院运营管理部门填报设备效益分析表，结合门诊、住院工作量预算，现有类似设备使用与配置情况，论证新购置设备的合理性及预期投资的经济效益、社会效益以及对医院医疗临床、科研水平发展的推动。

第五章　公立医院运营流程优化

一、流程的含义

流程是为组织创造价值的一系列相关性活动的过程，如若不能为组织创造价值，实施精细化管理，而只是隐蔽在臃肿的组织结构背后，则会形成整个组织的所谓"圆桶效应"。作为一组将输入转化为输出的相互关联或相互作用的活动，具体到日常工作中所指的业务活动流程，则是指为实现某些特定的价值目标所组织的一系列经济活动，往往由某些过程节点和有序的执行方式所组成。

业务流程更多地是从执行的角度把个人或组织确定的目标去执行到位，而不是考虑或改变组织的决策，在决策确立之后，流程要解决的就是如何更好地实现决策的目标，而不是改变决策的目标。对于公立医院来说，业务流程的意义不仅是对医院关键业务的一种描述，更对医院的业务运营有着指导意义，这种意义体现在对资源的优化、对医院组织机构的优化以及对管理制度的一系列改变。具体来说，医院的流程应当涉及医、教、研、防四大方面，包括门诊管理、住院管理、资金管理、人力资源管理、物资管理等各个要素，应当充分考虑院前流程、院中流程以及院后流程，聚焦患者满意度。

二、流程优化的含义

为了解决组织面对新环境、新发展所受到的制约，消除传统职能中心这一管理模式下的矛盾和问题，需要对既往的业务流程进行重构分析，从根本上思考并重新设计新的业务流程，为衡量流程设计效果关键绩效目标的实现取得突破性进展，这种业务流程重塑的过程就是流程优化。

流程优化通常来说是指做正确的事，其作为一项策略，以不断优化发展完善的形式形成流程的竞争优势。在对流程重新进行设计和规划的过程中，需要先梳理现有流程，并在此基础上进行分析和完善，为新流程能实现既定目标做出努力。从实质上来说，业务流程的优化也是对管理的优化再造，在这一优化过程中，医院的战略定位与发展方向得以体现，医院管理工作过程中的各类规范和制度体系也能在无形中得以提升。

流程优化不但包括对整体流程的优化，也包括对部分流程的局部性优化，但无论是哪种优化方式，都应当以减少无效环节、提升工作效率等目标为基础。流程优化在围绕相应目标进行优化的基础上可以提出相应的改进方案，并对方案做出恰当的评价。对评价过程中发现的问题需要继续进行优化改进，直到能够实现优化目标为止，再进行正式的实施。流程优化，最重要的是在组织高管层面有完善的优化计划与实施步骤以及对预期可能出现的障碍与阻力有清醒认识。

公立医院运营流程的优化从根本上也是对管理的再造和优化，医院对战略和发展方向的不断优化和改变也应当体现在流程再造的过程中，并以此为契机优化提升医院各类管理规范和体系。对目前医院运营和管理模式的定位进行研究，找出其存在的问题和差距，结合公立医院医疗业务的特点和自身战略，对医院的运营管理进行重新定位。

公立医院运营流程优化主要包括医疗管理（门诊、住院、检查、化验等）、医保管理、采购管理、资产管理、合同管理、人力资源管理、后勤管理、教学管理、科研管理、基本建设、疾病预防等流程的优化。医院运营流程优化就是把弊端和问题找到，并对医院各个部门的工作流程改造和优化，具体包括工作流程、工作职责和工作的再设计，综合运用系统思维统筹谋划，通过构建公立医院运营管理流程设计框架，明确流程设计步骤，科学配置人、财、物等资源，增强业务管理与运营管理的结合，并考虑面向整个公立医院行业的普适化、标准化，从操作层面上明确如何实现运营管理流程的优化设计，有利于实现流程管理系统化、规范化、科学化。

第二节　流程优化的原则

迈克尔·哈默将优秀的流程定义为在保证正确的流程输出（客户需要的产品或服务）的前提下，尽量使流程快速、简便、便宜（减少资源投入，降低成本）。因此，公立医院业务流程优化的原则应当包括价值增值原则、整体性原则、融合性原则、成本效益原则和适应性原则。

价值增值原则：将业务流程分为增值和非增值业务流程，增值业务流程是医院经济活动必不可少的环节，且该环节功能明确，能够为医院或患者提供价值；而非增值流程则相反，应尽量减少或消除。

整体性原则：从全局角度出发，统筹医院全部需求，并有效配置人、财、物、技术等核心资源。

融合性原则：运营管理与医疗、教学、科研、预防等核心业务活动充分融合，促进业务活动衍生价值创造。

成本效益原则：权衡运营成本与运营效率，以较小的成本投入获取较大的收益，并以合理的成本费用获取适宜的运营效率。

适应性原则：定期检查运营管理业务流程，并根据医院各种条件的变化，及时更新、修改业务流程。

在以上原则的基础上，考虑到公立医院运营管理流程优化应该以精细化和提质增效为基础原则，充分利用预算管理、绩效管理、成本管理等管理会计工具，融合高效运营管理的理念，嵌入内部控制要求，运用绩效评价和信息技术手段，在立足客观实际，权衡运营成本与运营效率，把经济管理各项要求融入医、教、研、防、产等业务流程控制和质量控制各环节，同时科学配置人、财、物、技等核心资源，促进业务管理与经济管理深度融合，推进形成经济管理价值创造，提高业务活动和经济活动的质量，实现社会效益和服务效能最大化。

第三节　流程优化的方法与步骤

一、流程优化的方法

一般来说，公立医院针对不同的业务处理已有一套既定的流程，流程建立之后，往往需要根据实际情况不断进行优化，才能使流程更加符合核心业务与患者需要，更加科学、高效、有序。同样，对于公立医院运营管理来说，也十分需要重新优化建立一套更加符合公立医院优质高效发展的流程。一般来说，流程优化的方法包括以下几种。

（一）标杆瞄准法

标杆瞄准（Bench marking）是指单位把自己的服务、经营实践、产品以及成本，和很多在相关方面表现非常优秀有成效的单位做比较，改进自己的经营业绩不间断的精益求精的过程。流程优化是一个需要经验积累与不断实践创新的过程，通过学习同行业经验，借鉴其方式方法，可以有效促进本单位业务流程的优化。

（二）DMAIC 模型

DMAIC 模型是实施六西格玛的一套操作方法。DMAIC 分别是指界定（Define）、测量（Measure）、分析（Analyze）、改进（Improve）和控制（Control），它是用于改进、优化和维护业务流程与设计的一种基于数据的改进循环。更适用于那些已经存在但是不能满足新的患者需求或单位发展需要的流程，公立医院通过对已有流程的界定、测量、分析、改进和控制，从而提升患者满意度。

（三）ESIA 分析法

ESIA 是指消除（Eliminate）、简化（Simply）、整合（Integrate）和自动化（Automate）四个步骤，是一种以新的结构方式为用户提供价值的增值。具体到流程的设计上，需要降低流程中非增值部分的占比，整合流程中需要进行核心增值部分的活动，基本方法即为 ESIA。

（四）ECRS 分析法

ECRS 其实是取消（Eliminate）、合并（Combine）、调整顺序（Rearrange）、简化（Simplify）的缩写形式。ECRS 分析法是工业工程学中程序分析的四大原则，用于对生产工序进行优化，以减少不必要的工序，达到更高的生产效率。

（五）SDCA 循环

SDCA 循环其实就是标准化的维持，即标准化（Standardization）、执行（Do）、检查（Check）、调整总结（Action）模式，它包括所有改进过有关流程的更新标准化，并且在这个流程优化过程中使它能够平衡运行下去，再进行检查的过程。SD-CA 循环的目的是实现这个流程的标准化以及稳定现有的流程模式，使整个过程能够满足用户的愿望以及需求。

（六）A3 思考法

丰田公司运用的 A3 思考法被认为是高效思考和执行的法则，表面上看，它是指写在一张 A3 纸上的标准化报告，实际上，其精髓在于形式背后解决问题的科学逻辑，即从目标点（结果）出发，通过主题、背景、把握现状、设定目标、要因解析、对策和实施、实施结果和横向展开、反省和思考 8 个步骤将问题逐步分解并可视化，让解决问题的顺序一目了然。在医院的业务流程优化中，我们也可以借鉴这种方法。

（七）VSM 分析法

价值流程图（Value Stream Mapping，VSM）是由丰田精益制造系统框架执行过程中不断优化产生的一类形象化工具。价值流程图可以为流程中各个节点的相关人员发觉浪费的起点，以形象化的方式表达在生产制作过程中的物流、信息流，从而达到流程目标。在制造的过程中，从购买原料开始，价值流程图即开始生效，它贯穿于生产制造的几乎所有流程，直至产品产生销售离开仓库。

价值流程图以精益化工具、技术为手段协助企业简化生产流程，识别生产过程中非必要的各类浪费，即非增值性行为，通过对生产制造中各类活动的记录、临摹，形象化地展示流程中各类活动的状态，并朝着有利于流程推进的方面进行指导。VSM 主要关注八种浪费：不良/修理的浪费、过分加工的浪费、动作的浪费、搬运的浪费、库存的浪费、制造过多/过早的浪费、等待的浪费以及管理的浪费。

我们将那些反复出现的、干扰日常工作和患者护理的问题与纷扰称为浪费。当员工、科室或医院超负荷工作的时候，我们需要做的是消除其中的浪费，而不是要求更多的资源和人力。消除浪费还要求我们在不增加人员、不加大员工压力的前提下承担更多的工作。消除浪费可以让我们降低成本、增加服务、提高质量和员工满意度。

通过使用上述七种方法，结合以下四个方面，逐步实现流程的优化。

1. 清除

清除即对原有流程中的每一个环节进行评估，确保所有环节都可以实现价值最大化，尽量降低无效和不增值活动，流程间减少多头管理，更多地以单点接触的形式完成各流程节点，保障流程的顺畅以提高患者满意度。

清除这一方法可以从改变多点接触、避免重复环节、缩短等待时间、减少不必要步骤等方面入手，不断清除冗余的流程，以实现公立医院运营管理高效运作、高水平运转，减低部门间的沟通成本。

2. 简化

流程的设计往往需要做到简单、规范、明确，而一般来说，每个流程建立之初或是因为对业务流程不熟悉、或是因为制定的比较简单、或是因为内外部环境的变化，总有这样那样的问题。每个流程都要经历一个从简单到复杂，再到简单的过程。

为解决这些流程中存在的问题，我们会对流程进行不断丰富，增加一些必要的环节。但是伴随着业务流程的不断成熟，优化后的流程需要对所有过于复杂的流程进行优化，包括形式上的、程序上的、沟通渠道上的简化。对于一些正常业务，要做到变复杂为简单，而对于一些例外事件，要变模糊为明确。明确各个部门和岗位人员的职责和权限，同时在流程的执行过程中，进行必要的监督和检查，以保障流程执行的贯彻性。

通过对流程简化，使得岗位职责更加明确，程序更加规范，流程更加详细，沟通更加顺畅。因此，对流程简化的过程也是一个不断提高、不断升华的流程优化过程。

3. 整合

冗余流程如何进行优化，这往往需要从业务发展的角度出发，同步开展多项活动，打破部门间的界限，增加互相沟通的机会，对业务流程进行整合。对现有流程的整合建立在相互协调的协作沟通机制之上，能够实现多部门联动，有助于提高工作效率，减少管理成本。

对流程的优化整合可以从业务活动、职能部门、患者、供应商等几方面考虑，通过整合，把业务审核和决策的关键点内置于业务的流程和执行过程，而非仅仅依赖于职能部门，缩减信息沟通消耗的时间，提升业务科室对外部环境变化的反映速度，提升患者服务质量。

4. 信息化

流程的优化离不开信息化建设，搭建信息化平台，引入运营管理信息共享库，以共享使用、信息单点输入为基准，进行流程与流程的联系建立，从而努力减少"信息孤岛"现象的存在。利用信息化也是流程优化管理的必然趋势，通过信息化，扩充信息共享化程度，饱和信息化的内容和范围，同时降低信息共享延时现象的出现，全方面提升信息共享水平和质量，并在此基础上逐渐优化提升运营管理流程。

二、流程优化的步骤

完善运营管理流程对医院经营绩效的提升有着积极促进作用。公立医院应全面梳理现有运营活动流程现状，运用系统思维统筹考虑，从质量、风险、时间、成本、效率等维度进行综合分析和评估，围绕方便病人和服务临床两大宗旨，根据医院流程的战略目标及患者需求提出总体流程规划，以精细化和提质增效为目标，不断优化管理流程，实现流程管理系统化、规范化、科学化、智能化，并通过一定的管理工具和方法，随着环境的变化及时动态调整流程，使流程满足并促进业务发展需要。

公立医院要通过运营管理流程的设计完成对各类业务活动各环节的人、财、物、技的有机结合，形成统一完备的运营管理体系，就要综合运用各种运营管理思维，统筹谋划形成以病人和临床为中心，以公益性和事业发展战略为导向的精细化管理模式。在对运营管理流程的系统化、科学化、规范化、智能化优化过程中，具体应当包括以下步骤。

（一）构建流程优化组织

对业务的流程优化是一项繁杂且系统的工作，在确定进行流程优化之前，应当进行一些筹措准备工作，首先要成立流程优化小组，该小组成员可以是管理层、中层、业务骨干成员或其他有相关经验的工作人员，对各个岗位成员工作职责进行细化明确，并确定流程优化的最终计划。其次，可以聘请来自医院外部或内部的专业人员对流程优化工作组成员进行相关专业性知识的培训，以保证小组工作人员能够熟练掌握流程优化所需要的相关工具、方法，对既往流程进行全方面的梳理，分析流程中发现的问题，绘制流程图，编制新的流程实施图。

（二）流程的调研与评估

流程优化工作小组应当通过绩效评价、事故检讨、客户反馈、检查控制以及学习研究等手段对公立医院现有的业务流程进行系统全面的梳理和调研，分析现存流程执行中的各类问题，确保流程优化后能达到制定的目标。具体实现途径说明如下。

1. 绩效评价

以单位、部门既定目标为基准，评估相应完成情况并评估业务流程的质量和运行情况。

2. 事故检讨

分析评估流程执行中发生的较为严重的事故，并对相应流程进行质量和运作状况评价。

3. 客户反馈

各类相关利益客户通过投诉、反馈、举报等方式传递意见时，流程优化小组应当及时发现相关流程是否有背离流程运行质量的情况。

4. 检查控制

对各类业务和管理流程进行定期或不定期的督查检查，及时发现流程中的不当之处。

5. 学习研究

主动组织部门或个人学习行业内其他先进单位的做法，并对本单位实际情况进行流程的优化改造。

（三）梳理医院运营活动现有流程

和一般企业相比，医院的流程体系更加复杂和庞大，广泛分布于医院行政、后勤、临床等各个领域，一般分为医院管理流程和医疗业务流程两大类。其中，医院管理流程主要是指以医院战略目标为导向，在各个管理职能部门之间动态传递和转移的一系列管理和控制活动及其过程。医院业务流程则主要是指在医院内部的各个医疗业务部门、诊疗服务单元及相关辅助单元之间动态传递和转移的医疗服务活动及其过程。在梳理医院现有流程时，需要进行流程描述，主要是对流程先后顺序、业务工作内容的统一归纳。流程梳理是一项庞大的工作，其结果一般囊括一系列的流程文档，包含业务流程图、流程描述文件等。流程梳理自身的价值在于对企业现有流程的全面认识，实现业务操作的可视化和标准化。同时，明确现有业务流程的运行效率和效果，寻找这些流程执行中可能存在的问题，为后续流程优化奠定基础。

（四）开展流程现状分析和评价

在对流程进行优化再造设计的过程中，应当在前期现有流程分析的基础上，充分理解当前存在的问题，避免以往问题的再次出现，并在优化过程中避免思维僵化，在必要时不能以现有流程优化为基础，应当转变为新流程思路的设计，而不是反复迭代，通过深入考虑细节，瞄准目标设计出新的运营管理流程。

在对流程的整体分析评价中，可以利用鱼骨图分析法层层剖析流程中存在的诸多问题，并分析问题产生的主要原因。鱼骨图分析法也叫因果分析法，是一种发现问题"根本原因"的分析方法，分为问题型、起因型和对策型鱼骨分析几种，它也是在流程问题解决分析中常用的一种工具。这一工具方法的工作原理是在问题出现的时候，对问题产生的根本原因进行讨论，寻找问题产生的主要环节和这些环节需要重点关注的问题，并尽可能地区分出非事项本身固有的限制因素，对无法改进的事项原因，尽可能地通过其他流程改善弥补这些问题的产生。对一个问题（作为鱼头），列明产生问题的大要因（鱼骨主干），从大要因继续深挖，列出每个大要因产生的中要因。

同时，在运营管理流程的优化和改进设计过程中，还要重视对外部实施环境以及内部实施环境的影响。首先，运营管理流程的设计需要获得管理层的支持。其次，在运营管理流程更改的过程中，需要对参与的人员进行内部流程优化理念及操作层面的培训。通过目标的设立确定流程设计关键节点、优化改进方向，并进行流程的全局或局部优化设计，适当地辅以相应的物资、人力等方面的需求满足，最终确定优化设计方案。

在分析梳理现有流程后，应当明确原流程的关键执行点，寻找原流程的弊端所在，考虑流程优化可能涉及的业务或管理部门。另外，在优化和改革过程中，应充分征求相应岗位工作人员的建议，向其说明原有流程的缺点，优化后的流程是如何设计、运行以及对原有问题进行改善的。这一阶段的主要任务是要能够分析原有流程中可能存在的问题和改善的空间，以便为后续流程的优化提供思路和指引。具体分析的内容包括以下五个方面。

1. 时间分析

时间要素主要是用来衡量完成现有流程所需要的时间，包括流程等待时间和作业时间。流程等待时间主要指病人在诊疗过程中所消耗的等待时间总和，如排队、咨询、寻找位置等时间。在患者需求的频率和总量不变的基础上，患者就诊等候时间越短，证明相关业务处理的能力越强，也就是流程的效率越高。流程作业时间则是指患者完成某项诊疗项目所花费的时间，如医生问诊、治疗等时间。应当着重评价现有流程是否便捷高效，是否存在非增值环节以及时间无效浪费环节，特别是核心业务门诊住院流程中是否存在冗余环节或者重复性的工作内容，减少非增值性时间浪费以及重复性工作，切实降低时间工作成本，提升运营管理效率。

2. 服务分析

服务主要指医院应该"以患者为中心"，在进行现有流程分析时以此为原则。

在"以患者为中心"的原则下，为了明确医院提供的医疗服务和患者需求是否相匹配，应当首先调研患者需求和医疗服务的供需关系，以患者为中心确定各类医疗服务的重要程度；其次，要以患者需求为基础制定医疗服务技术要求，并将其转化为相应服务的设计要求，把患者的关键性需求和当前医疗流程服务的差距建立联系。比如，在门诊就诊中，对初诊患者首先要排队办理就诊卡、挂号、缴费，然后去诊室外候诊，当就诊过程中出现卡内余额不足时，需要再次排队缴费，接着排队等待检查或取药，在整个就诊过程中患者等待的时间远远超过医生医治的时间，患者就诊满意度不高，可以看出该就诊流程现状有局限性。

3. 成本分析

公立医院为增强竞争能力，提高效率，谋求可持续发展，"低耗"已经成为医院发展的核心内容之一，加强成本控制管理迫在眉睫。通过对各类业务流程中成本管理瓶颈问题的梳理，进行流程诊断和改进，进而增强对流程成本和耗费资源方面的管控，不断提升人、财、物、技等核心资源的使用效率，降低使用成本，实现医院发展的优质可持续循环。

4. 质量分析

质量作为业务活动中的确定要素，是患者最为关心的最终治疗结果，即医疗质量，包括医疗流程质量和医疗服务质量两个方面，主要是指医疗服务过程、诊疗技术效果及配套服务满足病人康复的预定标准的程度。具体来说，医疗质量主要包括医疗专业活动与操作符合相应规范要求，医生的诊断正确及时与否、治疗及时有效与否、诊断耗时长短、诊疗过程中是否给患者带去心理或生理上的非必要痛苦，是否存在诊疗差错、感染等事故，医疗工作是否出现效率低下的情况等。医疗质量的降低可能会导致诊疗时间加长，医疗诊治成本增加，患者满意度下降。医疗质量的优劣体现在医疗业务流程的各个环节，因此需要对其进行完整的生命周期管理，以保障整个医疗流程的工作质量，为患者提供满意的医疗服务，实现持续改进。

5. 风险分析

在进行流程分析时需要考虑是否将内部控制要求嵌入业务流程的各个环节，是否体现规范的医疗服务要求，现有流程是否存在舞弊的可能性，是否有风险研判机制、风险评估机制、风险防控机制。通过分析，找出可能存在的风险点，进而为流程设计降低风险提供准备。

（五）优化流程设计

在流程现状分析的基础上，根据医院流程的战略目标及患者需求提出总体流程规划，制定实施计划和步骤，进行流程性能分析。无论对流程进行改善还是再造，目的都是使现行业务流程在时间、质量、成本、服务和风险方面达到最佳状态，针对自身的实际情况，选择符合自身发展，较为可行的流程优化方案。针对不同类型的业务流程，公立医院应当结合流程分析与评估的结果以及医院发展的战略目标，优化人、财、物、技等核心资源的配置，以不断完善优化业务流程的途径，保障医院竞争优势。

优化流程设计阶段的主要功效是在流程分析的基础上，对流程分析中发现的各类问题进行处理修正，具体实施过程的研究方法包括以下四种。

1. 访谈法

和流程相关人员进行深入的讨论交流，获得不同角度的建议和有效信息，具体来说，相关联的人员可能包括供应商、生产方、管理方、客户等。

2. 头脑风暴法

在流程优化内部工作人员间组织会议，或聘请外部专家，集思广益，以头脑风暴的方式获取开创性的解决意见。

3. 德尔菲法

通过对相关行业专业人士的意见征询，获得专家的意见和独立解决方案，有利于解决方法路径的专业化和独立性。

4. 标杆学习法

选取行业内或其他行业的优秀单位，以比较、分析、判断的方式寻找自身可以学习的改进方案。

在对流程进行分析后，按照既定的目标和流程优化的原则，将原有流程进行改善或重新设计，降低或删除非增值流程，减少冗余流程的存在，建立新的流程步骤框架。新的流程框架可以和信息化相互结合，让信息系统与公立医院的运营管理工作结合起来，同时把新的流程固化于医院的信息系统之中，如当前公立医院较多使用的 OA、钉钉、ERP 等，以信息技术为手段，使得流程信息能够及时汇总传递，业务、管理部门能够对流程产生的各类问题、信息及时进行处理，这也是流程优化活动中重要的环节之一。

（六）评价新的流程

一个新的运营管理流程优化的结果往往不是十全十美的，需要不断对优化后的流程进行结果评价，按照流程设计之初定下的运营管理目标，对新流程的执行效果进行评价分析，包括新流程执行的效率和最终效果，以此为基础确定流程的优化是否合理可行，是否存在可以继续改进的空间。

（七）流程实施与持续改进

流程实施与持续改进阶段的主要任务是要对新设计的流程付诸实践，在实际工作中将其得以运用，并根据运行效果持续性地进行分析改进。具体的实施步骤包含以下四个方面。

1. 签署发布：流程优化改进完成后提交上级领导审批，对新的工作步骤及方式在确认后进行发布。

2. 宣传培训：通过各类宣传、培训方式将新设计的流程在医院内部推广，使得相关工作者或利益者理解、接受新的流程，并能在工作中切实完整地按照新流程操作。

3. 现场指导：以亲自深入现场检查、指导等方式，确保新流程得以正确执行。

4. 检查控制：新流程执行过程中可能会出现各种问题，需要定期或不定期进行执行情况和效果检查分析，改正其中的不当之处，评估新流程改进后的工作效果，在组织或外部环境发生变化时及时进行流程调整。

第四节 流程优化的效果评估

优化后的流程在通过对效率和效益的评价后开始实施，并在实施的过程中持续进行优化。从某种程度上来说，流程的优化绝非一项静态的工作，而是一个动态的循环过程，经历流程分析、设计、评价、实施、改进后，流程应当在后续的执行中不断进行分析改进，重新重复上述循环性过程，形成动态自我调整机制。公立医院流程优化是以业务流程再造理论为指导，以"流程导向"为方式，以"患者满意"为目标，使用关怀理论和工具来转换或重建硬件环境、医院中的所有工作流程以及院外通信的工作流程，将流程中不完善的部分重新完善，建立畅通的"服务链"，达到医疗服务更加便捷，医院运营效率提高的目标。通过定期检查各流程运行，评价现有流程的适应性，对有问题的流程进行再造，可以使流程快速、及时地适应医院日常环境和条件不断变化的需要。

在对运营管理工作内容有了明确权责划分的基础上，还应针对其建立定期考核与评价机制，这也是完善运营管理工作模式的重要手段。考评工作由运营管理部门或运营管理牵头部门主要负责，业务部门及其他相关部门辅助参与，主要内容包括考勤、工作完成数量及质量、分析报告数量及质量、提质降耗情况、对口业务科室满意度等，并随着工作的逐步深化后，将对口业务科室的绩效考核结果与对运营管理工作的考核挂钩，从而调动其真正面向临床、深入临床、服务临床的积极性和主观能动性。

在完成对医院运营管理流程的优化设计后，新流程的实施效果如何，是否仍旧存在不当之处都是亟需进行评估的内容，这也就是流程优化后的绩效评价。医院的流程优化绩效主要表现为流程实施过程和实施结果。实施过程通过有效配置医疗资源来改善医院目标，实施结果是流程对医院目标实现的贡献程度。因此，医院流程绩效是流程实施情况和结果好坏的度量。换言之，医疗流程绩效评价是一种对医疗服务以及构成这种服务流程的重要方面进行定量描述的工具，能够帮助我们理解、管理和提高医院服务流程效果。有效的绩效评价应该提供以下信息：是否达到了既定的目标；病人是否满意；流程是否得到了有效的管理；是否需要进行改善，改善的关键是什么。具体来说，医院流程的绩效评价共包括四个步骤：评价计划与设计、流程指标数据收集、数据信息分析以及流程的评估。

为实现医院流程评价的标准化、规范化，结合对公立医院现有流程分析的指标，设计医院流程评价体系，涉及时间、服务、成本、质量和风险五个方面，详见图 5 − 1。同时，流程优化作为一个持续性的改进过程，在评价体系建立之后，由于流程优化所处的阶段不同，不存在一以贯之的适合所有业务流程的评价指标，在具体应用过程中对指标的选择还需要能够适应变化的外界环境。

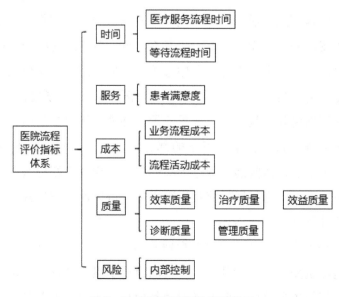

图 5 − 1 医院流程评价指标体系

第五节 流程优化的保障

一、成立运营管理组织，明晰流程管理职责

医院应当建立完善的运营管理组织体系，明确各部门职责权限，为业务运营流程优化提供组织保障。通过建章立制，设计医院运营管理制度的框架，梳理各组织机构的工作内容，明确流程管理范畴，各司其职，确保各项任务的有效落实，为业务运营流程优化工作的顺利开展提供制度保障。

二、加强部门联动协作，确保流程畅通高效

医院应当加强部门间的联动协作，设置科学高效的运营管理协同机制。通过资金流、实物流、信息流、人力流在业务科室和职能部门间的流转建立联系，打破部门间、事项间、事项与部门间的壁垒，充分调动合作积极性，形成管理合力，确保流程优化各项工作有序推进、落地见效。

三、开展规范管理建设，固化流程优化成果

医院应当开展业务运营流程的规范化与标准化建设，修订相关配套制度，将优化后的流程固化到制度体系中，明确必须要遵守的规则，做到有章可循，有规可依；同时完善医院信息系统，把流程固化到信息系统中，实现流程规范化、标准化，确保流程运行的稳定性与连贯性。

四、加强财务体系建设，夯实流程管理基础

医院应建立精细化、科学化和系统化的财务管理体系，全面提升预算管理、全成本管理、绩效管理、资产管理、价格管理、经济合同管理、风险管理等财务管理水平，充分夯实医院业务运营流程管理的基础，提高财务对业务发展的促进作用。

五、健全管理人才体系，激发流程运行活力

医院应加强运营流程管理人才队伍建设，配备会计学、财务管理、公共卫生管理、信息技术、临床医学等专业人才队伍。根据医院近期需求和长远战略需要，做

好运营管理人才梯队建设，鼓励和支持运营管理团队人员深入业务科室学习调研，掌握医、教、研、防、产各类核心业务流程。建立运营管理专业人员培训培养制度，加强运营流程管理首席专家、领军人才等技术骨干的培养，提高专业人员综合素质和能力。

六、加强信息技术建设，构筑流程优化保障

医院应完善相关软硬件设施，加强运营管理信息系统建设，通过信息化顶层设计，推进医院运营管理系统与核心业务系统互联互通，实现实物流、资金流、业务流、信息流四流合一与人、财、物、事的全流程管理。强化问题导向，广泛运用互联网、云计算、人工智能、大数据、区块链等现代信息技术，推动组织管理模式、资源配置方式、制度保障环节等系统性重组重构重塑，构建持续优化、动态调整、迭代更新的流程再造"1+N"制度体系。

第六节　流程优化案例解析

某医院是一所设备先进、专科齐全、技术力量雄厚，集医疗、教学、科研、预防、保健、康复、急救为一体的省级大型综合性三级甲等医院。某医院在建立运营管理部门的基础上，利用运营流程优化的工具和方法，分析运营管理改进和流程优化设计的具体应用方案，将理论与实践相结合，相互印证，最终形成了一套全面、科学、操作性强且具有普适性的公立医院运营管理流程设计规范和制度体系。

一、手术流程优化

随着现代医学的迅速发展，手术室的地位日显重要。手术室作为医院重要的保障部门，是各种医疗资源密集的单位，通常由各个外科类科室共有，手术室的工作质量和使用效率效益可能直接会影响到医院整体的平均住院日、病床使用率以及病床周转次数等重要指标，继而影响医院运营管理效率。手术室资源的合理、充分应用，以及流程的优化与效能的提高是医院管理者非常关心的问题，同时也是手术室绩效管理模式探讨的重要方面。

（一）现有手术流程梳理

从运营管理不断精益化的角度来看，手术的效率与质量无形中影响了医院整体

的医疗服务水平。目前，入院手术流程一般为患者在门诊就诊后，如果需要住院手术治疗，医生开具住院通知单，患者凭住院通知单去相应科室办理入院手续，在手术之前，需要进行相关检查和麻醉评估，然后由医生进行手术日程安排，对患者进行相应手术后，回到病房观察，最后出院。详见图5－2。

入院→术前检查→麻醉评估→手术排程→手术→术后观察→出院

图5－2　传统手术流程

（二）现有手术流程分析和评价

在我国，医院的手术室医疗服务流程中存在很多问题，降低了医疗服务提供的效率和质量，具体从时间（T）、服务（S）、成本（C）、质量（Q）、风险（R）五个方面结合鱼骨图对手术流程进行分析。

1. 时间

（1）接患者至手术准备间延时。运用鱼骨图思维，从人员和环境两个方面分析接患者至手术准备间延时的原因，详见图5－3。关于人员方面，医护人员之间若信息沟通不足，如停台和换床位等信息未及时沟通，以及患者术前准备不足，或者医疗辅助人员配备不足等，都会影响手术室运营效率。关于环境方面，若存在工作区域较大，安排不合理，病区距离手术室较远，电梯运力不足等情况，也会导致接患者至手术准备之间延时。

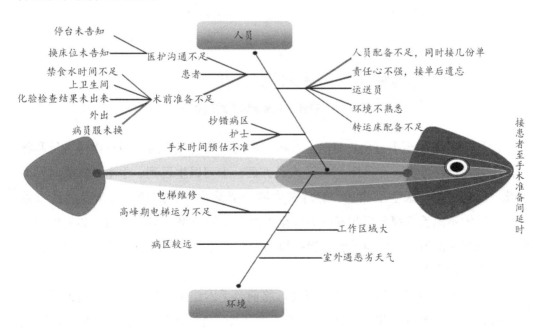

图5－3　接患者至手术准备间延时图

（2）患者入室至麻醉完成延时。患者入室至麻醉完成延时的原因可以从人员、流程和物品三个环节进行分析，详见图5-4。第一，人员方面，若麻醉医生不足，需要同时兼顾几个手术间，或者麻醉医生对手术麻醉系统不熟悉等，会影响患者麻醉效率，同时，如果主刀医生临时停台、手术部位标识不清等、护理人员不足、患者病情出现变化，都会导致患者入室至麻醉完成延时。第二，流程方面，如果病人家属不在等候区，以及麻醉单未签字等，也会影响手术效率。第三，物品方面，若存在器械短缺，特殊材料未及时到位等，同样会降低手术室运营效率。

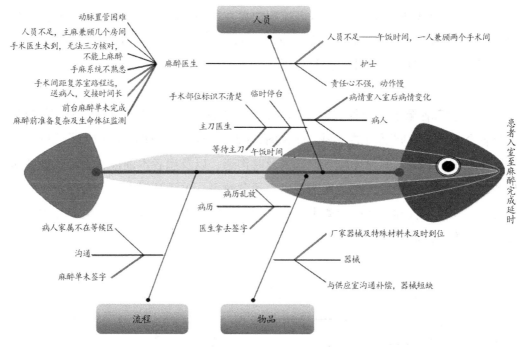

图5-4　患者入室至麻醉完成延时图

（3）麻醉完成至下刀切皮延时。麻醉完成至下刀切皮延时原因可以从人员和物品两个方面进行分析，详见图5-5。人员方面，主刀医生迟到、手术方式临时发生变化、助理对主刀医生不熟悉、麻醉医生的麻醉面不够、护理人员未及时清点器械、对手术不熟悉等都会影响麻醉完成至下刀切皮的效率。物品方面，如果出现医疗器械未提前准备或未定点放置、医疗设备未维护保养、医疗耗材缺货等现象，均会降低手术室运营效率。

（4）前台手术结束至患者离室延时。将前台手术结束至患者离室延时追溯至三个方面，详见图5-6。第一，人员方面，主要涉及麻醉医生、主刀医生、护理人员、患者及工人。第二，手术流程方面，若前台为感染手术，则患者不能进入麻醉

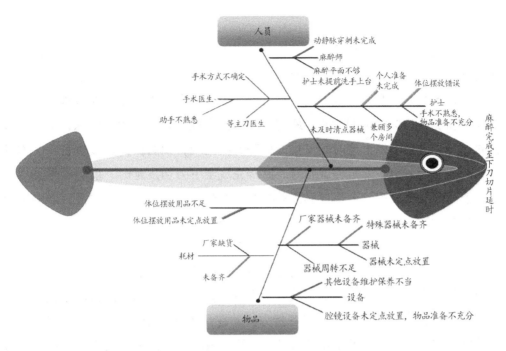

图5-5 麻醉完成至下刀切皮延时图

复苏室，需要在手术间内复苏、拔管等，且手术间需要进行消毒处理。第三，物品方面，若麻醉单、医疗表格、病历等未完成填写，也会影响效率，此外，若手术推床未定点放置、出现故障等问题，也会导致前台手术结束至患者离室延时。

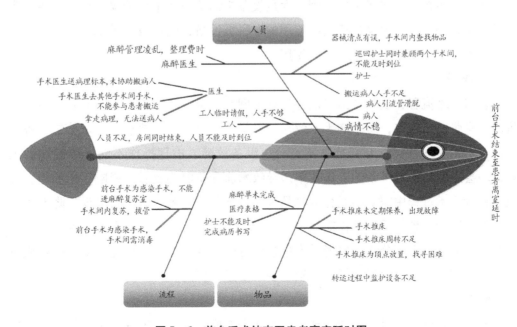

图5-6 前台手术结束至患者离室延时图

2. 服务

患者在进行手术时，若医院运营管理水平不高，缺乏科学合理的排程规则，对手术时间的预测不准确，手术医师对医院的规章制度不够重视、准时意识较差，护理人员资源不足、未及时完成患者术前准备、做好患者围手术准备及心理疏导、延误血压、血糖等指标的早期检测，麻醉医师术前未准备好或技术不熟练，患者苏醒时间过长，可能会导致上述时间安排方面问题的出现，如医护人员接患者至手术准备间延时、患者入室至麻醉完成延时、麻醉完成至下刀切皮延时、前台手术结束至患者离室延时中的状况，会造成病人等待时间过长、手术室混乱等情况，影响医疗服务提供的效率和质量，极大地影响病人的满意度。

3. 成本

第一，手术室设施和卫生设备的复杂与多样使得成本控制具有相当的困难，成本中反映的信息与实际反映的真实状况会出现偏差。第二，与支出目的不相符，在医院的日常经营中一般采取向厂家备货方式，在具体使用中的收入计入有关科室，但对成本的核算则是根据发票结算金额计入科室成本，往往因为收入与成本计入时间的错位导致科室收入和成本的不配比，从而导致成本核算精准度不足。第三，对手术室成本的管控缺乏个性化，常规的手术管控中没有固定的耗材标准，使得术中对耗材的使用较为随意，这也是手术室是耗材管控工作中重点科室的原因之一。第四，固定资产折旧分摊状况不明晰，手术室作为资产密集型科室，存有大量固定资产，按照谁申领计入谁成本的原则，大量设备折旧费由手术室分摊，但其中主要为两类设备，一类是只由少数科室所使用的专科类设备，仅存放于手术室，另一类是公用设备，供多个手术类科室共同使用。

4. 质量

现有手术流程在质量方面可能存在如下问题。第一，术前准备时间长，患者的焦虑、紧张情绪较多，易影响手术效果和质量，也容易引起医患矛盾。第二，查房时间与手术时间冲突、麻醉准备不充分、设备故障、护理操作不娴熟等问题的出现，均会影响到手术准备的工作效率，导致术前准备时间延长，影响手术质量。第三，患者手术过程中需要的耗材等物品未充分准备，或者人为准备失误，降低了手术质量。第四，患者手术排程期间较长，导致平均住院日延长，影响医院经营效率和效果。第五，未充分考虑患者手术过程中可能出现的症状与变化，影响医疗质量的提高。第六，信息化程度低，不利于手术质量的提高。

5. 风险

现有手术环节的风险可能体现在以下几个方面。第一，护理人员未能及时完成术前准备。因手术安排过多，而护理人员资源不足，未及时完成患者术前准备，影响手术准时率。第二，外科医师上台过晚。主观上是手术医师对医院的规章制度不够重视，准时意识较差，客观上由于医疗资源相对缺乏，医师工作强度较大，需处理会诊、科室交班、查房、开具医嘱等多项事务，工作烦琐，且经常需要急诊加班及夜间值班。第三，由于麻醉医师术前未准备好或技术不熟练，患者苏醒时间过长。第四，手术或麻醉方案更改。术前临时更改手术或麻醉方案，需再次找患者及家属谈话，获取知情同意，从而延误手术开台时间。第五，手术过程中需要的耗材等物品未充分准备，或者人为准备失误，影响手术效率，增大了手术风险。

（三）从运营管理角度进行流程设计

对手术室资源进行配置一直是医院管理的重点内容，由于手术室需要调用多种医疗资源，是一个较为复杂的服务系统，因此国内外对手术室资源配置或者调度优化研究各有侧重。本书将从手术室人、财、物力、空间、工作程序等方面进行深入评估、研究，其中，对医院的管理结构、岗位职责、绩效考核指标、科室工作细则、绩效指标等作了具体规定，以查找当前医院所面临的困难，对出现的问题加以研究、给出改善意见，并对改善后的效果加以跟踪评估。下面将从运营管理方面介绍手术室的流程设计。

1. 人员管理

鉴于医院手术室护理工作复杂的技术特点，工作场所人员的配置须要符合临床手术要求，为有效防止手术室工作人员的紧张或人员闲置，对医院手术室护理工作场所人员配置的必要性进行论证和分析，按照实际工作量合理配置人员。在员工排班上实施弹性排班，根据手术进行状况，将手术班分成早班、行政班、下午班、调班等，并且提倡周末班，根据绩效管理变革，充分调动上班积极性。

2. 卫生耗材管理

第一，设置专人负责管理卫生物料，运用信息系统，做好完善的成本费用明细记载。除去所用的耗材外，还包含本月提取办公用品、特殊性耗材等，对各种物资材料出入库实行备案和统计分析，月底实行术后病人数或记账总量与成本支出比较。第二，对库房里的各类物资设立基准，实时掌控各类耗材的使用及库存状况，对各个库房进行定期检查、盘点，保障物资的安全、完整性。第三，对耗材进行可收费和不可收费两类分离管理，为不可收费耗材的数量、使用情况管理奠定基础，对比手术台次的增长情况与不可收费耗材的领用增长情况，将不可收费耗材的增长控制在一定范围内，对使用情况异常的进行分析管控，并提出改进建议。第四，对各项手术中的工作步骤进行规范，降低非必要的浪费，设立耗材使用控制红线，超出红线的需要进行分析和管控，并将非合理的超出部分纳入绩效考核。

3. 医疗设备管理

第一，配备专人管理医疗物资，利用信息系统，进行完整的费用清单记录。除去所有的消费物资之外，还包括每月的办公用品、特殊性用品等，对所有物资的产品出入库进行备案和统计分析。第二，对仓库内的各种物资设置消耗基数，主动掌握各种耗材使用、出库的状态，并定期检查和盘点入库，以确保货物的安全与完好。第三，将不可收费与可收费耗材分别管理，主要跟踪不可收费耗材的种类、使用状态。第四，充分利用手术设备，在同一设备为多台手术所需要时，合理制定协调设备的使用，实现资源利用率的最大化，以达到成本管控的目的。

4. 空间、时间利用效率管理

第一，首台手术准点开台和缩短术后换台时限，能够有效使用时限，大大减少人员、物资使用成本的耗费，提升术后间的利用率。对准点开台执行力差的原因加以剖析，给出解决办法，如制定《首台手术操作开始时间管理细则》，公立医院直接制定业绩奖赏方法，医师提早上班时间办理住院各项工作，手术室工作人员与麻醉工作人员提前做好术前准备，确实手术时间关键点，例如手术医生到达时间、输液准备时间等。第二，充分分析导致接台时间延长的各类原因，主要是术前准备不足、手术电梯等待时间长、手术取消等。应做好与病区的信息沟通工作，接患者前由巡回医师来电告知病区，并确定已做好手术前准备工作；设有专人管理楼梯，并配有呼叫系统，随叫随到；对员工实行弹性排班，在接送病人高峰时段增设一名员工；合理进行手术排程，术后报告需经科主任、主管医生、电脑系统多重审核才可以发送，减少手术取消率。第三，提升手术间在双休日的利用率。手术室使用的紧张情况、手术结束太晚、连台手术过多都可能会导致手术室的安全隐患，医院可以通过绩效政策导向，鼓励各科室利用双休日开展手术，在提升手术室使用率的同时也能缓解工作日手术间紧张的问题，提高双休日工作人员积极性，提高医院手术台次。

5. 手术工作流程管理

对手术中的病人接送流程、连台手术的管理流程、手术排程流程、安全核查流程、麻醉恢复室与病房交接流程等进行优化。提高手术室运营效率，在保证医疗质量的同时提高手术间利用率，提高患者就医体验。

6. 信息系统管理

健全对手术室成本的信息管理系统，逐渐完善手术室 HIS 系统以及相应的手麻系统、物流管理系统等。通过精细化业务数据信息系统的建立，掌握手术中产生的各类运营基础数据，从中挖掘有价值的部分，从成本归集开始，逐步实现成本的全过程管控。

7. 制度管理

制定手术室运营规章制度，制定对医生、护理人员、医技人员、医疗辅助人员等的管理办法，同时，对不同科室的准点下刀率、手术台次、三四级手术比率、手术室运行周转率、成本消耗等制定相应的规章制度，使得手术室的运行有章可循。

根据手术室的资源配置，设计手术室运营管理流程图，如图5-7所示。在主刀医生、麻醉医生、手术室护士和工勤人员的配合下，根据医院的规章制度，确保准点下刀率。同时，通过人员安排、信息系统支持、器械物资准备、流程优化、手术排程与规范化管理等，缩短接台时间，降低手术室运营管理成本，从而实现规范化、流程化与专业化的手术流程管理，达到降低手术风险，提高手术效率与服务质量的效果。

8. 绩效评价

从医院决策者到手术室人员要增强精益服务意识与效能观念，充分认识到手术室运转流程中投入产出规模以及资源消耗比，强化绩效评价。对手术室的成本管控与运营效益进行评价、完善和总结，运用绩效评价方法，选取恰当指标如手术室资源使用状况、人员配比协调度、设备利用效率、单位时间内手术间利用率（台次、有效工作时间）、单位时间内人均完成手术量、连台手术等待时间、患者复苏时间、仪器设备使用率等，遵循四项原则：保证安全（与效率）、效率最大化或尽量减少对当天病人的手术延误和取消、提高可预见性（提高病人、工作人员和医生的满意度）、一旦条件满足，最大限度在"任何工作日"安排手术。对比分析运用运营管理工具后与传统流程的改进之处，并进行定性总结与定量分析，通过PDCA循环进行持续改进，对改进后的效果进行追踪、效果评价，以实现单位时间内利用最少资源完成最大手术量，达到效益最大化。

二、医用耗材流程优化

医疗耗材直接或间接地作用于身体，其使用直接关乎患者的生活健康，因此医疗耗材的购买、配送、使用始终是医疗规范化管理的重点方面，同时也是对医疗资源进行精细化管理的关键点所在。由于没有科学、高效的管理体系，目前在国内各级医院中普遍存在着较为严重的医用耗材浪费现象；此外，由于医用耗材品种繁多、规格复杂、厂商繁多等因素，公立医院医用耗材管理工作难度大、管理效率降

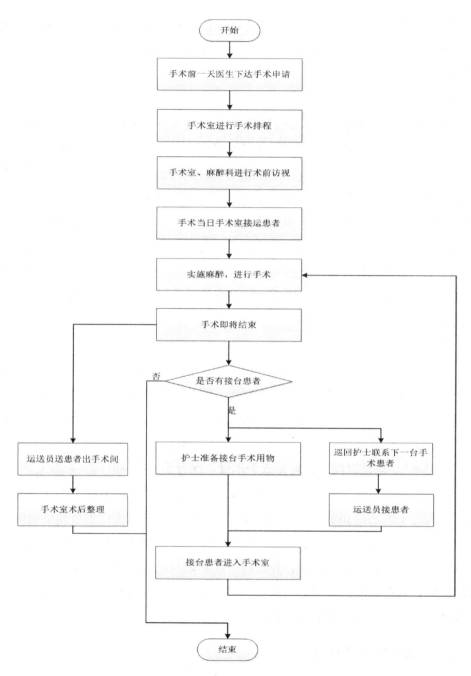

图5-7 手术室运营管理流程图

低、医疗活动安全性等现实问题也日渐凸显，因此需要系统性、规范性、智能化地对医用耗材进行管理，利用现代信息化技术手段从全业务流程的视角对现存模式加以系统设计并改进，达到对医用耗材的有效控制。

（一）传统医用耗材流程梳理

目前，多数医院关于医用消耗材料的管理都是采用传统物流配送模式，消耗材料种类、供货商繁多，造成医用消耗材料管理工作复杂，而且传统的物流配送模式大多采用人工或半人工操作的方法进行，失误率高，信息化程度低，导致医用耗材在日常管理中存在着诸多盲点，并且医用耗材管理的思路大多注重物流过程中采购、库存、配送等某单一环节的管理，并未综合考虑医用耗材在医院物流过程中各环节的特点、运作规律以及相互联系和影响。

传统医用耗材从需求到供应是一条供应链，供应链由四个环节组成：生产商、供应商、医疗机构和临床科室，具体环节见图5-8。

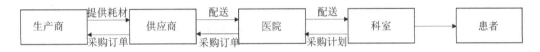

图5-8 传统医用耗材流程

（二）传统医用耗材流程分析与评价

传统医用耗材采购方式下，各科室库房管理人员人工统计科室库存量、预计所需补货量，提交采购申请至采购部门，采购部门汇总后再以纸质或电话形式将订单报送给供应商，供应商接收医院的采购订单后完成耗材配货、配送入院，待医院验收入库后，通知申请科室领用。

传统医用耗材库存模式下，库存控制完全靠经验判断，各级库存之间缺乏信息共享，医院中心库和科室库房须备存满足临床科室数十日使用量的医用耗材，大量的耗材备货不仅造成库存积压和资金成本占用，也会导致库存耗材过期现象频繁发生；并且在传统模式下采取货票同行的方式，供应商将发票随耗材一同配送到医院，医用耗材验收完成后物权则转移至医院，这种方式占用了医院大量的资金。同时，由于科室耗材请领量与科室成本关联，该方式容易造成科室收支配比不均衡、绩效波动等问题。

传统医用耗材配送模式下，院内配送主要是基于科室的申请而触发，配送量主要依赖于科室库管员的个人经验，医用耗材大多是按整箱、整件的大包配送至科室，难以追溯和监测用量，因此配送时间是不确定的，面对全院众多科室库管员的不确定性补货申请，配送人员需完成大量的、无规律的配送任务，配送效率低下，且管理部门无法杜绝私下换货等不规范行为，增加了临床使用风险。

具体运用鱼骨图从时间（T）、服务（S）、成本（C）、质量（Q）、风险（R）

五个方面对医用耗材传统流程进行分析，见图5-9。

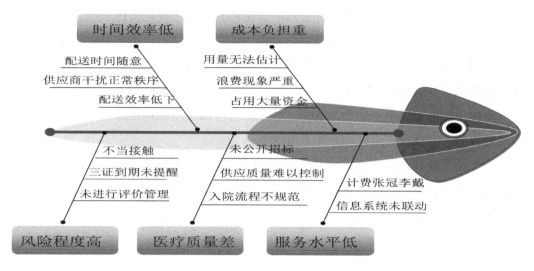

图5-9 传统医用耗材流程分析

1. 时间方面

医用耗材管理需要将耗材精准、及时、高效地送至需求科室，由于物流配送较混乱，供应商众多，各供应商送货方式各异，有自有物流配送，有快递配送，耗材到达医院时间没有规律，干扰了正常的医疗工作秩序，不利于医院的统一管理，且传统院内配送通常交由工人、后勤物业、供应商配送货、科室自行至库房领取，工作周期不规律，且要等到耗材到货后才安排配送，效率较低。

2. 成本方面

原耗材管理模式由临床使用科室估计耗材用量，对耗材库存进行管理。而耗材产品往往整箱销售，供应商不接受拆零，对于日常使用量不大的产品，也需要科室整箱申领。此类不常用的耗材产品库存往往需要较长时间才可以消耗掉。如此不仅增加了医院成本，而且产品容易堆积遗忘导致过期，造成浪费。

3. 风险方面

医疗耗材管理包括了内部控制，一方面，在传统模式下，部分医疗耗材的入院没有进行过公开招标，仅由供应商在进行报价确定和资格审查后就入院使用，并不符合国家的相关采购制度规范，极易产生政府采购和廉政的风险；另一方面，对供应商的管理也缺乏一定的规范，原因是由于供货商和医院内部工作人员之间的不良联系，增加了廉政风险，也不利于医院整体的行风建设；另外目前产品三证实行纸质管理的模式，无有效期提醒与预警，主要依靠供应商自觉前来更新三证信息，而采购中心工作人员管理纸质三证任务繁重，证照纸质管理模式效率较低，三证信息系统的不适时变更也极易造成医疗隐患；同时医院合作的供货商很多，但供货商工作人员水平参差不齐，公立医院对供货商缺乏全方位的认识，给医院耗材管理使用造成不同的经营风险。

4. 质量方面

医用耗材的管理效果会影响医疗质量，从现有医用耗材流程看，流通环节多，耗材品种不平衡，有的品种过多，有的却过少，不能满足不同群体的医疗需求，特别是大多数医院尚未建立耗材使用信息化及数字化，耗材尤其是植入性材料的安全性、科学性评估不够充分，影响医疗安全及术后疗效，且耗材使用培训质量良莠不齐，医生使用耗材随意性强，护士缺乏评估，随意提供。以手术室为例，现实中手术医师在使用过程中未具体按切口大小选择合适的耗材，小创口使用大耗材，棉球缝线随意使用，不但造成耗材浪费而且不利于创口愈合，影响医疗质量。

5. 服务方面

医院需要同时注重经济效益和社会效益，服务主要是"以患者为中心"，医用耗材的管理关系到医疗质量，进而会影响医疗服务，影响病人满意度。在现有医用耗材管理模式下，医用耗材管理较为混乱，信息系统未进行联动，收费方式存在缺陷以及缺乏有效监督机制，绝大多数医院广泛存在医用耗材"乱收费""替代收费"等现象，增加了患者的经济负担。此外，目前国内医用耗材缺乏统一编码标准，给医用耗材的采购价格比较、应用效果评价、使用效率点评等工作带来困难，最终不能提升医疗服务的水平。

（三）从运营管理角度进行流程设计

1. SPD 模式介绍

针对医用耗材在当前医院物流的供应、库存和配送环节中存在的问题，可以采用 SPD 管理模式进行优化，SPD 管理模式通过整合内外供应链资源，借助供应链的协同化优势，对医用耗材实现全面管理，以此提高管理效能，这种管理模式通常以医院的物资管理部门为主，通过信息化媒介对全院耗材进行物流的一体化管理。具体来说，SPD 模式中的 S 表示供应管理环节，它主要是对供应商的整合评价和对耗材在线实时采购的供应链端优化；P 表示加工管理环节，在此环节中需要建立耗材中心库，对耗材进行定数包加工，以条码管理的方式进行控制实现"最佳库存"，降低不必要的能耗和资金占用；D 表示配送管理环节，对业务临床科室实施主动定期推送和定制配送两种耗材推送方式，改善以往临床科室需要到物资管理部门领取物资的情况。其工作管理模式如图 5 - 10 所示。

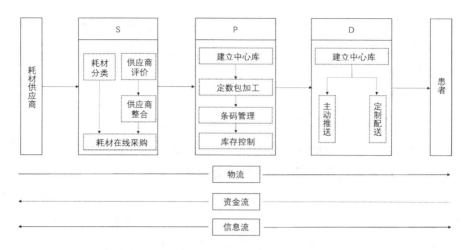

图 5 – 10　医用耗材 SPD 管理模式

2. 基于 SPD 模式的流程优化策略

医用耗材的生产、储存和消耗是一个非常复杂的管理过程，接下来，主要对医用耗材的供应、库存和配送三大环节的优化策略进行阐述。

SPD 管理模式可以通过在线采购、分类采购、供应商整合和供应商评价来进行供应优化。

（1）医用耗材供应采购平台协同管控采购、供应业务，实现订单的接受核对、发票的线上查验、耗材的配送以及货款结算情况的实时查询。

（2）SPD 模式综合考虑物流储存采购成本、供货速度以及市场变化等复杂因素，按照边际贡献模型计算耗材采购策略，并通过卡拉杰克矩阵分类方法，对不同类型的耗材采用不同的采购、供应方案，提升采购效率和效益。

（3）通过耗材质量、供货及时性等指标科学评价和筛选出可靠的供应商进行合作，保障耗材安全、及时的供应，同时，以外部业务重组的方式确保集中化的供应管理和对医用耗材实行一品单规及双规管理，减少医院采购人员的采购工作量，避免由于耗材品规繁多带来的复杂的管理工作。医院医用耗材的库存管理一方面是为了避免库存过大，占用医院的流动性资金；另一方面也是为了能够实现临床科室的临时缓冲性需求，确保一些不确定的医疗物资需求，以防出现物资不足导致的业务无法开展的情况。因此对医院医用耗材的库存优化这一工作十分重要，综合来说，可以通过以下四种方式进行。

（1）设立中心库：SPD 管理模式对医用耗材库房实行分级管理，设立 SPD 中心库作为一级库房，用于耗材备货及院内库存周转；设立 SPD 科室库作为二级库房，用于科室所需耗材的短期存放及周转；设立 SPD 拆零库作为三级库房，即诊疗室、治疗车等区域，避免与其他办公用品等耗材的混乱管理。

（2）定数包和术式套包管理：定数包是将一种及以上的同种耗材根据特定规格重新包装在一起而形成的包裹。确定耗材定数包规格后，根据各科室消耗的历史数据，以定数包为计数单位设置耗材的最大库存量、补货量和安全库存量，不但方便了二级库取用耗材，也提高了消耗统计的准确性；术式套包是按照手术类型将手术所需的单独计价耗材（如导丝、吻合器）、非单独计价耗材（如纱布类）在无菌环境下定类、定量加工包装的标准套包，如甲状腺手术套包等，可以按照临床工作人员的实际工作习惯与各类手术的特点确定不同种类的手术套包，并以此为依据进行管理，实现了按需领用，减少了手术室护理人员的工作量，也促进了手术耗材的全程追溯。

（3）条码管理：在 SPD 模式下，医用耗材在医院内部的流转采用条码管理的方式进行，在耗材入库环节赋码并扫码记录上架，在科室领用消耗时，临床科室工作人员通过手持 PDA 扫码消耗。

（4）库存控制：SPD 管理模式通过库存管理系统实现各级库存的库存量实时检测和合理配置，基于各科室各种耗材消耗历史数据，设置满足科室使用和中心库高效运作的补货参数，确定各种医疗耗材的订货点、安全库存、订货周期等关键性指标数据，并根据消耗数据变动情况动态调整定数包、术式套包规格及定数设置。多级库存联动不但促使医院各级库存水平得以有效优化，也为供应商合理安排配送计划提供了依据。

既往医用耗材的消耗多采用临床科室领取的形式，但在实际工作过程中，临床科室对耗材的需求是多变的，这就会导致医用耗材消耗管理低下且难以溯源。如何准确确定耗材仓库合理库存量、保证耗材的规格、提升耗材使用效率，这些都成为耗材配送优化过程中需要研究的重点问题。解决这些问题主要可以通过以下几方面：

（1）消耗监测：建设医院内部物流管理系统，与条码技术相结合，实时监控医用耗材在医院内的消耗流转，知悉各类耗材仓库的仓储和消耗情况。

（2）创新配送模式：在自动获取科室耗材需求的基础上，耗材配送人员根据系统自动分配的任务，完成耗材从中心库向科室库的配送。SPD 管理模式下的配送分为主动推送和定制配送两种模式，主动推送模式主要将已加工的耗材主动推送至各二级库房；定制配送模式是主动推送模式的一种延伸，指在手术室库房内根据手术特点将耗材加工成术式套包推送至各手术间。

（3）制定配送策略：根据不同科室的耗材需求紧急程度对配送任务进行多目标

规划与任务调度，制定常规配送与紧急配送两种策略。

（4）应用物联网技术：主要包括条码技术和射频技术。条码技术除了应用在定数包和术式套包上外，还应用于配送工具（如推送车、配送箱等）、配送单据等；配送箱条码与箱内定数包信息相关联，配送单条码与科室配送耗材的信息相关联，扫描对应条码即可获取相关信息。射频技术主要运用于智能储存柜，对柜中耗材粘贴 RFID 电子标签，取用耗材时智能柜自动识别、盘点库存、以实时监测消耗情况。

SPD 模式通过对供应环节、库存控制、配送环节进行优化，使医用耗材管理在时间、成本、风险、质量、服务五方面得到了提高。

3. 绩效评价

SPD 管理模式通过对耗材采购、配送、使用、评价全流程的优化，以及与信息系统的联动运作，提高了医院耗材管理的协同能力和精细化管理水平，并可以对耗材管理从管理精益化和成本两方面进行评价，选取相关指标，如：库存周转效率、库存合理度、可追溯性、成本核算、质量控制、医师满意度等，通过定性定量的方法对比分析实施 SPD 前后医用耗材管理的改善点，并与 PDCA 循环相结合进行持续改进，对后续实施后的效果跟踪评价，在医用耗材管理困难、医疗活动存在安全隐患、管理效率低的背景下，优化医疗物流资源的配置、降低医疗物流运营成本。

第六章 公立医院资源配置

第一节 资源配置的定义

资源是公立医院健康可持续发展的基础。公立医院要提高核心竞争力就需要对资源有较强的获取、配置和转化能力。一个地区的卫生投入水平、卫生服务效率和卫生服务发展方向更是直接受制于公立医院对各种资源的利用水平。

资源配置是指公立医院在规定区域内，把比较紧缺的人、财、物力、技能等重要资源转移或分配到亟需优先发展的专业，从而尽量减少资源耗费，以达成对重要资源的最优化使用，实现"帕累托最优"目标，在公平分配重要资源的同时，提高患者的就诊服务质量标准和公立医院服务水平，用有限的资源获取最大的社会和经济效益。优化资源配置可以使医院运营机制有序运转、自身潜力显著提高、平稳应对内外部挑战、实现可持续发展。资源配置效果最优包含以下三层意思：一是不浪费资源；二是以最小化生产成本供给社会任何一个医疗服务项目；三是给社会赋予价值最大的医疗服务类型和种类。

第二节 资源配置的现状

从内部来看，公立医院资源配置存在粗放性和趋利性，不能适应外部政策导向和自身发展需求。

内部资源配置粗放。公立医院依靠规模扩大所产生的收入增加，在一定程度上掩盖了公立医院日常运营中所出现的问题，且存在专业经营管理人才缺乏和购置论证机制、协调机制不完善的现象，形成重复购置、争抢有限资源，导致资源配置效率不足、配置结构不尽合理、配置公平性缺失、闲置与浪费并存。

内部资源配置趋利。由于政府财政投入不足，公立医院的收入大部分来自医院业务收入，因此，医院内部资源容易向经济效益好的诊疗项目倾斜，在一定程度上影响了公立医院的公益性；又因为大型公立医院与下级医疗机构在医疗服务范围上存在交叉和重复，造成医疗服务在社会层面资源配置和利用的低效率。

从外部来看，由于公立医院补偿渠道的变化、付费方式的变革、分级诊疗机制的推动、国家医保基金监督的强化、政府财政投入不足、重大公共卫生事件的冲击等因素影响，公立医院所面临的经营压力逐渐加大。尽管我国一些相关政策措施的完善，能够让公立医院的经营管理紧紧地围绕着公益这一主线，但较为宏观的改革方向并没有对反映医疗工作者技术价值的价格政策、政策性损失的赔偿水平和途径等进行明确规定，因此短期内公立医院还是存在政策性亏损这一问题，这也要求公立医院一定要做好精细化经营管理的工作。

面对内外部挑战，公立医院应该优化内部运行机制。内部资源配置方向和形式会对医院的组织架构、内部文化和管理方式产生深远的影响，因此优化内部资源配置是完善运营机制的基础，更是主动配合医疗体制改革、挖掘自身潜力、适应外部环境和实现高质量发展的基础，如何最优地进行内部资源配置是现代医院管理的一个难点。

第三节　优化资源配置的总体路径

一、以医院发展战略为导向，以学科建设为中心

医院战略导向与资源配置具体路径是息息相关的，需要根据自身发展战略选择最合适的资源配置方式。战略在符合公益性政策的前提下，搭建与自身多元化发展相适应的多维资源配置结构。

各个学科是维持医院有序运转的毛细血管，可以将医疗、教学、科研和预防功能进行有机结合，医院能否可持续发展主要取决于学科建设和发展的质量好坏。公立医院使用的内部资金重点考虑制约学科发展的各种因素，包括人才队伍建设、技

术管理建设、学科研究发展、科学研究水平发展、教育能力发展等。公立医院必须以专业为基本单元，按照区域医药卫生事业布局和自身的定位，根据充分发挥专业整合优势、凝练专业方向的需要，并根据专业的现状和未来的需要建立其目标病种群，既要有疑难病种能体现医院的综合竞争力，也要有实现公益性的基础健康业务，以此把公立医院的治疗、教育、研究和康复有机融合起来，有针对性地合理配置人员、设施、经费、床位、科研、服务等各类资源与要素。

二、应用梯度理论，形成高效内部资源配置模式

梯度理论认为资源应先往发达地区倾斜，促进其加速发展，进而利用转移产业和要素支持较发达地区和欠发达地区发展，最终实现社会层面经济的全面发展，是区域经济理论体系的一个方面。公立医院内各个学科对资源有不同的需求，但资源是有限的，资源主要包括基本需求、延续性和发展性资源，不同形式的资源进行配置的方式也有所不同。梯度理论认为医院在对内部资源进行投入、配置和使用时要根据不同的需求而有所区别，最终达到内部资源配置的整体优化。

（一）权力梯度差异

公立医院对内部资源的分配大多采用计划配额和行政命令，行政色彩较为浓厚，可能产生官僚主义、组织机构冗余、资源分配失衡等问题。对资源配置的权力实施梯度差异设计，将权力转移至学术个体与团队、行政机构、临床科室等，从而在相应区域内具有资源配置的绝对权力，有助于解决当前结构不清晰、管理真空、资源口径变窄、医学科学研究职责与地方政府管理职责混淆等弊端，缓解医院系统各级组织设置不合理、管理职能不清晰、相互交叉关联管理不规范的问题。

（二）时间梯度差异

医院在不同的发展阶段要有相匹配的差异化的资源配置模式。在规模扩张阶段，基础建设、后勤保障需要配置大量的资源，在内涵发展、质量提升阶段，改善医疗品质、打造高素质人才队伍和专业队伍成为资源配置中必须考量的要素。短时间内医疗水平、科研软实力以及学科影响力都不能显著提高，需要经过长期的沉淀与累积，目前绝大多数医院的资源投入分散度高、力度小且持续性短，所以临床团队的主要任务并不是解决问题和提升能力，而是抢夺资源，因此内部资源配置要加强科学性和计划性，注意时间上的阶段性和持续性。

（三）力度梯度差异

医院有限的资源配置做不到全面开花，对重点和特色学科要有特殊政策，让有

限的资源发挥最大的效用，以建立医院的优势专业和拳头专业；同时也要扶持一些很有发展前途的新专业、新学科，以迅速地产生规模效应，使现有的学科在不同层次、不同类型上形成自己的特色和梯度。

三、以预算为工具，优化各类资源配置

医院应建立"预算编制有目标、预算执行有监控、预算完成有评价、评价结果有反馈、反馈结果有应用"的全过程预算管理机制，以医院战略规划为起点，切实聚焦各种资源投入，逐步实现战略规划。通过整合协调业务、财务、资源等各类经济要素，实现核心资源配置的科学化和精细化，以提高资源配置的综合经济效益。

医院需要将"以价值为导向"全面预算管理的理念深入全体员工的内心，编制预算需求时，避免只考虑眼前利益，盲目求大、求新、求好，补牢资源需求与财务保障之间的缺口。各医疗科室的资源配置申请要依据医院长期发展战略和科室自身业务发展计划，实现双挂钩，实现由"资源需求型"预算向"资源配置型"预算转型。

医院应建立预算指标全流程监控体系，采用随机监测与定期数据分析，对医院年度重点项目比较研究计划实施进展和时间进度，二者差异较大时，必须适时做出预警建议，督促找出问题，提出改进措施，督促项目归口执行部门与资金运用部门合理统筹调整医疗资源配置的战略目标。

医院应构建预算业绩的质量控制框架，并建立整体预算绩效评价指标体系，针对需要投入重大资源的项目，提出绩效目标，进行专家评估，加强立项论证，强化绩效考核，保证预算资源投入的合理性，提高预算管理在医院经济活动中的约束力和控制力；将预算在全院进行公开，接受全体员工的监督，保障预算项目按要求执行。

四、加强内部监管，建立绩效评价机制

优化内部资源配置要建立完善的监督体系和监督检查制度，加强预算绩效成本一体化管理和内部审计监管，形成安全、有序、优质、高效的内部约束机制。通过建立与资源配置相适应的绩效评价机制，持续完善绩效考核管理体系，优化绩效考核指标及考核方式，定期评估各学科资源配置的过程和使用效率、效果，并及时调整发现的问题，充分体现医院的资源配置效率。

绩效评价通过对比绩效总体目标与实际运行结果，反映项目的执行效果是否达到预期目标。根据绩效考核结果确定下一年度预算项目的具体运用方式，才能比较

有效地论证项目方案，防止单纯依据项目的数据论证方案的单一性，提高项目论证的多维度，强化预算安排的科学性和可行性，以达到优化资源配置的目的。

五、探索科学利用资源，实现资源的整合和共享

随着医疗技术的进一步发展，临床学科之间的界限愈加模糊，呈现相互交叉、渗透、整合的趋势。面对疑难重症，相关学科共同协作，取长补短，相互借鉴，逐步解决单一专业难以解决的基础理论与实际问题，最终以"资源共享，优势互补，协同突破"的方式建立跨门类、跨学科的综合性科学研究实体。

目前大多数公立医院资源共享还只是局限于图书室、网络、实验室等，并不能从整体上实现内部资源的最优分配，所以医院应根据自身的实际状况和战略目标确定合适的资源共享模式，最大限度降低各类资源的的冲突和内耗，突破"小而全"的传统思想。当学科之间边界较为模糊时，在人才队伍建设和培养、设备资产购置和使用、实验室建设和运行等方面实现资源共享，提高资源的共享共用。在内部资源共享的同时，对外还应积极探索与下级医院形成紧密医联体，把优势的医院资源向下整合，进而实现技术进步与品牌优势。

在信息化建设方面，构建医疗设备共享共用平台。一是构建开放的医疗资产管理信息共享平台。通过实时监控医疗设备的工作状态，通过调度等手段提升设备应用效果。二是利用资产管理信息化平台建立虚拟"公物仓"。设备管理部门可以在"公物仓"中，选择共享对象，节省成本，提高设备利用率。

第四节　人力资源优化配置

一、人力资源优化配置的意义

人力资源是发展的第一要素，是能够对社会发展产生重大影响的资源。人力资源优化配置是人事管理研究的重点领域，是做好医院人事管理工作的前提条件和根本，也是实现其系统化管理的基础，更是保证其可持续发展的重要目标和必要手段。

人力资源优化配置是实现可持续发展的需要。当前公立医院人事管理存在诸多弊端，主要表现在：一是人员管理缺乏细致的分类，人才梯队结构不合理；二是人

员结构不合理，业务骨干积极性不能充分发挥，患者满意度差，医疗投诉率连年上升；三是人才流动制度不完善。必须通过人事管理体制变革，实现科学设岗，并积极推行全员聘用制，同时优化绩效考核体系，促进分配制度改革才能有效解决这些问题，推动医院实现可持续发展。

人力资源优化配置是适应市场化竞争的需要。医院之间的竞争不仅局限于医疗技术的突破和管理水平的提高，更是包含品牌形象、团队协作、创造能力在内的综合实力的竞争。在这种多元化、全方位的持续冲击下，唯有解决好"人"的因素，有效实现"人尽其才，才尽其用"，充分调动人的创造力、能动性，发掘人员潜质，才能适应医院进一步发展壮大的需要。

人力资源优化配置是适应高质量发展的必然选择。公立医院已进入高质量发展的新阶段，《关于推动公立医院高质量发展的指导意见》中明确指出激活公立医院高质量发展新动力需要落实岗位管理制度，按照医、护、药、技、管等不同类别合理设置岗位，科学编制岗位责任书；落实"两个允许"，建立主要体现岗位职责和知识价值的薪酬体系，实行以岗定责、以岗定薪、责薪相适、考核兑现；医院可自主设立体现医疗行业特点、劳动特点和岗位价值的薪酬项目。《公立医院高质量发展促进行动（2021—2025年）》在建设高质量人才队伍行动中也特别指出："加强公立医院行政管理人才培养，尤其要加强负责医院运营、信息化建设、经济管理等精细化管理人才队伍建设，不断提高管理人员的政治素质、专业能力和管理水平。"

二、人力资源优化配置的原则

（一）人岗匹配原则

有限的人力资源配置措施需要充分发挥员工的能力，从而达到"人尽其才"的目的，从而使人力资源的整体功能得到很大提升。医院内部存在许多岗位，每个岗位都有各自的特殊性，每个岗位对医院的重要程度也有所不同，且同一职能的岗位也会有等级、层次的区别，正因为诸多因素的存在，导致在岗人员的技能和管理水平也存在不同。所以，医院管理者要将上述各种因素加以全面考虑，将合适的人员安排在恰当的岗位，从而有利于医院和个人的协调发展。

（二）动态调节原则

医院在实施人力资源配置时，要将人力资源的配置过程做出动态调整，采用竞聘或遴选的方式择优选择，进而达到优势人才的配置。具体在实施过程中，要针对医院当前的人力资源配置状况、内外部环境变化以及个人的自身状况做出相应的调整，以避免出现人员与岗位不相匹配的现象，影响人力资源的利用效率。

（三）预算管理原则

医院在实施人力资源优化配置时，以医院长期发展战略为指导，与科室自身业务发展计划相适应，进行精细化预算管理，而不是只考虑眼前利益。科学合理的人力资源预算必须具备战略性，并根据人力资源在医院中的流向所发生的成本来加以规划，包括人力资源的获取成本、开发成本、利用成本、维护成本和退出（离职）成本等，形成一条从人力资源获取到后续保护的完整预算链条，确保医院人力资源成本投入状况得到改善，也为医院进行新的人力资源配置提供条件。

（四）成本效益原则

医院在进行人力资源优化配置时，要进行成本效益分析，在通过成本核算、预算和价值测量的基础上，对人力资源管理过程中的支出的效益及作用进行研究。其目的是使人力资源能够被最经济合理地利用，分析的结果将随时反馈到人力资源成本的管理流程中去，以便修正不经济的支出，实现人力资源的最佳配置。

三、人力资源优化配置方法

（一）定岗定编

定岗定编是确定岗位和岗位编制数的总称。定岗是分析设计组织中需要的岗位，依据是工作内容；定编是确定从事该项工作所需要的人员数量，依据是工作量。定岗定编是一个统一体，定岗是质的概念，定编是量的概念，两者统一于医院的具体岗位，通过分解战略目标，进行岗位工作分析评估，目的在于实现"人、岗、事"三者之间的科学合理配置，以实现"人尽其才、才尽其用"的目标。

定岗定编首先要做好岗位分析，岗位分析主要包括以下几个内容：一是组织结构设计，对医院的各个职能部门和临床、医技科室进行组织结构再造与设置，确定医院的总体架构；二是岗位工作分析和人力测评；三是针对经过分析评估过的岗位编制岗位说明书，对其工作职责、任职条件、工作范围等进行界定和规范。

在岗位分析为定岗定编提供了客观的资料以及详实的数据的前提下，通过工作效率法可以建立相应的定岗定编模型。工作效率法是通过门诊量、次均门诊时间、床位使用率、手术台次、平均每台手术耗时、平均每台手术医师人数等指标计算得出科室编制医师总人数。具体如下：

1. 科室编制医师总人数＝门诊编制医师人数＋病房编制医师人数＋手术编制医师人数＋重症床位编制医师人数＋内镜中心编制医师人数＋1 名科室主任。

2. 门诊编制医师人数 = 门诊量 × 次均门诊时间 ÷ 1920。

3. 病房编制医师人数 = ［床位数 × 床位使用率 ÷（10 或 11 或 12）× 4 小时（上午 4 小时医师值班时间）＋病区数 × 20 小时（除上午 4 小时外每个病区每天医师值班时间）］× 365 ÷ 1920。

4. 手术编制医师人数 = 手术台次 × 平均每台手术耗时 × 平均每台手术医师人数 ÷ 1920。

5. 内镜中心编制医师人数 = 科室各业务种类业务量 × 每种业务平均工作时间 ÷ 1920。

其中，以上相关指标确定方法为：

1. 每名医师全年实际应出勤时间：（365 − 104 − 11）× 8 − 10 × 8 = 1920（小时）（平均每天工作 8 小时，全年 365 天减去 104 天法定休息日和 11 天法定节假日，同时减去平均每人公休假及其他休假 10 天）。

2. 非手术科室每名医师管理 12 张床位，有手术操作科室（神经内科、心血管内科）每名医师管理 11 张床位，手术科室每名医师管理 10 张床位（景惠医院管理研究院标准）。

3. 重症医学科床位与医师人数之比：1 : 0.8（三级综合医院评审标准）。

4. 接诊每位病人平均用时：外科、内科、肿瘤科、皮肤科、儿科接诊每位病人平均用时 6 分钟，妇产科、眼耳鼻喉科接诊每位病人平均用时 9 分钟，口腔科接诊每位病人平均用时 30 分钟（景惠医院管理研究院标准）。

（二）建立岗位管理制度，推行全员聘用制度

医院要制定科学合理的岗位管理制度，由"角色管理工作"向"职位管理工作"转化，由"固定用人"向"合同用人"转变，全面推行全员聘用制度，同时还要破除专业技术职务、行政职务终身制，形成能进能出、能上能下的灵活用人体系。人力资源部要围绕岗位进行人力资源开发、使用、培训等一系列管理工作，包括岗位配置、人员录用、员工评价与培养、绩效考核等一系列工作。

在完善岗位管理制度的同时，要构建公平完善的人才竞争机制，做到按需设岗、公开招聘、竞聘上岗、科学考评、合同管理，达到同岗同薪同待遇，调动卫生人才活力。在大幅提高卫生人才薪酬待遇的基础上，形成科学合理的卫生人才绩效考核和薪酬分配体制，体现多劳多得、优劳优酬。

（三）完善收入分配以及激励机制

完善的收入分配以及激励机制需要合理体现医护人员及管理者的劳动价值，通

过绩效考核机制及收入分配杠杆的共同作用，可以促进医疗质量管理体系的完善，促进核心管理制度的落实，促进各学科的快速发展，鼓励代表性技术和领先性技术的开展，激发全体员工的积极性和创造性。

完善的收入分配和激励机制需要公平的绩效考核，并将考核结果同人才聘用、再培训、职位升迁和薪酬提升进行必要的联系，通过对绩效考核激励机制进行不断的调节，最大限度地发挥员工的积极性，从而使员工的创造力得到最大的激发。

（四）完善人力资源使用效果评估制度

对于一些难以量化的工作岗位，如手术难易度评估，手术风险难以精准衡量的情形，可以采用专家评价或其他定性评价方法。同时需要明确不同难易程度的工作由什么级别的人员来进行，对于难度较大的手术交给能胜任的医生并主导带动低级医生观摩和学习操作，住院医师和见习期医师则熟悉病历撰写，中高级医师检查完善，打好理论知识基础。充分实现各层级医生协同办公，人岗双向评价，为医院长远发展储备优秀的医师资源。

四、人力资源优化配置评估

医院人力资源配置是否符合战略目标、是否达到最优状态，一方面可以通过定岗定编方法计算出各个科室需要配置多少人力资源，另一方面可以通过医疗卫生服务质量与医生素质的关系、医生职称结构与医生岗位管理符合程度、卫生服务工作负荷水平与医生满意度维度这三个方面进行分析。

医生服务质量与医生素质维度主要指人力资源配置不仅要考虑数量，还需要考虑质量。医疗卫生服务质量是指医疗机构或医疗卫生服务人员利用合理的技术及资源，达到使患者恢复身心健康目标的能力，与医生素质密切相关。医生素质可以从可靠性、人文性、共情性、应急性去考查，其中，可靠性是指医生采取的诊断、治疗措施是否使患者觉得合理可靠，是否对诊疗技术满意；人文性是指医学人文精神和科学精神，医生对患者生命健康是否关怀，科学探索精神在医学诊疗实践中是否有应用与体现；共情性是指服务态度和服务效率，医生是否耐心询问病情，认真检查、认真解释注意事项，患者是否能及时掌握出诊及预约信息，等待检查或治疗的时间较短；应急性是指医生对突发状况的病症是否有敏感性，是否有应对措施。

医生职称结构与医生岗位管理符合程度指在考虑人力资源配置时，应该根据岗位的性质、特征和结构选拔专长于此项技术的人员去完成，尽最大可能让他们在专长的职位上发挥最大的效用，力求达到人尽其才，才尽其用。高效的分配管理不但会大大提高工作效率，同时能够减少人力资源浪费。

卫生服务工作负荷水平与医生满意度维度主要用来衡量医生所承担的负荷同部门工作强度和工作量是否相适应。工作量指标主要包括每日（周）工作时间、每日门诊病人数、每日住院病人数、完成的抢救人次、完成的手术台数等，从医生满意度的角度去考量医生工作负荷可以在一定程度反映人力资源配置是否合理。医生满意度可以从医疗保健因素和激励因素两方面去调研，保健因素包括绩效考核、工资待遇、评聘机制、培训学习、人际交往。激励因素包括工作成就、工作胜任、工作自主性、工作挑战性、自我成就，通过指标对产生负荷源影响的原因进行测量分析，检验医生人力资源配置是否合理，并有针对性地去改善。

第五节　床位资源优化配置

一、床位资源优化配置的意义

2009 年深化医改以来，国家医药卫生体制改革的目标是减轻患者就医负担。在我国现阶段，由于人口老龄化社会问题的日益突出、人均经济能力水平相对于发达国家仍有很大提升空间、"看病难、看病贵"的就医形势仍然严峻，更需要有效地提升医院的服务效率，使有限的医疗资源发挥最大的效用，从而降低患者的医疗费用，减轻医疗费用对个人及整体经济所带来的压力，避免因病致贫、因病返贫这些社会问题的产生。

床位资源是医院最基本、最重要的资源，它担负着卫生服务体系最核心的职能，关系到实际占用总床日数、平均住院日、病床周转次数、病床工作效率等指标，床位配置的合理性影响医院能否达到医疗质量管理的要求，床位配置偏多会造成资源浪费，过少会导致资源紧张，患者等床时间加长，影响医疗秩序。因此需要通过科学的管理措施与方法，更加合理配置各临床科室的床位数量，提高床位使用率和周转率，避免医院床位配置中浪费与不足现象的发生，将重规模、轻内涵的发展模式转变为提高床位的使用效率的发展模式，最终实现整体卫生资源的优化。

二、床位资源优化配置的原则

（一）整体规划原则

医院床位资源优化配置需要根据自身内科和外科学科配置的情况，来合理确定床位资源的合理结构，在内科医疗外科化、外科医疗微创化、微创医疗精准化的背景下，以及医保付费政策改革的形势下，医院需要从全局出发、统筹考虑、整体规划，扩大日间病房和日间手术的数量，鼓励普通病房收治符合条件的日间手术患者，减少固定床位占用，在全院范围内盘活床位资源，践行"全院一张床"的原则，提高床位使用效率。

（二）精细化管理原则

精细化管理主要表现在医院管理人员和临床医务人员对外科手术患者的住院流程进行研究，把住院环节分为术前检查、出具检查检验报告时间，术前等待时间，术中时长和术后康复，根据科室不同疾病，分阶段进行评估，并编制不同科室的住院时间表。通过精细化管理，能够使各科室建立明晰的平均住院日规划，对各科室以及各病区降低平均住院日具有相当大的意义，从而对床位资源进行优化。

（三）规模经济原则

随着市场经济的快速发展，医院规模也随之扩大，同时带来了资源配置效率下降和医院运营风险的提高，医院需要明确医疗服务领域存在的规模经济现象，并不是规模越大越好，需要通过投入产出指标、规模影响因素、规模经济效率等测算方法，对医院规模经济进行研究，测算医院在床位配置方面是否合理并进行优化。

（四）预算管理原则

医院在进行床位资源优化配置时，可以结合预算指标进行管理。在合理的平均住院日范围内，对于病床使用率长期达不到预算的临床科室，对其床位进行合理调剂，将床位配置给相对紧缺的科室，以达到资源配置的最优化。

随着医疗市场的不断变化，医院对于预算需要动态调整，进而对各科室的床位进行适时的动态调控，使有限的床位资源能够得到更充分、更合理的利用。

三、床位资源优化配置的方法

（一）注重病床的分配和监管

为了科学配置床位资源，医院应注重病床的安排和控制，科学设计，引领发展，合理把控床位数量和建设标准，准确把握每个科室在床位资源配置方面的需求情况。通过发展建设推动医院完成"三个转变"，即从规模扩张转向提质增效、从粗放管理转向精细化管理、从重视物质要素转向更加重视人才技术要素，努力实现质量、效率、积极性三个提高。

（二）缩短平均住院日

平均住院日是体现医疗效率的关键因素，是医院运行流程、医护协同、床位配置等项目的总体反映，是影响医院资源配置的一项重要因素。平均住院日的减少意味着医院整体效率的提高。在合理范围内缩短平均住院日不仅可以减轻患者负荷，还可以增加病床使用率，满足更多患者的住院需求。平均住院日减少会提高床位周转率，患者住院时间缩短，病床周转加快，在床位数量不变的情况下提高了医院可以服务的患者数，提升了医疗服务能力，同时有利于节约成本。

在提高医疗服务质量的基础上，通过缩短平均住院日优化床位资源配置是对医院现有床位资源的优化调配和使用，不仅是对卫生资源的节约，同时可以在减轻医院负荷的同时提高基层医疗卫生机构的床位使用率。

（三）成立入院准备中心

入院准备中心是提供入院一站式服务和住院检查预约的服务单元，它有权统筹安排全院的床位资源，大大提高了患者的就医体验。

入院准备中心每天实时刷新、掌握全院出入院动态情况，并根据预约住院患者和病区床位情况统一安排，及时通知患者住院和进行床位管理工作。通过在中心预约系统中给有需要的病区设置虚拟床位，开发预入院功能，可以解决患者在暂无床位的情况下，先在入院准备中心进行常规检查和检验，实现医院在暂无床位时预先收治患者的目的，这样能够保证患者在正式入院前可以完成大部分的检查和检验。而患者在预入院期间完成的检查支付方式仍可以按照住院收费方式支付。

入院准备中心对院内全部床位进行统筹管理，不但可以提高住院床位等医疗资源的使用率，而且在一定程度上也能减少患者住院难的现象。与传统的住院流程相比，患者的入院检查、检验流程提前，特别是实现预入院功能后，患者可缩短实际住院时间，医院可降低平均住院日，加快病床周转率，优化床位资源，减少等床患者的流失，可以让更多需要住院治疗的患者得到及早的治疗。

四、床位资源优化配置评估

床位资源优化配置最终要解决的是床位过度使用和床位使用不足这两大问题，

而在满足服务质量与效益的前提下，通过建立合理、可行的床位配置效益评估模式，对医院床位配置效益做出合理分类和评估，是实现床位高效、合理使用，进一步提升医院医疗资源效益的关键。

选取反映病床使用状况的四个常用数据指标（病床使用率、病床周转次数、病床工作日和平均住院日）构建科室病床资源使用状况综合评估指数，并通过秩和比法进行分析。对于高优指标（病床使用率、病床周转次数和病床工作日），分值越大，编秩越高，说明评价期该项指标高于标准值；低优指标（平均住院日）则相反，分值越小，编秩越高，表明评价期该指标高于标准值。

秩和比法的计算数值范围为0—1，数值越接近于1，说明医院床位利用效率越高。通过分析评估，若仍有配置效率不高的科室，需要针对性地采取措施去优化，如调整相应科室的床位配置。

第六节　设备资源优化配置

一、设备资源优化配置的意义

医疗设备在临床诊断和治疗过程中担任着至关重要的角色，是医院高质量发展不可或缺的组成部分，但目前医疗设备的管理还存在着诸多不足，比如医疗设备重复购置、配置不均、配置不足以及盲目配置，未落实全生命周期管理理念、使用效率低下，在使用效能和使用寿命方面难以达到最优的状态。因此，如何优化设备资源配置，防止盲目引进设备，增加设备资源利用率，实现社会效益和经济效益的共赢是关键。

医疗设备的设计规划是医疗设备生命周期的开端，这实际上也是医疗设备资源配置的决策过程。完善大型医疗设备管理，不但可以推进医院管理现代化，而且可以推动国家公共卫生事业资源的合理配置，是有效提升国家医疗服务效益与水平的关键途径，也能够从一定程度上解决目前社会普遍存在的民众"看病难、看病贵"问题，进而有效促进公共卫生事业的发展。

二、设备资源优化配置的原则

(一)经济实用原则

医疗设备的配置应遵循实用原则和经济原则。实用原则即在配置医疗设备资源的时候,要能适应医院的医疗服务和技术发展的要求,确保患者获得必要而安全的医学治疗。经济原则即在对设备进行配置前,必须由专委会进行科学的评估,进行充分的可行性论证,使设备投入使用后能满足医院业务发展、财务状况及可持续经营的需要。

(二)成本效益原则

医疗设备投入与产出不匹配是客观存在的,应注意投入的合理安排与利用,充分利用内部现有资源,充分调动职工的积极性,发掘发展潜力,尽可能使医疗设备价值最大化。医院管理层要把对大型医疗设备的使用效果纳入科室和科室负责人的日常评价内容中,监督和指导科室对大型医疗设备的配置和使用。

(三)预算管理原则

预算管理是医院提高资金和资源利用效率的重要手段,医院可以通过医疗设备配置申请、入库评审、医疗设备项目库滚动管理、医疗设备预算绩效评价持续改进这四个关键环节,推进医疗设备预算管理精细化。

医疗设备项目预算管理过程中坚持"业管融合"的原则,在设备投放规划时与医院总体规划相结合,通过制订科学合理的年度预算投资计划,有效推动医疗业务的发展。通过项目资源库的建立,逐步完成对医疗仪器设备预算精细化的数据管理,针对项目轻重缓急程度和专业发展的趋势,不断对已入库项目进行追踪评价,并每年做出动态调整。同时,按照医疗项目预算规模,合理配置项目资金,以适应医疗专业发展的技术需要。

在预算执行之后,需要根据设备申请时所确定的绩效考核指标完成绩效评价,并根据绩效评价结果作为未来设备入库论证和预算安排的依据,建立预算闭环管理,不断促进医院设备预算管理能力的提高。

三、设备资源优化配置的方法

(一)实行设备全生命周期管理

医疗设备全生命周期管理要以科室业务发展的需要作为起点,以采购论证、效益预测评价、制定采购计划和商务谈判购置作为起步步骤;安装验收、人员培训、使用评估及处理、预防性维护与维修管理作为应用阶段；设备调拨及报废处理作为后期管理阶段，是医疗设备在医院价值变动的全过程体现。医疗设备全生命周期管理的各个环节是相互衔接的，从设备规划到购置到设备使用再到报废是一个有机的整体。医院在构建设备全生命周期管理的各部分时，不能将精力放在设备维护管理上，需要重视设备的前期管理，尤其是设备购置前的论证、使用时的规范和评估。

设备采购前，需要充分考虑设备的投资要求、技术应用、财务状况、社会效益、风险管理、院感防控等方面条件，要进行全面研究，并与同型号的设备进行对比，同时，医院的招标采购机构、设备管理人员与临床科室需密切联系，分析医疗设备的性能指标和临床应用效果，从设备资源合理配置的角度对医疗设备采购计划展开广泛研究，保证招标采购的医疗设备得到合理配置和高效利用。

设备购入检验合格后，供应商对医院的有关仪器设备维修与养护技术人员进行专门的技术培训，即进入设备的应用阶段。根据设备的价值可以将设备分为 A、B、C 三类，A 类设备价值大，既要加强风险防控管理，又应做好日常检查维护，且配件贵重，医院没有必要库存，可以建立医院与供应商间的动态数据库管理系统，通过系统的电子信息库建立配件物流配送模式；B 类设备可按每季度、每半年、一年做好巡检和预防维护工作；C 类设备数量多，价值相对低，可采取抽查维护方式。同时 B、C 类设备占比大，价值相对高，是管理的重点，应该提高维修人员的技术水平，并保存一部分零配件，以提高自修速度，节约成本，提高设备运转效率。

设备后期管理主要是指设备的报废处置。医院要坚持科学规划、效益优先的原则加强医疗设备报废管理，立项环节就要建立高标准的报废管理机制，以加强医疗报废流程的规范性和针对性，鉴定标准包括设备是否运行正常，维修的成本，整机损坏还是部件损坏，机器和部件数量以及故障发生频率等，以便决定是报废还是维修。对于闲置的医疗设备要优先考虑再循环利用，充分发挥现有资源价值。

（二）搭建信息管理平台

信息化要融入医疗设备的申报—规划—购置—验收—使用—维护—处置等环节，通过细化目标、量化指标、优化过程、关键环节数字模块化进行医疗设备的精细化管理。通过系统、规范、高效、互联的设备数据共享系统，各科室可以将闲置资产品牌、规格型号、数量等基础数据提交至系统，实现电脑端和移动端对医疗设备信息的查询与实时参数监管，需求科室可以按需选配。实现设备共享调配，设备归还与借用的自动化、电子化、流程化，进而实现内部医疗资源配置的最优化，为资产优化和闲置资源循环利用提供方便、快捷的运营服务。

（三）加大医疗设备购置的论证力度

做好医疗设备专家论证前的准备工作，优化和丰富医疗设备论证会依据指标，通过科室申报、单位价值高的设备医学装备管理委员会通过评分论证、综合调研分级汇报论证、采购委员会汇报审批立项的程序，来确定年度医疗设备配置计划及预算。

从几个层面对年度计划申购的医疗设备进行采购前的可行性分析，包括对医疗设备购置的必要性作出评估；调研科室目前同类医疗设备的数量与使用现状、有无出现重复申购或闲置的情况、科室经济效益情况以及申购医疗设备的收费（含医保收费）情况；医疗设备的人员配备及安装场所、水、电、气等要求；评估医疗设备对周围环境、作业人群和患者是否带来不安全的因素，例如化学物质危害、放射线、电磁波、漏电等问题；对设备的节能性进行评估，包括水、电能、燃料、制冷剂的消耗水平等方面，合理高效地配置医疗设备，强化成本控制。

四、设备资源优化配置评估

通过以下指标进行大型医疗设备分析，得出不同科室的医疗设备是否发挥最大效用，是否需要进行资源重新配置，进而达到最优。

（一）效率分析

1. 年开机利用率

年开机利用率主要是从工作持续时间的角度考虑，主要体现在机器开机过程中检查和治疗情况。年开机利用率 = 设备年检查人次 × 人均占机时间/（日均开机时间 × 年实际开机天数）。

2. 年时间利用率

年时间利用率是从机器年度实际可能工作量角度来了解设备时间的使用程度。年时间利用率 = 设备年检查人次 × 人均占机时间/年可能开机天数。

3. 年能力利用率

年能力利用率是从提高设备工作量潜力的角度来评估实际工作量与满负载工作量之间的差距，可以综合评价设备工作能力的发挥程度。年能力利用率 = 设备年检查人次/（日最大工作量 × 年可能开机天数）。

4. 年有效利用率

年有效利用率可反映出设备利用的合理性，同时也体现出设备利用的社会效益。年有效利用率 =（年使用时数 × 检查阳性率）/年标准使用时数。

5. 服务量指标

服务量指标包括年检查人次、日均检查人次、人均占机时间、年均开机天数、日均开机时间。通过指标分析设备利用率是高是低，进而得出设备配置是否最优，是否需要增加设备或者转移设备至利用率高的科室。

（二）效益分析

1. 投资报酬率

投资报酬率是用来衡量设备每年创造的价值。投资报酬率 = 医疗设备年净收益/设备投资额 × 100%。

2. 静态投资回收期

静态投资回收期指医疗设备净现金流量补偿初始投资所需要的全部时间，用来衡量设备的流动性和收益情况。静态投资回收期 = 医疗设备投资总额/该医疗设备年净收入。

3. 动态投资回收期

动态投资回收期考虑了时间因素对货币价值的影响，即在考虑资金时间价值的前提下，医疗设备净收益补偿初始投资所需要的全部时间。动态投资回收期 =（累计净现金流量现值出现正值的年数 − 1） + 上一年累计净现金流量现值的绝对值/出现正值年份净现金流量的现值。

4. 本量利分析

本量利分析是对设备业务量、成本、利润之间依存关系进行的一种分析，用以衡量医疗设备的保本点和保本额。年保本量 = 年固定成本/（每例平均收费 − 单位变动成本），年保本额 = 年固定成本 × 每例收费/（每例收费 − 单位变动成本），通过对比实际业务量与保本量、实际收入额与保本额，可以得出不同医疗设备的盈利状况，并与效率指标进行综合考虑，使设备资源配置最优。

第七节　技术资源优化配置

一、技术资源优化配置的意义

公立医院技术资源优化配置包括区域技术资源配置和内部技术资源配置。一方面，随着社会经济的高速发展，居民对于医疗服务的需求水平也在日益提高，若满足人们更高层次的就医需求，尤其是要克服大医院一床难求的困难，对不同地区的医疗机构技术资源配置主要依据地区医疗机构的建设现状、技术水平和各个区域的人口分布情况，保证医疗技术资源的全面优化，与医疗机构规模和定位相适应。可以充分发挥各地区优质公立医院的主导作用，健全和创新大型公立医院与基层医院之间的帮扶机制，完善双向转诊和分级诊疗机制，促使病人到基层医疗机构就诊。另一方面，依据医疗技术开展规范和指南，不同科室间同一项医疗技术都可以开展以及科室内部手术开展存在缺位和越位的现象，通过优化技术资源配置，可以使合适的科室开展相匹配的医疗技术，合适的医护人员开展相匹配的手术，最终形成一个相对稳定的结构和环境来保障整个医院的正常运作，使投入的技术资源在有限的前提下发挥更加有效的作用。

二、技术资源优化配置的原则

（一）公平与效率统一原则

技术资源优化配置需要达到公平与效率的统一，效率关注的是技术资源的投入和产出，目的是期望以最小成本获取最大收益，资源配置效率水平可以体现技术资源在不同机构、项目或地区之间的配置状况。而公平从宏观上关注的是区域和城乡差距，需要加快城乡统筹，加大对技术资源薄弱地区的扶持，从微观上关注的是医院内部的资源分布情况，需要统筹安排。如果忽视效率，将导致医疗机构臃肿和成本费用高企，挫伤医疗业务工作者的积极性，影响医疗服务质量；若忽视公平，完全追求效率，则会造成技术资源在社会和医院内部分配不均，从而降低医疗技术的可及性与公平性。所以技术资源配置必须贯彻公平和效率的统一，并强调资源分配的科学化和合理性。

（二）需求导向原则

需求导向原则宏观上要求技术资源配置应当以卫生健康需要和解决人民群众主要健康问题为导向，与城乡居民医疗需求相适应，通过调整布局结构，强化技术资源薄弱环节建设，科学合理确定各级各类医疗机构所需要的技术资源；微观上要求医院根据发展战略和科室定位去配置技术资源，不过于追求先进技术，也不低于同等级医院平均水平。需求导向原则解决的是供需错位问题，使技术资源供给不管是在不同区域还是在医院内部都与需求相匹配，达到供需平衡。

（三）动态发展原则

不同区域以及医院各学科、专业是动态发展的，随着医疗技术的不断进步，患者的需求方向从原来的相对固定转变为动态可变，医院面对新的外部环境和发展需求，对技术资源应该及时调整、灵活配置，一是整体上需要具有与当期形势和医院发展阶段相适应的技术；二是科室内部需要不断发展高精尖技术，与人员培养和成长相适应。

三、技术资源优化配置的方法

（一）完善分级诊疗制度

我国目前对公立医院的财政扶持不足，医院为了维系自身发展，城市大型公立医院与下级医疗机构争夺患者和医疗资源，大量患者流向医疗技术水平高的医疗卫生机构，从而导致上级医院过于拥挤，下级医院门可罗雀的现状，并进一步导致下级医院开展不了与其相匹配的技术。为了优化公众就医秩序，提高技术资源的总体效率，必须确立和健全基层首诊、上下联动的分级诊治体系，以促进技术卫生资源下沉，从而缓解民众"看病难""看病贵"的问题。

（二）优化绩效考核体系

医院内部绩效是医院战略目标的指挥棒，通过绩效考核机制及收入分配杠杆的共同作用，推动医疗质量管理体系的完善、促进核心管理制度的贯彻、促进各学科的快速成长、鼓励代表性技术和领先性技术的实施，调动全体员工的积极性和创造性。

具体来说，在绩效考核方案中对科室开展与医院战略和科室定位相符合的技术给予倾斜，同时结合技术准入规范，若科室开展手术的人员级别与准入规范不符合，即高于或低于规范，则在绩效考核中给予扣罚，最终引导科室合理配置技术资源，并培养高效团队，促进科室不断向前发展。

（三）推动医院医疗技术创新

从内部来看，公立医院应放弃"小而全"的发展管理模式，从市场需求入手，强化专科、发挥优势、重视特色，对关键核心项目给予重点支持，进一步调整学科架构，实施技术力量重组，发展特色医疗中心。尽快形成以改善人民群众健康水平为目标、面向临床实际需求、医研学产相结合的医学技术创新体系，强化体系创新、技术创新、模式创新、管理创新，搭建创新服务平台。

从外部来看，以科技合作和特色服务共享为纽带建立区域性医联体、医院托管、城乡医院一体化等新型医院合作平台，并积极探索公立医院集团化发展模式，最终使区域内的医疗技术水平整体提升，提高群众就医获得感。

四、技术资源优化配置评估

技术资源优化配置的目的是使投入的技术资源在有限的前提下发挥更大的作用。配置能否达到预期的目标可以从以下几点考虑：一是新的治疗手段开展是否符合伦理审查要求，是否可以提高患者诊治水平；二是技术在各级医疗机构之间的流动和传播是否顺畅，基层医疗机构的技术能力是否提高；三是医院是否开展与其定位相适应的技术，是否开展高新技术；四是科室内部加强人才培养，构建不同层次的人才队伍，相应的手术由适合的人来开展，不存在越位或者缺位的现象。

第八节　资源配置效率整体评估

一、运用综合指标分析科室资源配置效率

在科室成本核算的基础上，对科室门急诊人次、出院病人数、科室人员数量、实际床位数、设备状况等基础数据，分三个层次加以分析：

第一，对科室主要资源利用效率经常分析，分析科室医生工作效率、床位效率、设备运行效率等指标。其中，医生工作效率指标包括平均门急诊人次、人均出院病人数、人均医疗收入、医床比、护床比；床位效率指标包括床位使用率、平均住院日、实际占用床日数、每床位出院病人数、每床位住院收入；设备运行效率指标包括每1元设备带来的医疗收入、科室设备折旧费用占医疗收入的比例。

第二，科室医疗收入结构分析，主要分析科室病例数量前十名病种的药占比、耗占比情况。

第三，科室成本管控分析，核算各类费用与医疗收入之间的结构配比情况。

通过综合指标数据分析，可以掌握各科室的资源配置效率及投入产出状况，优化各临床科室间的资源配置、对资源的分配及流向做出有效的规划调整，在相对较少的投入下实现尽可能大的产出，从而减少不必要的资源投入浪费。

二、运用数据包络分析（DEA）

数据包络分析由美国运筹学家查恩斯和库铂提出，是一种以相对效率为基础的综合评估模型，该方法能够兼顾样本的投入和产出指标，而无需对原始数据进行无量纲化处理和设定权重，使得其在处理多投入多产出的有效性评估方面具有绝对优势，尤其适合于医疗机构的相对效率分析。它运用数学规划的原理进行计算，通过计量软件对相同类型的决策单元的相对有效性进行评价。该方法可以明确分析对象利用效率不高的主要成因以及在哪些资源上产生效率问题，提供资源利用的理想值，并对未实现规模经济效益的科室如何完善管理提出了重要参照数据。

运用 DEA 模型分析科室资源配置时，选择的投入产出指标应当符合以下原则：

整体性原则，要求所形成的评价指标必须具备足够的涵盖面，能充分反映 DMU 的特征，该原则意味着评价指标体系要能够充分体现完整的信息量。

可操作性原则，应当充分考虑数据资料使用的可能性，对一些难以观测的数据，甚至理论上可观测，而现实中无法使用的数据不得作为考核指标。

可比性原则，必须清楚指标体系中每个指标的涵义、统计口径、持续时间、适用范围，使得评价体系可以同时实现横向与纵向发展对比。反映社会效益和经济效益方面的产出，如投入指标可以考虑实际开放床位数、职工人数、科室直接成本、设备原值等，产出指标可以考虑门急诊人次、出院人次和医疗收入等。通过对临床科室进行投入产出指标的数据包络分析，可以找出同时达到"技术有效"和"规模有效"的科室，以及未达到有效投入的科室，并指出资源投入的改进方向。

在运用 DEA 模型评价医院资源配置效率时，常用的模型为 CCR、BCC 以及 CCGSS。CCR 模型假定医院处于固定规模报酬，可以测算出医院的总体效率，确定医院是否同时达到技术有效和规模有效，技术有效是指在目前投入下，医院达到了最大产出；规模有效是指医院目前处于规模报酬不变的最优状态。另外，CCR 模型还可以确定医院的各项投入、产出指标的最优值，从而测算出医院在各项实际投入量、产出量与最优投入量、产出量之间的差距，为医院管理者提供参考依据。BCC 模型假设医院处于变动规模报酬，所求出的数值为单纯技术效率，将 CCR 模型得出的总体效率值（OTE）除以 BCC 模型求出的纯技术效率值（PTE）就可以算出医院的规模效率值。CCGSS 模型能够计算医院的单纯技术效率，如果 DEA 有效，则表明医院在现有的规模情况下，充分利用了现有资源。该方法认为技术效率（TE）＝纯技术效率（PTE）×规模效率（SE），其中技术效率是对决策单元（某临床科室）资源配置水平、资源运用效率等多方面水平的总体反映和判断；纯技术效率是决策单元由于管理和技术等各种因素制约的生产效率；规模效率是由于决策单元规模因素影响的生产效率。DEA 评价得分在 0—1 区间内，效率值越接近 1，表示有效程度较高，越接近 0，则有效程度越低。如果 PTE 与 SE 得分均为 1，则决策单元 DEA 有效，提示决策单元无需改变现有生产方式及规模即可达到最优状态。若 PTE 与 SE 只有一方为 1，则决策单元为弱 DEA 有效，若双方都未达到 1，则决策单元 DEA 无效。弱 DEA 有效与 DEA 无效需要根据测算结果进行调整，通过提高资源利用效率来达到 DEA 有效。

第九节　优化资源配置案例解析

案例医院之前床位由各病区自主安排，在一床难求的局面下，预住院病人往往需要等上一周甚至是更长时间。2020 年 5 月该院设立入院准备中心，全院各个病区的床位情况在信息系统里一目了然，并由入院准备中心统一协调安排。通过优化全院的床位资源，为患者办理入院登记，检验、检查预约，术前评估，指导患者复诊，办理入院、转诊手续，床位协调，集中管理等一站式入院服务，致力于解决患者看病过程中的堵点、难点，通过优化流程，让患者少跑路、少排队。

入院准备中心模式是在门诊和住院病房之间成立入院准备中心，统筹管理全院床位信息；在门诊医生工作站实行院前医嘱录入功能，对院前医嘱进行预存；入院准备中心激活院前医嘱同时对病人进行住院床位预约，检验、检查申请预约发送。入院准备中心模式与传统住院模式相比，入院检验、检查流程提前，减少了患者等待住院及住院后排队等待检查的时间，同时减轻了临床医生的工作量，使医生有更多时间为患者提供优质的医疗服务。该模式既缩短了院外患者等床时间，又缩短了平均住院日，不但可以提升床位使用率，还可以提升 CMI 值。

该院入院准备中心设有预约登记前台 5 个，主要为患者预约登记床位、术前评估、预约各种检验检查；咨询窗口 1 个，负责预住院患者各种咨询；后台 7 个，主要负责以下事项：（1）追踪预住院患者的各种检验、检查异常结果并通知患者来院复诊，同时与管床医生沟通并在备注栏里进行备注；（2）负责接听预住院等床患者的来电诉求，给予合理解释并与管床医生沟通；（3）负责转院区、转科、转治疗组床位协调及审核；（4）根据优势病种和医保管理政策，合理安排预住院患者住院并电话通知本人。

在预约登记环节，患者在诊间开具预住院申请并缴纳预交金后，名单即可出现在登记列表里。中心人员选择患者登记后，可将基本信息从门诊或住院系统调出，确认联系电话并增加备用人联系电话后做登记保存，即预约登记成功。

在医嘱执行环节，中心人员浏览医生开具的医嘱并激活，执行检验医嘱，系统会自动进行计费，并打印条形码，由护士为患者进行抽血检查，对于检查医嘱，预约登记到检查系统并完成划价计费，同时打印检查预约通知单给患者到相应科室检查，在正式入院前完成所有院前检查，既减少了患者住院后再进行检查的等待时间，又节省患者的住院费用。

在床位安排环节，患者完成相应的院前检查后，由入院准备中心人员进行异常结果追踪，同时对异常结果指导挂号复诊，然后根据病情等级进行分层管理：一是优先安排急危重症、目标患者和医联体转诊患者入科；二是对择期手术或治疗的患者，根据登记顺序同时满足预住院时间为7天，中心人员对预住院患者再次完成入科前评估，通知患者住院；三是对通知前来办理入院手续的外地患者，因预出院患者病情变化而没有出院，相关病区则按照绿色通道安排患者。

该院通过设立入院准备中心进行统筹组织调度全院床位，兼顾学科均衡，优先安排急、危重症患者入院就诊；使科室床位的使用更为透明，患者更为满意，同时也提高了床位使用率，减少了患者的平均等候时间，降低了平均住院日；减轻了临床医生的工作量，使得他们有更多的时间投入临床和科研工作中去。截至2021年12月底，该院平均住院日已从2019年的7.92天降至6.81天；出院32.07万人次，较2019年同期增长11.72%；床位周转次数50.70，较2019年同期增长9.98%；手术台次17.9万，较2019年增长26.05%，其中四级手术6.32万次，较2019年增长5.16%。

第七章　公立医院医疗业务运营管理

第一节　医疗业务运营管理特征

公立医院的医疗业务涵盖门诊、急诊、体检、住院、非基本医疗等多个环节。医疗业务的运营管理，是指将一般管理学中运营管理的理论和方法，运用到医疗服务行业中，使得现有医疗资源更加合理、高效地配置，使医院在人、财、物、信息、技术等资源的合理配置上，能够更及时有效地转换为最佳效益，进而提升医疗机构的经营管理水平。

随着管理思想的发展与信息技术的进步，医疗业务运营管理的内容也不断丰富和发展。医疗业务运营管理的概念最早出现在 20 世纪初，在医院运营的早期阶段，经验管理发挥了重要作用。在该阶段，一些医疗工作者尝试通过经验总结提高工作效率的方法，1916 年，美国卡德曼博士建议医院通过评估患者治疗的效果来提高医院的效率和质量，并出版了《医院效率研究》一书。

20 世纪 60 年代，在科学管理理念发展的推动下，医疗服务业的运营管理也进入了科学管理阶段。自吉尔布雷斯首次将科学管理理念引入医疗服务行业，科学管理方法得以在医疗服务行业广泛应用。例如，贝里和劳伦斯等医务人员研究认为，如果能够提前采取程序化安排，能显著提高手术效果和质量。

第二次世界大战后，随着运营管理理论的迅速发展，运筹学和统计学方法逐渐应用于医疗服务管理中，主要体现在医疗机构的选址和布局、医疗服务需求和能力的管理、医疗物资采购管理、计算机技术在医疗服务质量管理中的应用等。

从 20 世纪 80 年代开始，由于信息科技的日益发达以及现代管理理论的不断完善，越来越多的运营管理理论被应用于医疗服务行业，形成了系统、完整的结构体系，在医疗服务体系设计、医疗机构运营战略和医疗机构运营管理方面取得了重大进展。

公立医院作为承担基础公共卫生服务的机构，其业务运营管理明显不同于其他组织，具有以下特征：

一、公益性

对于企业而言，运营管理的目标是在保证企业可持续发展的基础上，实现企业价值的最大化。但公立医院由于其产品和服务的特殊性，其运营管理必须坚持社会效益与经济效益的统一。

医疗卫生服务体系公益性的基本内涵，是指医疗卫生机构并不是以自身或其成员的权益为主要的追求对象，而是追求降低医疗成本、提高医疗服务质量、满足患者需求等社会目标。而公益性既是政府兴办公共医疗机构的主要宗旨和内在需求，也是公立医院的本质特征。公立医院坚持公益性，是民众获得公平就医权利和健康权的重要保障，也是我国卫生事业发展的重要前提。所以，公立医院的经营管理工作应当坚持"以病人为中心"，重视医疗质量管理工作，坚持从患者需要出发，将讲求社会效益、保障群众利益、建立和谐医患关系放在首位，并通过完善公立医院的质量、安全、价格、收费等管理体系，不断提升医院质量与服务管理水平，以适应人民群众日益增长的医疗服务需求。

二、专业性

公立医院的运营管理具有专业性。公立医院的运营管理必须密切关注临床业务的实际需求，这就要求我们的运营工作必须建立在对临床业务的深入调研和理解的基础上，通过专业运营管理工具与方法对科室及病区的床位设置、人力资源、设备资源和空间资源等进行评估分析，发现运营问题并重点改善。例如，定期评估和优化各项资源配置，实现人尽其才，物尽其用，对床位资源进行评估，实现床位资源在病区间的调度与共享；通过人岗匹配、定编定岗，为人力资源的平衡与配置提供科学的依据；对科室的仪器、设备开展使用效率评估与分析，为科主任及设备管理部门的决策提供参考。

三、持续更新性

随着医改的深入推进，公立医院所处的政治、经济、社会、技术环境不断发生变化，面对药品耗材加成取消、DRG/DIP 支付制度改革、分级诊疗快速推行等挑战，医院运营管理的内涵与外延也在不断调整和变化。公立医院医疗业务运营管理在不同时期具有不同的主题和重心，如从传统的"以疾病为中心"等医疗模式转变为"以病人为中心"，从传统的"以药养医"转变为增加医疗服务收入比重，优化调整收入结构，从传统的科室成本核算转变为按病种成本管理等。

四、信息不对称性

医疗行业的特殊性与专业性决定了患者、医院、科室、员工等不同主体之间存在信息不对称的情况，运营管理的主要任务之一就是利用先进的信息系统、高效的工作效率、畅通的流程设计、有效的沟通机制减少乃至消除这种不对称性，提高临床和患者满意度。

五、全员参与性

医院的运营管理工作并不仅仅是某一个部门的任务，需要全员共同参与和各部门的通力协作。公立医院可以通过建章立制、组织构建、运营机制建设、人才培养、文化培育等方面建立全员参与的运营管理体系，将员工的个人成长与医院的运营管理目标相结合，激发员工积极性与创造力，更好地完成运营管理目标。

第二节　医疗业务运营管理内容

我们常常能听到病人与医生的"抱怨"，一方面病人抱怨"看病难"：看门诊时被告知需要检查，检查需要排队预约，部分检查不能当天出结果，好不容易挂到的专家号就这样浪费；检查排队时被加塞、临时增加项目等，造成等待时间过长；住院等待时间长，床位资源不能跨科室进行协调；手术不能准时开台等。另一方面医生抱怨"问题多"：诊室布局设计不合理、医疗物资配送申请响应不及时、有限的储藏空间利用不当、信息系统不能满足工作需要，无法实现跨部门信息共享、与行政科室存在沟通壁垒，使得医生的精力总是被杂务分散。因此，对医疗业务的运营应当从前期的选址与流线设计开始，围绕人、财、物、技等核心资源展开，贯穿医院门诊、急诊、住院业务的各个方面，把时间还给医生，把医生还给病人，让专业的人做专业的事，实现资源效益最大化。

一、医院选址与流线设计

公立医院的选址与流线设计，是公立医院在前期建设中所面临的重要问题，直接关系到后期投入使用后医院运营成本、行业竞争力以及病人的就诊体验和医护人员的工作体验。

（一）医院选址

医院的选址与布局既要满足医疗资源的公平合理分配，又要保证设施的利用效率，是城市发展的重要议题。

2022 年 1 月，国家卫生健康委印发了《医疗机构设置规划指导原则（2021—2025 年）》，强调医疗机构的设置应当根据医疗服务需求、医疗服务能力、千人口床位数、千人口医师数和千人口护士数等主要指标进行宏观调控。

在省级区域，每 1000 万—1500 万人口规划设置 1 个省级区域医疗中心，同时根据需要规划布局儿童、肿瘤、精神、传染病等专科医院和中医医院，地广人稀地区人口规模可以适当放宽，并根据医疗服务实际需要设置职业病和口腔医院。

在地市级区域，每 100 万—200 万人口设置 1—2 个地市办三级综合医院，争取建设达到三甲水平，根据需要设置儿童、精神、妇产、肿瘤、传染病、康复等市办专科医院。

在县级区域，依据常住人口数，原则上设置 1 个县办综合医院和 1 个县办中医类医院（含中医医院、中西医结合医院、少数民族医院等），民族地区、民族自治地方的县级区域优先设立少数民族医院。

原则上县域常住人口超过 100 万的地区，可适当增加县办医院数量，县域常住人口低于 10 万，应整合设置县办医院。服务人口多且地市级医疗机构覆盖不到的县市区可根据需要建设精神专科医院或依托县办综合医院设置精神专科和病房。每省、市、县均应配置 1 所标准化的公立妇幼保健机构。

公立医院的选址，应当遵循整体效益原则、可达性原则、公平公正原则、适应性原则。

整体效益原则是指公立医院选址要统筹考虑社会与经济效益，合理配置医疗资源，实现医疗资源的有效利用，增强可持续发展能力。新建医院应当与现有医院保持一定距离，合理确定服务人口数量和服务半径，防止医院过度集中造成无序竞争和资源浪费；同时，考虑与不同等级医院之间的交流与协作情况，充分发挥医疗服务体系的整体效益和作用，为民众提供更好的就诊条件。

可达性原则是指医院尽量布局在交通便利的地方。群众就医是不是便捷、乘坐交通工具是不是方便、紧急救援道路是不是畅通无阻，都是医院的选择过程中需要考量的要素。医院地理位置的便利程度直接影响门诊量和住院率，进而对医院竞争力和知名度产生影响。城市公立医院应当尽量选择在交通便利、商业繁华、人口密集的区域，以方便群众就医。

公平公正原则是指人们在享受医疗卫生保健资源方面的权利是平等的。医院作为公共服务设施的重要组成部分，公平公正原则是其合理布局与选址研究应遵循的最基本、最重要的原则。公平原则要求统筹各区域发展，积极推动医疗机构改革，努力缩小城乡、区域和群体之间的医疗卫生服务水平差异，促进公共医疗卫生服务的均等化，实现卫生事业发展成果由全体人民共享，同时，尽量避免医疗资源的闲置和浪费。

适应性原则是指医院选址应当和政府对城市总体的规划布局保持一致。城市总体规划是指地方政府对城市未来的发展走向、城市功能划分等问题进行的统筹安排，对区域未来的发展规划、相关政策的制定和实施起着宏观导向作用。公立医院的选址必须要满足区域卫生资源分布规划与城市总体发展的长期规划，满足当前与未来城市发展与人口增长的需求。

另外，医院选址应避开地震断裂带、滑坡、崩塌、沉陷、泥石流、洪水等自然灾害多发地段，优先选择地势平坦、用地形状规则、排水通畅、日照充足、通风良好、生态环境良好的地块。良好的生态环境可以使医患身心感到放松，缓解医患矛盾，加快患者痊愈，类似于经济学中的"雷尼尔效应"——华盛顿大学教书的教授们放弃了获取更高收入的机会，只因为在该校教书可以享受到包括雷尼尔雪山在内的美丽的湖光山色。对于公立医院来说，美丽的景色、优雅的环境也是一种无形的财富，是对患者和医疗人才的双重吸引，例如，国内一些老年病专科医院就选址在风景秀丽的生态景区内，其环境优美宁静，非常适合患者康复和疗养。

（二）医院内部流线与导向系统设计

医院作为最复杂的公共建筑之一，其功能的特殊性决定了其流线的复杂性。医院流线的设计应当遵循三个原则：一是在符合院感、医务管理规定的前提下，使流线尽量缩短，避免病人来回奔波；二是尽量避免医护流线和患者流线交叉，提高整个就医过程的效率；三是将使用频率高、联系紧密的两个或以上的有关联的功能单元邻近布置，方便人流和物流的输送与联系。

综合医院的流线设计应当充分考虑服务对象的需求。综合医院的服务对象既包括体检者、门急诊患者、住院患者，也包括在医院工作的医护人员，此外，还要充分考虑陪护人员、来院车辆以及紧急疏散的需求。

1. 普通患者流线

普通患者是医院最主要的服务对象，医院的设计过程中首先要考虑的就是患者的需求。由于部分患者可能存在行动不便、身体状况虚弱、年迈、视力问题等特殊身体条件，医院的布局设计应该尽量减少患者在医院中的步行时间和距离，使患者流线尽量缩短，避免其来回奔波，同时，在门急诊大厅的醒目位置设置共享轮椅等，方便行动不便的病人租借。

2. 传染病患者流线

传染病患者的流线需要与普通患者分开，在条件允许的情况下，尽量设置独立院区、楼宇，或在院前广场完成分流，引导其进入传染病门诊的专用就诊入口。在传染病门诊内部，对患者和医护人员的流线做出分区控制，加强对医护人员的防护。具体表现为：为患者和医护人员分开设置出入口，在室内空间设置门禁、窗口等，阻隔医患直接的接触。患者区域与医护人员工作区域之间需要设置缓冲区域、防护服穿戴间，一方面符合院感需求，另一方面可以作为两种空间的分隔，提示患者在适当的范围内活动。

3. 急救患者流线

急救患者通常不具备自主行动的能力，其就诊路径一般是救护车帮助患者送达医院急诊部门口落客后，再由医护人员进行之后的护送工作。急救中心入口应当设置在车辆、患者进入院区后容易看到的醒目位置；保持急诊出入口畅通，防止与门诊、住院病人流线相交；为救护车设置专用通道和停靠点，为轮椅、平车设置无障碍通道；同时合理规划诊室和辅助支持部门位置，尽量缩短急诊检查和抢救的距离半径。

4. 医护人员流线

针对医护人员设置的医护专用走道、电梯等，需要与公用走道和电梯进行区分，避免因为区分不明确而发生流线交叉。在案例医院，公用电梯面向主次入口后的门厅开放，位置醒目便于患者找到；而医用电梯则位于患者的主要流线以外，采用刷卡、人脸识别等技术，避免病人与医护交叉，维护医院的正常医疗工作秩序。

5. 陪护人员流线

陪护人员作为医院使用人群的重要组成部分，其行为一般是排队挂号、缴纳费用、陪同诊疗等。在医院导向标识的设计中，应当注意通过文字、图像信息对陪护人员进行引导。陪护人员经常使用的空间，如挂号缴费处、药房、检验科、护士站等，可以采用不同于环境色的颜色来凸显，帮助陪护人员在来回移动中建立更明确的目的性。

6. 机动车流线

医院门口道路标识不清晰、设施不合理，往往造成综合医院周边道路拥堵、秩序混乱、停车困难。在医院出入口的主干道，可以通过设置护栏隔离，避免机动车随意掉头，将掉头车辆固定在路口；设置清晰的路牌与地面导向标线，将入院与直行车辆分流，引导入院车辆进入停车场，减少对社会面交通的影响；停车场地的设计应符合城市规划与交通管理要求，设置在视野开阔的地区，并避开城市主干道及其交叉口，确保交通流线顺畅；优化调整医院进出口交通设施，设立人性化提示警示标志，加装非现场违法采集设备，加强工作人员管理疏导。此外，为了方便送医车辆，可以在医院进出口附近设置即停即走车位，增加停车灵活性。

7. 疏散流线

综合医院作为体量较大的公共建筑，紧急情况下的人员疏散通道十分重要。综合医院应在一层设置部分紧急疏散出入口，仅在发生紧急情况时开放使用。医院正常运营期间，楼梯间较少使用，应当在楼梯间靠近地面的位置设置带有绿色灯光的"安全通道"文字标识，引导人流疏散。医院空间导向系统中的其他设计应该尽量避免与绿色"安全通道"样式相似，以免混淆。

医院作为功能复杂、体量巨大的公共建筑，想要完整清晰地呈现设计意图，还必须借助空间导向系统。综合医院空间导向系统是医院各类人员流线在建筑空间中的体现，是根据医疗分类、就诊路线来设计的，从造型、尺度、材料、颜色、照明等各方面区分空间的功能、定位空间位置并展示引导性，帮助患者理解医院布局，明确自己的就诊区域与就诊顺序。

在空间导向系统设计比较完善的情况下，患者对纷繁复杂的文字类标识的依赖会减少，就医流程也会更加轻松流畅。与此同时，清晰直观的标识系统也能帮助医护人员更高效地完成工作，提高医院的运营效率。

综合医院可以通过对医生、患者的访问和调查，了解医患双方寻找困难的就诊区域，确定科室和功能方位导向的优先级。在停车场入口、挂号窗口、自助机、报告打印机、检验科、麻醉评估门诊、药房等关键性位置，设置醒目的标识，并通过色彩、建材、照明度等加以区分。一家医院的导向系统应当尽量采用统一的颜色和元素，有助患者建立视觉习惯，便于识别这些标识，同时，导向设计应当考虑就诊流程的反复性，引导患者在同一条路线上来回，减少路线偏差。

二、门诊业务运营管理

(一) 门诊业务的重要性与特征

医院门诊作为医院与患者接触的最前端,每天存在大量人员流动,是医院对外的重要窗口,其服务质量直接影响到医院的形象和声誉,门诊业务在医院的医疗服务中占有重要的地位。因此,提升医院门诊的诊疗效率,使患者在最短的时间内得到有效的诊断具有重要的意义。

医院门诊业务具有四大特征。第一,门诊业务具有无形性,在进入医院就诊前,患者是看不到也接触不到医院服务的,同时也缺乏公开透明的服务评价平台,只能通过医院的声誉、口碑对其服务质量进行初步的判断与了解。第二,医院门诊服务具有不可分割性,门诊服务的"生产"与"消费"同时进行,无论是诊查、检查、化验、取药,患者都必须到达现场接受服务,患者与医务人员的交流与互动对服务质量产生影响。第三,医院门诊服务具有波动性。服务的生产与价值传达主要是靠"人",人容易受到情绪与身体状况的影响,因此服务质量会根据提供者时间及服务方式的不同而有所差别,而来问诊的患者正遭受病痛的折磨,相较于普通的消费者,他们可能会以更严苛的标准评价医院的服务。第四,医院门诊服务具有实时性,门诊服务是面对面进行的,无法被储存以备未来使用,患者离开医院后也无法再接受医生的现场问诊。由于门诊服务的以上特性,就诊的流程效率、窗口工作人员和医生的服务态度都是影响患者满意程度的重要指标。

(二) 智能预约与智能导诊

门诊部作为医院对外服务的一线窗口,其服务质量、工作效率直接影响着患者的就诊体验。患者来到门诊,要经历挂号、交费、候诊、门诊诊查等环节,而挂号排队时间长、交费排队时间长、候诊时间长、医生看诊时间短的"三长一短"问题一直以来是医院门诊工作的痛点。

当前,许多医院通过微信公众平台,建立了一套集预约、挂号、交费、候诊、智能导诊、预检分诊和报告查询等功能为一体的患者移动服务系统,改变了传统的窗口排队的方式,有效缩短了患者的等候时间。同时,在门诊大厅与各楼层设置多功能自助终端,患者通过操作终端,即可实现自助导医、挂号交费、查询与打印报告、发票打印等功能,避免信息重复录入、采集,提升了患者诊前、诊中、诊后的就诊体验,大大改善了门诊窗口拥堵、排队的现象。

在利用微信平台服务患者的同时,医院也应当顺应"互联网＋医疗健康"的新潮流，通过新媒体平台，将国家医改新政策、门诊就诊新流程运用新颖活泼的形式及时传递给患者。围绕患者需要，设置微信订阅号专栏，深入门诊第一线挖掘素材，并主动从门诊医生、护士、导医、挂号收费员等一线工作人员处收集患者就医困惑与运营建议。为患者建立高效的线上交流平台，使患者在诊前、诊中、诊后，都能够在微信订阅号平台上留言，提出咨询、意见，门诊部设有人员每日对后台的留言进行回复、整理和总结，帮助医院改善服务品质。针对患者出现的高频问题，也可以集中采用推文方式，利用"答疑解惑"的栏目进行更全面的解答。

（三）提升门诊病人质量

在公立医院的绩效评价中，通常会设置门诊量、出院量两个反映工作量的指标，以鼓励医生和引导医生接收更多患者。针对门诊业务，部分医院对亚专科乃至每位医生的门诊量设定了考核指标，表面上看有利于提高门诊工作量，实质上可能导致医疗服务质量的降低。医生为了完成考核指标，可能压缩问诊时间、减少必要的检查和治疗项目，影响患者体验和医院口碑，也在无形中导致了医疗风险的增加。

评估医生门诊绩效的最重要指标应该是治疗效果，而不是就诊人次。在门诊工作量预算的制定中，应当充分发挥门诊部归口管理的作用，根据各专科门诊的病人承载能力和医疗资源配置情况，合理评估与制定门诊量预算。门诊预算考核应引导医生重视服务质量的提升，确保医生与患者之间能够充分、有效的交流，合理安排检查和治疗，帮助患者选择更好的治疗方案，真正为医院实现提质增效。

城市医院集中了优质医疗资源，又具备平台优势，把本应该属于基层医疗机构的病源吸引过来的现象，被称为"虹吸效应"。很多慢性病、常见病在基层医疗机构就能解决，但患者对基层医疗机构并不信任，习惯前往大医院看病，这加剧了大医院挂号难、看病难的现象；同时，基层医生由于缺少医疗实践的机会，医疗技能得不到提升，导致基层医疗机构诊疗水平停滞不前。

2015年9月，国务院办公厅发布的《关于推进分级诊疗制度建设的指导意见》（国办发〔2015〕70号）中指出，城市三级医院主要提供急危重症和疑难复杂疾病的诊疗服务。三级医院应重点发挥在医学科学、技术创新和人才培养等方面的引领作用，逐步减少常见病、多发病复诊和诊断明确、病情稳定的慢性病等普通门诊，分流慢性病患者，缩短平均住院日，提高运行效率。2017年1月，国务院印发《"十三五"卫生与健康规划》（国发〔2016〕77号）提出，明确各级各类医疗机构诊疗服务功能定位，控制三级医院普通门诊规模，支持和引导病人优先到基层医疗卫生机构就诊。2022 年 1 月，国家卫健委印发了《医疗机构设置规划指导原则（2021—2025 年)》（国卫医发〔2022〕3 号），提出明确各级各类医疗机构功能定位，完善以社区卫生服务机构为基础的城市医疗卫生服务体系，建立城市医院与社区卫生服务机构的分工协作机制。

遏制"虹吸效应"、推动分级诊疗、提升门诊病人质量，对三级公立医院的运营发展也尤为重要。三级医院的定位是区域医疗体系的龙头，应当将有限的资源向疑难杂症上倾斜。三级医院应该有主动革新的勇气来面对新的医疗体系格局，要主动承担疑难疾病诊治、主动担当医疗科研推进的角色。公立医院可以从以下几个方面着手，推进分级诊疗，提升门诊病人质量。

1. 降低普通门诊比重

降低城市三级医院普通门诊的比重，是实现城市医疗资源有效配置的重要手段之一。大医院主动采取措施控制病人流量，特别是少收常见病、多发病住院患者，逐步减少常见病等普通门诊，有利于分流慢性病患者，缩短平均住院日，提高运行效率和资源利用率。当前，部分三级医院已经采取措施，逐步取消普通门诊，把常见病、慢性病患者分流至基层，让稀缺的专家资源专注于急危重症、疑难复杂疾病、教学和科研上。

2. 深化医联体合作

完善三甲医院和基层医疗机构的合作机制，通过大医院对医联体机构的帮扶和指导，增强基层医疗机构的服务能力，让常见病和慢性病患者回归基层医疗机构，确保群众在家门口享受到便利、优质的医疗服务。建立双向转诊制度，完善分级诊疗信息系统，建立区域检验、病理、影像等云平台，发展远程医疗，促进优质医疗资源的下沉共享，通过专科医生联盟和基层紧密型医联体，赋能基层医疗机构做好健康管理和慢性病管理。

3. 深化亚专科专病门诊建设

结合自身特色，遴选优势学科，大力推进专病门诊发展，形成一批专业特色明显的亚专科专病门诊，提高专病门诊占门诊总量的比重。通过公众号、宣传折页、医院网站、广播电视节目等渠道，向公众普及亚专科专病门诊资讯，加强专病门诊分诊准确性。通过开设专病门诊，使医生集中接触重点病种患者，积累诊疗经验与医疗、科研数据，精进诊疗技术，增强疑难病种病例的接诊能力。

4. 构筑疑难疾病高水平联合诊治平台

积极建设多学科门诊，完善诊疗流程，建立质量评价制度、数据管理制度、患者随访制度、病历筛选制度和专家库制度。医院对于复杂疑难病，可由患者主动申请或由接诊医生申请多学科门诊，组织 MDT 团队定点讨论，根据不同患者的临床分期、病理类型、分子分型、临床特点及身体状况等制定个体化的诊疗方案和最佳优化治疗流程，并为患者开启绿色通道，完善相应的检验、检查、病理等。多学科门诊以患者为中心，避免患者多科室往返、治疗方案不统一的情况。通过多学科会诊，打破学科壁垒，拓展临床诊治思维，使亚专科迈向学科群的整体提升，进一步提高医院的疑难疾病联合诊治水平。

（四）关注门诊住院比

门诊住院比，即门诊人次数与出院人次数比，是国家公立医院绩效考核的指标之一，用公式可以表示为：门诊住院比＝门诊患者人次数/同期出院患者人次数。门诊患者人次数仅以门诊挂号数统计，不包括急诊患者、健康体检者；出院患者人次数是指出院人数，包括出院、转院、死亡人数。

站在国家角度来看，设置这个考核指标是为了监测和推动三级医院向提供急危重症和疑难复杂疾病的诊疗服务转变，逐步减少常见病、多发病复诊和诊断明确、病情稳定的慢性病等普通门诊，发挥在医学科学、技术创新和人才培养等方面的引领作用。同时，它能反映门诊医疗与住院医疗的平衡性，体现门诊医疗质量的管理水平、医院资源利用的效率，从而客观反映医院运营情况和医保资源消耗情况，与患者利益、医院运营效益息息相关。因此，我们需要关注门诊人次数与出院人次数比，将针对该指标的分析与评价纳入门诊绩效考核，用科学的管理思维替代传统的经验式管理。

对门诊住院比的分析，首先，应当了解区域内同级医疗机构的平均水平。门诊住院比指标可以作为医疗机构住院管理水平的评价指标，一家医院的门诊住院比如果处于区域同类医疗机构平均水平及以上，可以反映出该医院的门诊病人合理转化为住院病人。

其次，要了解不同学科的门诊住院比水平。门诊住院比与学科的医疗技术水平、门诊的病种结构和床位管理效率相关，公立医院应当结合病种、诊疗方法、学科的性质与功能，对不同学科的门诊住院比进行综合分析。可以借助互联网大数据平台，了解和对比其他医院相同学科的门诊住院比，对于存在明显差异的学科，应当分析原因，找出差距，合理安排床位和手术，优化门诊病种结构，提高诊疗技术水平。

最后，应当关注学科内部不同医生的门诊住院比。关注学科内部门诊住院比排名在前、后10%的医生的诊疗行为，制定考核方案，通过门诊绩效对其进行奖惩，建立标准化的门诊、住院管理制度，确保医生的收住院诊疗行为更加规范与统一。对于愿意自费住院进行康复、疗养、全面健康管理的病人，在不影响医保等公益性医疗资源使用的基础上，尽量满足病人的住院医疗需求，从健康促进的角度推进住院医疗资源的利用。与此同时，警惕过度医疗现象，防范为了套取医保基金产生的分解住院、挂床住院行为，或把门诊病人甚至非病人收住院医疗。

三、急诊业务运营管理

（一）急诊业务的重要性与特征

急诊科作为医院的前沿窗口，是抢救急危重症患者的主要阵地，与患者的生命安全息息相关。急诊医疗服务质量的好坏，折射出医院的整体服务质量与管理水平，在医疗机构的综合效益中发挥着非常重要的作用。

医院急诊业务具有以下四大特征。第一，急诊业务具有时间紧迫性，因为急诊病人的症状常常是骤然发生，救治工作具有紧迫性，要求急诊医护人员怀着高度责任感，认真对待每一个病患，对于有生命危险或并发脏器衰竭、肢体伤残可能的，要优先予以救治。第二，急诊业务具有不可预见性，在特定时期里，急诊病人的规模、病种、症状严重度和复杂性都是难以预测的，特别是在出现了车祸、自然灾害、化学污染、食物中毒等事件或灾害后，可能有大批病人集中涌入，这要求急诊科必须具有完备的重大突发公共卫生事件应急预案，具有成熟的诊疗技术和应变能力。第三，急诊业务具有多元性，急诊病人疾病谱跨度广，病情复杂，要求急诊工作人员不但要有扎实的专业知识，还要具备跨学科知识，及时请相关科室会诊，这需要完整规范的管理制度及运行流程予以保障。第四，急诊业务具有高强度性，急诊科要24小时开放接诊，医护人员除了要对病人进行及时、全面、系统的诊断和治疗，还要负责病人及家属的情绪安抚与病情沟通工作，使得急诊医护人员身心都承受着极大的压力，稍有不慎就可能出现失误或差错。

（二）强化急诊预检分诊

急诊科是医院抢救危重患者的主要部门之一，但现实生活中，大量非急诊患者因门诊挂号难、等候时间长等原因优先选择急诊就诊。大量急诊、非急诊患者混杂，造成"急诊拥挤现象"，导致急诊患者候诊时间延长，严重影响患者就医体验及急诊诊疗效率。

合理高效的急诊预检分诊是缓解急诊秩序混乱的主要措施，也是提高医院诊疗服务质量、保证急危重症病人得到及时有效抢救的主要前提。目前急诊分诊已不再是简单的"分科分诊",而是根据患者的病情采取"病情分诊"。

急诊科应当制定明确的分诊标准和流程,将急诊预检分诊台设在急诊大厅的醒目位置,安装预检分诊信息系统。急诊预检分诊岗位应当由高年资护士担任,并定期对其进行预检分诊相关知识和技能培训。"充分评估"是急诊预检分诊的基础,护士接诊患者后,需要在2—5分钟的时间对其进行全面评估和有效沟通,根据"抢救优先,先急后缓,先重后轻"的原则给予准确分诊,合理安排患者就诊顺序。对需抢救患者开放绿色通道,确保患者尽快得到安全救治,对于在候诊时出现病情变化的患者,需重新分诊并及时调整就诊级别。

为了提高抢救效率,规范就诊秩序,减少误诊误治或延误抢救现象,应当对急诊科实行分诊、分层、分区救治理念。将急救患者按病情轻重分为三类,A类是随时有生命危险的患者,要实行先抢救后诊断的原则;B类是生命体征不稳定、需要监测和干预的患者,应当坚持维持生命体征稳定与明确诊断并重的原则;C类是一般急诊病人,病情相对稳定,但同样要辨明有无潜在的危险因素。可以将急诊科从空间上分成三个区域,A区为抢救监护区,适用于救治A类患者;B区的主要功能是密切观察,适用于B类患者;C区相对安全,是C类患者的诊疗区域。各救治区域可以用颜色相互区分,急诊科按照危重症优先原则救治患者,各区域互不干扰,分区管理,可根据病情变化相互联动。医护人员值班查房实行ABC制,A为高级,B为中级,C为初级。这种分诊、分层、分区的模式,有利于提高急诊分诊准确率,最大限度优化医疗资源,优先处理危急症,提高抢救成功率及急诊工作效率,提升患者就诊体验。

在重大公共卫生事件期间,如何保障危重症患者得到及时的救治,是社会各界高度关注的话题。医院可以加设急救缓冲区,采用"三级防护"收治患者,缓冲区内应当设置完备的抢救设施、药品,并设置隔离手术间,在满足感染防控管理要求的同时,确保危重病人能够得到及时有效的救治。

(三)规划急诊工作负荷

由于患者络绎不绝、急症护理床位非常有限,而患者复杂的病情又需要住院级别的护理,急诊室等待时间长不仅会影响患者满意度,还会影响患者安全。对医院来说,努力缩短住院时长、安全有效地提高床位使用率至关重要。

从管理角度看,医院可以对急诊室的工作负荷量进行跟踪调查,画出每天各个时间段的接诊量峰值图,了解高峰时段患者就诊平均等候时间,从而合理调配不同时间段的值班医生数量,制订灵活的出院计划。

美国马萨诸塞州伯灵顿的 Lahey 医院和医疗中心对急诊室每日不同时间段的出入院人次进行分析后发现，急诊室每天早上有 15—20 位患者入院，占日均出院人数的 30%。为此，他们组建了一个多学科工作组来开发一套清早出院程序，试图达成上午 10:00 前全院有 20 位患者出院的目标，用于缓解急诊压力并提高床位使用率。由于患者普遍接受的出院时间是下午，要说服患者在上午出院，不仅需要与患者本人沟通，还需要和家属沟通；在繁忙的上午，急诊医生也常常忙于接待入院病人，忽略了安排出院病人。为了确定能够确保患者尽早出院的最佳方案，他们采取了以下措施：

（1）提前一天确认出院名单，及时和患者、家属以及护理人员沟通出院时间，为前来接患者出院的家属提供免费停车位和早餐优惠券。

（2）医生在上午 8:00 下达出院指令，以便给楼层护士留出足够的时间指导患者出院、核对药物清单。

（3）给上午 10:00 之前出院最快患者相应的住院医师提供礼品卡，并对相应护理团队的成绩进行表扬。

（4）向一线员工汇报项目进展，分享最佳实践策略，根据员工反馈持续改进质量，将与患者护理和出院计划相关的人员形成闭环，鼓励多学科合作，加强闭环内的沟通。

（5）促进数据透明化，在个人楼层单元和所有部门主管之间共享结果，促进问责制的实施并形成友好的竞争。

（6）对于病情得到缓解但还需留院观察的病人，创建"出院休息室"，或让其暂时寄宿在住院楼层休息，为急诊室腾出空间接待新入院的病人。

在实际工作中，除了对病人出院时间进行规划、提高床位周转率，还可以采用机动排班的方式，在急诊就诊高峰时段适当增加值班医生人数和诊室，为门诊室医生配备助理，减少病历书写时间。在接诊流程上也可以进行相应的合理优化，对患者集中的科室区域增加导诊护士，主动关心与询问患者病情，减少非急诊病对急诊有限资源的消耗；设置座椅候诊区，提高人性化关怀，纾解由于等候而给患者或家属带来的焦躁压力。医院可以从工作量弹性管理、合理规划流程的角度，提升急诊室软环境，达到专业、精准、有效地分流轻重、急缓病患的目的。

（四）畅通急诊"绿色通道"

急救绿色通道是指医院为急性危重病人提供接诊、分诊、检查、诊断、抢救的一体化和立体化救治诊疗过程，医护人员应对进入"绿色通道"的患者提供及时、规范、高效、安全的医疗服务。急救绿色通道应当24小时开放，安排专业医护团队值守。

需要进入急救绿色通道的患者指在短时间内发病，所患疾病可能在短时间（6小时）内危及病人生命。绿色通道有以下几种分类：

（1）创伤急救绿色通道：急性创伤引起的体表开裂出血、开放性骨折、内脏破裂出血、颅脑出血、高压性气胸、眼外伤、气道异物、急性中毒、电击伤等及其他可能危及生命的创伤、重度休克、急性颅脑损伤。

（2）心脑血管绿色通道：急性心肌梗死、急性心力衰竭、急性脑卒中、各种昏迷。

（3）妇产科绿色通道：宫外孕大出血、产科大出血。

（4）其他危及患者生命的绿色通道：急性呼吸衰竭、急性肺水肿、急性肺栓塞、大咯血、严重哮喘持续状态、消化道大出血、重症酮症酸中毒、甲亢危象等。

为保障通道畅通高效，需要对进入通道的急危重症病人进行标识管理。使用红色标识腕带，在患者电子病历上增加"绿色通道"标识。急诊大厅设"急诊绿色通道流程"说明，方便患者及陪护人员了解全流程。

为保障通道畅通高效，需要各部门通力合作。实施抢救科室及检查、化验、输血、药剂等相关辅助科室的医务人员应快速作出反应，不得以任何理由推诿患者，贻误最佳诊断和治疗时间。相关临床、医技科室及后勤部门对进入绿色通道的急危重症患者的申请、处方优先处理，确保急危重症患者优先检查、化验、治疗、使用电梯等，在最短时间内完成检查项目并及时反馈结果。血库应及时提供急救用血，麻醉科和手术室优先提供手术平台，收费室及药房优先完成急诊绿色通道患者的收费、发药工作。

为保障通道畅通高效，需要化"串联"为"并联"。传统的绿色通道救治流程中，一些节点处于"串联"状态，部分环节之间存在信息盲点，导致急救效率较低，多个环节存在时间延误，因此，需要将绿色通道运行流程由"串联"调整为"并联"，医护人员在各个环节"见缝插针"地开展工作。关键改进环节包括：患者到院后迅速启动绿色通道并呼叫相应救治小组到位；绿色通道团队启动多科室并联诊治模式；在医生评估患者、开检查单的同时，护士可以进行留取血标本、留置套管针、开通静脉通道等工作；对病人实行"一站式"检查，尽量安排可行的检查项目同时进行；优化检验项目，开具绿色通道专属检查检验，避免不必要的血液学检查。

为保障通道畅通高效，医院应与本地区院前急救部门开展合作。定期培训120

急救人员，提高急救人员对卒中的识别能力，在患者到院就诊前提前通知启动院内相应绿色通道，实现院前院内救治的无缝衔接。

另外，医务处应当组织全院医护人员进行绿色通道相关制度培训，确保绿色通道保持畅通，充分发挥绿色通道作用，缩短高危病种停留时间，提高危重病人的抢救成功率。

四、住院业务运营管理

（一）住院业务的重要性与特征

住院诊疗工作是医院医疗工作的中心环节，工作量较为繁重。入院的病人一般而言病情相对较重、较复杂，需要进行系统的检查和治疗。因此，住院业务集中反映了公立医院的医疗质量和水平，是医院医疗业务运营管理的主要对象。

住院业务运营管理具有以下四个特征：

1. 以病房管理为中心

住院业务中病房是医患双方活动的主要场所，医护在该场所内开展诊治疾病、协调医患关系等一系列专业医疗活动。围绕病房的医疗活动，其他临床科室、医技、医辅、采购等部门都需予以充分配合，才能达到诊治的目的。因此，以病房管理为中心，加强多学科、多部门的协作，创造良好的诊疗条件和环境，是住院业务管理的基础任务。

2. 以三级医师负责制为核心

为保证医疗质量，围绕病人需求，必须实行三级医师（主任医师、主治医师、住院医师）负责制，并按一定比例配置不同级别的医师人数。他们按规定履行相应的职责，构成以医疗活动为重点的诊治体系。

3. 业务具有连续性和协同性

住院业务有别于门急诊业务，它能够连续、全面地对病人进行观察、检查和治疗，在此过程中得到实时的反馈。因此，对住院业务的管理必须加强纵向、横向的协调，确保各个环节衔接流畅。

4. 以病历管理为基础

住院诊疗信息在全部病人信息中占比最高，价值最大，不仅是医务人员制订、调整诊疗方案的依据，也是实施诊疗管理的重要参考。正确、及时、科学地录入病历，是住院业务管理的重要环节，有助于形成规范的诊疗信息工作网络，提高信息检索和利用的效率。

（二）合理规划学科布局

学科布局与建设是医院发展的核心与灵魂，是一项长期的系统性工程。党的十九大提出"健康中国"战略，对医院的学科建设提出了更高的要求。随着科学技术的进步、医疗市场的进一步分化，医院如何以科技创新为契机，加大人才队伍建设，从学科布局与建设上推动医院整体医疗水平的发展，已成为当今医院运营管理的一个重要主题。

在对综合医院学科布局的规划中，可以使用SWOT分析、波特五力分析等工具，对医院的内外部环境进行分析，剖析医院各学科的优势、劣势、机会和挑战，制定医院的长期、中期、短期战略。基于医院的总体战略，可以引入企业经营管理中应用广泛的业务组合分析工具——波士顿矩阵，并结合医院的公益性，构建符合医疗市场特点的新矩阵模型，对医院的学科布局进行分类管理。

波士顿矩阵是一种常见的投资组合分析方法。它将企业的业务按照市场增长率和市场份额两个维度形成四个矩阵，帮助决策者在不同业务之间有效地分配资源，制定有利于企业营收的发展决策。

公立医院在应用波士顿矩阵模型时需要考虑其公益性，体现经济效益与社会效益的平衡，因此需要对原有模型的两个维度进行再定义，既要包含经济指标，也要包含社会指标。我们重新定义纵坐标为科室业务收入增长率，横坐标为学科发展水平，考虑到医疗服务的特殊性，还应当引入是否属于基本医疗服务这个变量，定义属于基本医疗服务的科室业务为深色，不属于基本医疗服务的科室业务为浅色。

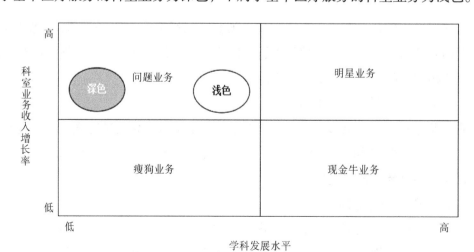

图7-1　波士顿矩阵

（1）浅色问题型科室业务——该类科室不属于基本医疗服务范畴，有较高的收入增长率，但学科发展水平不高。该类科室收入增长快，说明具有较好的发展潜力，但并不是医院的重点、特色专科，发展所需的资源、技术、人才还不足，需加大投入，同时该业务不属于基本医疗范畴，需要在国家法规和政策允许的范围内有序开展。

（2）深色问题型科室业务——该类科室属于基本医疗服务范畴，有较高的收入增长率，但学科发展水平不高。收入增长快，说明具有较好的发展潜力，但并不是医院的重点、特色专科，发展所需的资源、技术、人才还不足，需加大投入，该业务属于基本医疗服务，是公立医院必须开展的业务。医院应当根据其发展特点，进行充分的市场调研与建设规划，加大重视与有效投入，促进学科高质量发展。

（3）浅色明星型科室业务——该类科室不属于基本医疗服务范畴，收入增长快、学科发展水平高。收入增长快说明其发展前景较好，较高的学科发展水平说明该学科同时也是医院特色，在患者群体中有着较好的口碑与影响力；这类业务不属于基本医疗范畴，但其发展可满足居民多元化的健康需求，也可作为医院收入的重要来源，医院应在国家法规和政策允许的范围内持续投入人、财、物等资源，给予充分的发展支持。

（4）深色明星型科室业务——该类科室属于基本医疗服务范畴，收入增长快、学科发展水平高。收入增长快说明其发展前景较好，较高的学科发展水平说明该学科同时也是医院特色，在患者群体中有着较好的口碑与影响力；同时该业务属于基本医疗服务，公益性较强，是公立医院必须开展的业务，应当大力支持、发展，以保持与医疗需求同步增长，不断提升医疗服务质量。

（5）浅色现金牛型科室业务——该类科室不属于基本医疗服务范畴，收入增长率低、学科发展水平高。该业务所在领域处于成熟状态，市场接近饱和，短时间内业务收入较难进一步提升；学科发展水平较高，说明该业务是医院特色，享有规模经济和高边际利润的优势，在患者群体中有着较好的声誉与影响力，可以为医院创造稳定的收入；由于市场已经成熟，医院不必大量投入来扩展业务规模，同时该业务属于非基本医疗范畴，需要在国家法规和政策允许的范围内有序开展。

（6）深色现金牛型科室业务——该类科室属于基本医疗服务范畴，收入增长率低、学科发展水平高。较低的业务收入增长率说明该业务所在领域处于成熟状态，市场饱和，短时间内业务收入较难进一步提升；学科发展水平较高，说明该业务是医院特色，享有规模经济和高边际利润的优势，在患者群体中有着较好的声誉与影响力，可以为医院创造稳定的收入；由于市场已经成熟，医院可以维持现有投入水平，保持现有的市场份额和社会效益，同时该业务属于基本医疗服务，公益性较强，是公立医院必须开展的业务。

（7）浅色瘦狗型科室业务——该类科室不属于基本医疗服务范畴，收入增长率低、学科发展水平也不高。较低的业务收入增长率说明该业务在医疗市场需求有限，市场趋于饱和，短时间内业务收入较难进一步提升；较低的学科发展水平说明该业务并不是医院特色；同时该业务属于非基本医疗，医院应当对其进行重新分析与审视，酌情减少乃至放弃资源投入，实现有限医疗资源的优化配置。

（8）深色瘦狗型科室业务——该类科室属于基本医疗服务范畴，收入增长率低、学科发展水平也不高。较低的业务收入增长率说明该业务所在领域处于成熟状态，市场饱和，短时间内业务收入较难进一步提升；较低的学科发展水平说明该业务并不是医院特色。这类业务常常盈利甚微，还要占用很多资源，如资金、床位、管理时间等，多数时候是收不抵支的，但由于属于基本医疗范畴，是公立医院必须开展的项目。医院应当减少现有投入，保证基本规模，通过研究规划、申请相关财政补助、发展医院其他现金牛业务，来支持该类学科的规划与建设。

（三）优化住院病种结构

优化住院病种结构，要求我们立足医院定位，把握学科发展方向，同时结合最新的医保付费政策，对住院病种进行规划和管理，从而达到社会效益和经济效益最大化。

优化住院病种结构，要求公立医院结合未来发展战略，找准自身定位。国家级、省级区域医疗中心应当在促进学科全面发展的基础上，将更多精力放在危重症、疑难杂症的救治上，积极引进新技术、新方法，并做好示范、推广工作；地市级医院一方面要向区域医疗中心靠拢，发展高新技术，提高诊疗质量；另一方面要做好分级诊疗的承上启下工作；基层医疗卫生机构应当努力提高卫生服务能力，培养人才队伍，做好常见病、多发病的诊疗工作。

优化住院病种结构，要求公立医院把握学科发展方向，大力发展重点、特色专科。以开展新技术、新项目来推动重点（特色）专科建设，突出医院特色，提高诊疗效果，吸引患者就医，为医院的可持续发展带来源源不断的动力。

优化住院病种结构，要求公立医院掌握最新医保付费政策，合理规划病种结构。国家医疗保障局《关于印发 DRG/DIP 支付方式改革三年行动计划的通知》（医保发〔2021〕48 号）明确指出，从 2022 年到 2024 年，全面完成 DRG/DIP 付费方式改革任务，推动医保高质量发展。

DRG 付费，即按疾病诊断相关分组（Diagnosis Related Groups，DRG）付费，根据诊断不同、治疗手段不同和病人特征不同，每个病例进入不同的诊断相关组，医保按照相关组的付费标准进行支付；DIP 付费，即按病种分值（Diagnosis – Intervention Packet，DIP）付费，在总额预算机制下，根据年度医保支付总额、医保支付比例及各医疗机构病例的总分值计算点值，形成付费标准，并按此标准向医疗机构付费。

传统的医保支付结算按照"项目后付费"制度，医院要靠多看病人和多做项目驱动，才能获得好的收益。而 DRG/DIP 支付方式则不同，结合不同病种的疑难风险程度，给每个病种设置了最高收入线，是一种预付制，超支由医院承担，结余归医院所有。医院要想获得好的收益，需要转变思路，将依靠增加住院工作量以及收费项目数量转变为靠医疗服务技术能力水平的提升。技术难度风险程度高的病种，医保支付结算水平高，驱动医院从"数量型"向"质量型"转变，激励医院收治符合自己功能定位的病种，更加关注病种结构调整，合理控制费用和成本。

要想控制好医疗费用，优化住院病种结构，需要通过信息系统等工具，对医院的 DRG/DIP 病种成本进行测算，根据各个病种的盈亏情况，确定医院的优势病种。在 DRG/DIP 支付制度下，只有国家和社会所需要的高质量病例才会给医院带来超值体现，尤其对于三级医院而言，要挑选出具有潜力和竞争力的病组，着重发展。一个病组的 RW 值越高，疾病严重程度、诊疗难度和资源消耗程度就越高，占 DRG/DIP 的权重相对更大，通常来说对全院结余的贡献度也越高。DRG/DIP 鼓励三级医院优化住院病种结构，把治疗难度大的患者收进来，把 RW 值低的患者送回到下级医院，重点开展高难度手术，提升代表技术难度和收疑难重症能力的 CMI 值。通过对住院病种的管理和优化，推进分级诊疗工作，帮助公立医院提质增效，实现社会效益与经济效益的统一。

（四）加强医疗质量管理

医疗质量是指医疗机构的工作质量，是评价医务工作人员治疗技术水平的重要标尺，可根据医务人员的技术、治疗效果等方面来评价。包括治疗是否准确、有效、全面；诊断是否准确、合理、完整；治疗时间的长短；有没有由于医、护、技人员管理操作不善给病人造成不必要的疼痛、创伤、传染；医院工作效率的高低；护理手法是不是科学合理；医院资源的利用效率和病人的满意度等。医疗质量改进是一项持续的活动，旨在通过寻找与解决诊断和治疗过程中的不当问题及其原因，追求更高的医疗效率，促进住院患者诊断和治疗质量的不断提高。

医疗质量管理工作是指根据医疗质量产生的基本规律以及相关法律、规范要求，明确医疗质量管理总体目标，建立相关规范，利用现代管理方式，对医院业务实施管理和监控，并进行医疗质量系统改善、持续提升的流程。医疗质量管理体系是对医学生产技术管理、科学管理方式运用以及经济效益管理水平的综合管理反映。公立医院应从以下几个方面出发，构建医院全面医疗质控体系。

1. 建立全员参与、分工明确的医疗质控网络

建立全员参与，由医院质控委员会、职能科室、科室质控小组组成的三级医疗质控网络，制定质控目标，明晰不同层次的职责范围和划分，对日常医疗活动进行质量跟踪检测，确保基础医疗质量、环节医疗质量和终末医疗质量得到全方位监控。

其中，科室质控小组由科室主任、护士长、质控员组成，负责按月组织本科室医疗、护理质量的自测自评工作，包括对医疗质量数据、患者投诉情况的分析，检查各项规章制度、操作规程的贯彻执行，医疗文书书写质量，查找医疗风险和隐患，及时制定质量改进方案。科室日常交班应当详细清楚，一线医师详细汇报当日入院、手术、危重病人与出院病人情况，并定期传达各治疗组平均住院日、临床路径等情况以及疫情防控最新要求，交班本应当记录规范、内容详细。

职能科室是指与医院管理相关的职能部门，如信息中心负责及时、完整地导出各科室的质量指标信息；医务处负责定期进行院内医疗质量检查，包括早交班检查、手术室准点开台督查等，对检查结果进行通报，排查医疗服务过程的管理漏洞和薄弱环节；药剂科负责按月开展处方点评，纠正或杜绝已发生或潜在的不合理用药现象；感染办主要负责对院感实施全方位、实时的监督，开展对传染病的预防、消毒、隔离、调查等工作；质控处负责指导、配合上述部门科室对相关医院的质量考核工作，采集反馈各方面质量控制数据，有计划地深入医院进行健康调查研究，调查并核实医疗缺陷问题，将调查结果进行书面反馈，同时制定考核指标和质量管理办法，开展医疗质量的专项检查。

医院质控委员会由医院院长、行政职能部门领导、临床各科主任等人员构成，作为院级督查机构和决策者，负责定期召开会议讨论、研究、解决医疗质量管理中的重大问题，对医疗质量典型事件开展评议，全面考核医疗质量，制定质量管理战略、质量方针目标、质量管理方案、质量体系建设等医疗管理决策。

2. 建立健全各项医疗规章制度，制定标准化工作流程

（1）建立健全各项规章制度。根据国家卫生法律法规，结合医院实际，组织各部门建立并健全一套科学可行的医疗规章制度和各项工作流程，确定各类管理人员岗位职责。针对质量管理的薄弱环节，如危急值报告、死亡患者上报等建立专门的

管理体系，有效防范和控制医疗风险。

（2）根据国家卫健委制定的各专业《临床诊疗指南》《临床技术操作规范》《临床路径》，结合医院实际，制定标准化的诊疗指南、操作规范及临床路径，规范各项诊疗工作。

（3）制定明确的检查、考核标准。

对诊断质量指标、治疗质量指标、工作量和工作效率指标、医学检验技术指标、病历质量指标等可考核、可量化的服务质量指标，制定出一套医疗质量标准化评估体系，涵盖三级医疗管理（基础质量、环节质量及终末质量）的定量与定性指标及各项医疗服务流程的质量标准。

3. 规范医院准入管理制度，预防医院经营风险

规范各类医务人员的准入制度。医务处定期举办执业医师资格考核和注册，从事诊疗工作的医务人员需要具备相应的业务水平持证上岗，并按照其执业年限和程度获得不同的治疗岗位权限。

健全各项医疗服务技术应用的准入制度。严把新技术准入关，严格执行各类新手术准入制度，引进应用的新技术、新项目必须符合相关法律法规的要求，严禁违背医学伦理。认真执行新技术新项目申报与论证管理制度，在技术队伍、仪器设备、医疗安全、应急措施等方面，进行充分调查和论证评估。

严格手术分级管理制度。手术医师根据业务技术水平实行不同级别的手术，疑难、危重、新开展的手术一定要进行术前病历讨论，重大手术还要填写重大手术审批报告单。

4. 突出工作重点，抓住关键问题，强化工作薄弱环节质控

推行以过程控制为关键的全程管理，聚焦关键环节、关键科室、关键患者，对易发生医疗安全问题的重点环节进行全面检查、抽样检查或定期检查，并采取相应措施，有效改善出现的问题。

5. 实施临床路径管理，强化单病种服务管理

在临床科室积极推行临床路径工作，开展多学科协作，为患者制定一套具有规范性、先进性的诊疗方案，完善单病种诊疗质控标准，更直观地将医疗质量评价落实到疾病的诊疗过程中，明确各单病种检查诊断质量、疗效评价标准、出院标准、费用成本控制标准，做到合理诊断、合理检查、合理用药、合理治疗，改善治疗效果，推动医疗费用合理化，使患者获得优质、高效、低耗、适宜的专业治疗服务。

6. 强化信息管理系统建设，提高医疗服务水平

建设医疗质量信息管理系统，即时获取与报告内容有关的医院服务质量过程，

及时做好对各医疗环节的风险预警，使医疗质量管理工作网络化、信息化、数字化、平台化，有效提升医疗质量控制的工作效率和管理水平。

7. 严格落实惩罚机制，实现奖惩清楚、职责明晰

（1）把每季度医院质量检查的考核得分列入医院的考核评价，成为医院的绩效评价指标体系，与医院薪酬安排、人才评价和聘任提拔晋升挂钩，提高医疗质量对医生工作的约束力；

（2）设置医疗质量管理优秀奖，每年颁发一次，并对质量管理优秀的科室和个人授予精神和物质奖励；

（3）建立医疗缺陷责任追究制度，对违反医疗规章制度者坚决严肃处理。

通过建立全面医疗质控体系，逐步建立全过程、全方位、全覆盖的标准化、精细化、现代化的公立医院管理制度与执行保障体系，进一步实现公立医院质量管理水平的全面提升，以提高公立医院效率和诊疗质量，促进医院运营水平的提升。

（五）缩短平均住院日

平均住院日是全面反映医院管理水平和医院工作效率的重要指标，其结果影响着医院的管理效率和患者的经济负担。缩短平均住院日可以极大地提高工作效率，在不增加投入的条件下收治更多的病人，充分利用现有的医疗卫生资源。不断缩短平均住院日，是推动公立医院高质量发展、促进运营模式从粗放管理转向精细化管理的重要方面。

1. 院前检查

在入院前端，可以充分发挥入院准备中心的作用，建立院前检查入院模式，缩短平均住院日。院前检查，是将择期入院患者以前在住院后开展的术前（或诊疗前）检查、检验项目（不包含诊断性检查、检验项目）及相关准备、宣教等工作，移到门诊来实现，等检查完毕并经过专科医师评估确认后，再入院手术（或诊疗）的一种入院方式。不同于传统住院—检查—手术的入院流程，院前检查可以减少患者的等待环节。入院准备中心是为患者提供入院登记、预约、办理住院手续、院前检查等"一站式"入院流程新模式服务的科室。这种模式在提高床位使用率、缩短平均住院日的同时，也打通了从门诊到入院的服务壁垒。

2. 床位统筹

通过入院准备中心打破传统的各专科床位相互独立的局面，床位作为公共资源统筹安排，对于急、危重症，优势病种，手术患者等优先收住，病情允许的患者可跨组、跨楼层收治。设计开发床位管理信息系统，制定规范的收治流程，根据床位

空置和待入院病人数量，动态调配床位资源，有效盘活空余床位。医生固定患者，但不固定床位，医生到不同病区查房，跟着患者走。通过对床位的统筹管理，保障床位资源的合理调配，为医院的住院业务提质增效。

3. 规范临床路径

临床路径是一个临床医疗管理的工具，主要是针对某种疾病或某种手术制定的具有科学性和时间顺序性医疗照顾计划，可确保患者在正确的时间、正确的地点得到正确的诊疗服务，并具有规范医疗行为、保证医疗质量安全、提高医疗服务效率、控制医疗费用的作用。

临床路径管理的实施流程包括：患者符合临床路径标准进入临床路径管理，依据相应病种临床路径表单的治疗计划实施诊疗项目，医护人员记录每天的变异，科室路径管理员对变异汇总并进行分析，护士下发患者版临床路径告知单，并与患者签订《临床路径病种管理知情同意书》。医院应当成立临床路径实施小组、临床路径指导评价小组和临床路径管理委员会，利用 PDCA 循环管理法推进临床路径，通过鱼骨图分析法从人、制度、信息系统、病种等方面对医院目前临床路径管理过程中存在的问题进行讨论分析，有针对性地制定解决措施，从运行效果和质量效果两方面对临床路径管理工作进行评价。通过开展临床路径管理，明确医疗职责和护理程序后，减少治疗过程的资源占用"瓶颈"，减少不必要的等待时间，从而达到降低平均住院日的作用。

4. 开展日间手术

日间手术是指在一到两天之内安排患者住院、手术，手术后观察、恢复和出院，因病情需要延期住院的特殊病例，住院时间不超过 48 小时。患者只需在入院前进行相关检查，专科医生根据检查结果进行评估，符合日间手术适应症的患者按预约时间来医院即可当天手术。医院可以给予日间手术合理的绩效鼓励，通过日间手术统筹住院服务、手术服务、术后观察、术后回访等多项医疗资源，达到降低平均住院日的目的。

5. 考核与激励

每月公布科室平均住院日排名，强化各科室对缩短平均住院日工作的重视。根据不同亚专科历史数据，制定平均住院日基数，设立缩短平均住院日奖项，科室平均住院日低于考核基数且病床使用率控制在最低标准以上即可获得奖励。除从科室整体层面进行考核，还应将平均住院日纳入科主任综合目标考核，每年初医院与科主任签订目标责任书，制定平均住院日目标，实行年终考核。对于缩短平均住院日效果不显著的科室，由医务处召集科室负责人进行座谈，探讨原因，提出整改措施，并督促落实。

五、非基本医疗业务运营管理

（一）非基本医疗业务的内容与重要性

医疗业务可以分为基本医疗服务和非基本医疗服务。基本医疗服务是指维护人体健康所必需、与经济社会发展水平相适应、公民可公平获得的，采用适宜药物、适宜技术、适宜设备提供的疾病预防、诊断、治疗、护理和康复等服务。非基本医疗服务是指在基本医疗范围之外，旨在满足人民群众日益丰富的医疗健康需求的医疗服务，包括整形、美容、眼视光、生殖、健康体检、特需医疗等业务，它作为基本医疗业务的补充，是公立医院业务重要的组成部分。

公立医疗机构提供的基本医疗服务，实行政府指导价，提供的特殊医疗服务以及与其他市场主体竞争比较充分、个性化需求比较强的医疗服务，实行市场调节价。非基本医疗业务有较大的自主定价空间，又不受医保政策的影响，因此是公立医院重要的收入增长点。但是，国家对于非基本医疗的规模有较为严格的限制，如规定特需医疗服务的比例不得超过全部医疗服务的 10%。因此，公立医院应当在保证基本医疗业务规模稳步增长的同时，适当发展非基本医疗业务，以提升医院总体的经济效益。

（二）美容与整形中心运营管理

随着经济的高速发展和物质生活的日益富足，人们对美的追求不再停留在日常的穿衣打扮上，而是转而寻求通过医疗美容技术实现个人颜值的提升。医疗美容的接受度越来越高，包括美容、整形、牙齿矫正在内的医疗美容项目市场份额快速增长。

公立医院美容与整形中心是在整形美容外科的基础上发展起来的，集整形美容与皮肤激光美容于一体，为患者提供详尽的咨询服务以及多样化、个性化整形美容及生活美容项目。开展的业务包括美容整形、激光美容、妇科整形、整形修复和生活美容等。如何充分发挥公立医院的优势，在高速发展的医美市场中形成自身独有的竞争力，是公立医院美容与整形中心应当重点关注的命题。

1. 建立口碑效应

当前医疗美容行业仍然乱象丛生，国家对行业的监管和整治不断加强。由于医美市场的信息不对等，人们对于医疗美容机构的选择往往依赖口碑，而公立医院尤其是三甲医院技术力量雄厚，医疗设备先进，积累了良好的社会知名度，深受广大患者信赖，具有深厚的群众基础。相较于市场上良莠不齐的医疗机构，公立医院整形美容业务具有权威、专业、风险更低的特点。因此医院整形美容中心更应当严格把控医疗质量，树立专业、权威、安全的品牌形象，充分发挥自身影响力，建立口碑效应，吸引更多求美者前来就诊。

2. 产品差异化战略

整形美容行业属于技术密集型行业，医疗技术是公立医院的核心竞争力。但是，当前整形美容市场产品同质化比较严重，各家医院、美容机构开展的美容项目大同小异。公立医院应当在深入调研了解市场需求的基础上，结合自身技术、人才优势，积极引进先进设备，重点发展特色项目，将有限的资源重点向这些项目倾斜，力争技术达到地域领先水平，运用技术差异化战略获得市场竞争优势。在对明星产品、项目的宣传展示中，可以采用前后对比图、与普通产品的对比表格、短视频等方式更为直观有效地体现其技术优势，吸引求美者前来就诊。

3. 拓宽宣传渠道

公立医院由于其公益性质，往往偏向于传统形式的宣传报道，但医学美容业务的发展离不开宣传与推广形式的创新。除了利用积累的社会知名度外，医院可以组建自媒体团队，通过运营官网、微信公众号以及抖音、小红书、B 站、新浪微博等平台来获取线下流量。这些平台在年轻人中受众广阔，应当结合年轻人的特点和喜好，在进行详实的美容项目介绍与高质量的科普宣传的同时，适当发布护肤美容小常识、医美后注意事项等目标群体感兴趣的内容，吸引更多的关注与点击。

4. 提升就诊环境

由于整形美容中心的服务对象以女性为主体，在室内建筑风格设计中应当注意选用柔和的色彩、舒适的软装，营造温馨、洁净的就诊氛围。同时注重诊室的私密性和叫号系统对求美者隐私的保护。

（三）眼视光中心运营管理

近几年，我国眼科医疗服务市场规模体量越来越大，据国家卫健委统计，我国眼科医疗服务市场规模从 2015 年的 507.1 亿元增长到 2019 年的 1037.4 亿元，年复合增长率为 19.6%，预计到 2025 年可超过 2500 亿元的市场规模。

眼视光中心是在传统验光的基础上，增加了视功能的检查与分析，包含医学验光配镜、双眼视功能检查及异常处理、斜弱视诊断治疗、青少年近视发病原理及解决方案等服务，同时还包括近视发展控制、低视力人群的视力改善，对广大人群进行视力健康科普，建立视觉档案等。如何改善医患关系、转变服务理念、切实提高服务质量与满足满意度，形成以"患者为中心"的运营模式，成为各家医院眼视光中心的痛点和难点。以下将从诊前、诊中、诊后三个环节介绍如何开展视光中心运营管理。

1. 诊前：线上快速预约

无需到现场，患者可通过微信公众号、电话等方式在手机上自主预约挂号，减少患者等待时间，提高就诊体验和挂号效率。

2. 诊中：先进技术设备，畅通信息平台

眼视光中心应当引进先进的医学验光技术与设备，对近视、远视、散光、儿童弱视、斜视、低视力及视疲劳等各种视觉问题进行有效的矫正和治疗。患者可以通过公众号、小程序等平台，随时查看自己的眼部检查记录，家长还可以查看孩子每一次治疗视力、眼轴的实时变化。借助信息系统，在诊疗过程中时刻跟踪病情，及时向病人发送温馨提醒的短信，包括用药、复查、取药等。

3. 诊后：完善的眼健康档案、眼健康宣教移动平台

建立完善的眼健康档案，对病人进行信息统一化和标准化管理，通过标签化的分组，丰富、深化病人信息，以便针对不同病人提供不同的项目、检查及附加服务，精准推送不同的眼健康宣教，满足不同患者对提高视觉质量的需要。为近视儿童建立屈光发育档案，对其角膜、曲率、眼底、眼轴等进行详细的分析和研究，将验光、治疗、配镜与视觉训练相结合，建立个性化的综合矫治方案，科学控制儿童近视发展。

（四）生殖中心运营管理

随着经济社会的快速发展所带来的环境污染、不良的饮食生活习惯以及人们生活节奏的加快、工作压力等不良因素影响，我国辅助生殖病人群体和就诊率持续提升。考虑到市场对辅助生殖技术接受程度的加深，可预计辅助生殖市场仍将保持高速增长。公立医院发展辅助生殖业务，具备技术、设备、人才、口碑等多重优势，其运营管理可以从流程优化与信息支撑两方面开展相关工作，具体如下：

在辅助生殖的诊疗过程中，可采用"全流程一体化管理模式"，一个团队对应一个家庭，全流程跟踪服务。以某专科医院为例，该医院与中信集团合资建立，是经省卫生和计划生育委员会批准的三级生殖与遗传专科医院。病人从初诊到治疗完成，全程都由相对固定的医护诊疗团队负责，团队通过共同讨论治疗及护理方案，为病人提供治疗、护理一体化的"全程服务保障体系"，覆盖预约、初诊、复诊、检查、试管周期等各个环节，为病人提供全流程、立体化、个性化医疗服务。

1. 流程优化：全程预约、专人接待、少排队

（1）预约诊疗模式，为了让患者获得更为精准、高效、便利的医疗服务，生殖中心实行预约式诊疗，包括门诊看诊、B超监测、抽血、注射等多环节。

（2）诊前服务优化：通过小程序的"报告上传功能"收集病人信息，完善其基本病史资料，根据病人情况和需求进行分诊；成立进周中心负责试管进周接待，提前进行患者签约前、进周前病历资料的集中准备与审核，大大缩短病人现场等候时间。

（3）孕后管理优化：成立专业的孕后管理团队，为先兆流产及复发性流产病人提供专业的西医保胎治疗，更有中西结合孕期保健指导。

2. 模式优化：打造专业团队、医护高度配合、专题病例讨论

（1）分区分病种管理模式：打造多病种临床医护专业工作团队，分区分病种进行管理，每个医疗区配备相对固定的医护团队，实行区长、主管医生负责制，搭配专科医生、专科护士共同管理患者。医护之间合理分工、互相协作，组成医护协同区域为患者提供持续性的医疗服务。

（2）医疗质量与安全管理：各医疗区每日召开沟通会对各组特殊病例进行分析并讨论，确保区内全体医护人员对患者的整体状况都有更全面的了解，也为患者得到全方位、个性化的医疗护理服务提供了保障。

（3）岗位及人员整合：生殖中心本着"以病人为中心"的初心，实现门诊—生殖中心一体化管理，实行人才队伍和专科技术的优化重组，发挥最佳的综合效益，直接推动临床诊断水平的提高，减少病人就诊次数。

通过全流程一体化管理，建立全新医护协作模式，科学合理安排患者看诊、检查与治疗时间，优化各流程节点联动，有效避免患者奔波，提升患者就医体验。

生殖中心信息支撑方面可以充分利用"互联网＋生殖健康"及不孕不育患者服务平台，更好地满足不孕不育患者服务需求，提高患者的就医感受。建立短信平台、微信公众服务平台、规范化的宣教服务模式，形成不孕不育患者初诊到胚胎移植结束的全周期"互联网＋服务"管理模式。患者通过微信服务平台、微信群与医护人员随时保持联系，患者在治疗中发现的问题得到了及时解决，使医疗服务的范围从院内延伸拓展至院外。医护人员及时推送健康教育知识，针对治疗流程的不同阶段建立微信群，增强患者对相关知识的理解；利用短信平台前移服务，提醒患者就诊前做好相关准备；规范化的院内宣教服务，便捷畅通的网络交流，生殖健康及不孕不育知识的定期推送，加深了患者对生殖健康及不孕不育知识的理解和掌握程度，密切了医患关系，提升了患者的就诊体验。

（五）健康管理中心运营管理

随着人们医疗观念的改变，健康管理已经引起越来越多的人重视，定期体检可以使人们随时了解自己的身体状况，对潜在的疾病早发现，早治疗。因此，发展体检业务，加强健康管理中心建设，是公立医院新的经济增长点。

对于健康体检业务的运营管理，应以环境布局、服务态度、检前预约、检中管理、检后服务为侧重点。

1. 打造舒适环境

从环境布局上看，应加强对健康管理中心环境和设施的管理，为体检者提供宽敞、舒适、便利的体检环境。布局设计应当方便体检者，符合体检流程要求，尽量缩短体检流线。特殊检查项目分男女宾独立候诊、检诊区，确保安静、安全、私密性良好，同时与门急诊病人隔开，避免就诊流线交叉。

2. 改进服务态度

应提升健康管理中心工作人员的服务意识，培养文明礼貌用语和微笑服务态度，向体检者提供人性化的服务和关怀，提高体检的满意度，确保体检者在享受高质量体检的同时，获得专业化、人性化和个性化的贴心服务。

3. 拓宽预约渠道

从检前预约上看，拓宽预约渠道，方便用户预约。通过提前填写在线问卷等方式，了解与收集体检者健康概况，从而推荐精准的个性化体检方案。精细化管理用户数据，减少体检人力成本。通过信息系统监控体检容量及排期，避免体检空白期。

4. 畅通体检流程

从检中管理上看，引进人脸识别、自助登记技术，加项、缴费、参检一步到位，节省登记时间。实行电子建档，全程无纸化操作，节省人力、节约资源。通过信息系统，动态监测各项目体检流量，对每个体检者的检查顺序进行个性化规划，节约排队等待时间，提高工作效率，同时辅助医生诊断、纠错，降低误诊率。对血液、尿液等检测项目均采用电脑条形码扫描处理，提高准确率，缩短检测时间。

5. 改善检后服务

从检后服务上看，运用信息系统强化内控，降低诊疗风险，对科室冲突诊断设置提示，减少总检失误。对于纸质报告，实行自动一体打印、自动装订，提高报告输出速度；对于电子报告，与公众号、小程序建立关联，提高检查报告形成与推送的效率。体检报告应包含检查综述、医生建议、体检详情，推出报告解读小程序，同时设置检后咨询门诊，建立体检—门诊—住院闭环管理模式，解决检后痛点，为门诊、住院引流。

（六）特需医疗服务运营管理

特需医疗服务是在保证基本医疗服务的前提下，针对患者的特殊需求，综合运用医院的医疗资源，为患者设计并提供可以满足其需求的不同于普通医疗服务的特殊服务。其初衷是在满足上述需求的同时，解决医疗价格管制下医疗服务价格的价值溢出以及高质量医疗服务的供给不足问题。

随着卫生体制改革的逐步深入，特需医疗已成为我国医疗卫生服务中一个不可缺少的重要组成部分，与基本医疗服务相辅相成，为医疗服务的供需双方带来了良好的经济和社会效益。

1. 特需门诊

由于普通门诊的专家门诊量有限，大量病人排队问诊，往往造成"一号难求"的局面。对于部分患者来说，他们愿意支付增值费用，以节省排队、预约、等候的时间，而特需门诊的设置坚持"温馨、放心、便捷"的理念，可以满足这部分患者的就诊需求。

特需门诊一般由副主任医师以上专业技术职务的医生坐诊，专人为病人提供挂号、诊疗、缴费、取药等全程服务，对行动不便或病情较重的病人提供专用轮椅推送的门诊服务。医院会设置独立的诊室、候诊室、治疗室，配备空调设备及茶水供应。

对于特需门诊，医院应当建立规范的管理制度，做好部门间协同，为患者的检查、检验提供绿色通道。可以在门诊大厅、导诊台等醒目位置张贴特需门诊的预约方式，患者可以通过电话预约、现场预约、网上预约等渠道，申请特定专家门诊，门诊工作人员登记需求后，与相关专家进行沟通，确定具体的时间、地点并通知患者，安排专家按时接诊，安排工作人员进行陪诊服务。

为加强医院特需门诊管理，医院应成立特需门诊管理小组对医院特需医疗服务的开展情况进行实时动态管理，对其开展过程中存在的问题及时组织相关科室和人员进行分析，查找症结所在，制定和实施整改措施，并持续改进。

2. 特需病房

特需病房是目前的一种新型病房，是指医院在满足病人的基本医疗需求之后，而设立的可以满足群众特殊要求的医疗服务活动，主要包括全程护理、专家门诊等，也属于特需医疗服务。特需病房运营管理应当围绕患者的需求，从环境、服务、流程等多个方面，全面提升患者的住院体验。

病房环境应当保持宽敞、安静、洁净、舒适，除配置基本医疗设备设施外，应配备其他生活服务设施如空调、电视、电话、冰箱、微波炉、电水壶、洗浴房及家属陪护床等宾馆式设施等，确保病人在温馨舒适、私密安全的环境中完成身心的疗愈。

要注重服务品质的提升，病人可以直接选择专家、专科医生，享受"三优先"待遇（优先住院、优先检查、优先手术）；为特需病人安排专门的护理人员，关注患者的身心健康、饮食作息，提供温馨、优质、高效的宾客式服务，提高患者满意度，建立口碑效应。

另外，应当通过合理的广告、新闻、新媒体推广等形式，加强宣传，吸引更多有相应需求的患者入住。

3. 远程医疗

随着信息化时代的到来，远程医疗服务已成为新兴的医疗服务模式。远程医疗诊断系统能够很好地克服时间与空间上的限制，满足病人网上预约挂号、病例会诊、病案管理、健康咨询等服务需求，为病人提供了极大的便利，降低了时间成本，也有利于医疗资源的优化配置。

发展远程医疗的工作重点包括加强平台建设、建立规范化就诊流程、提高诊疗质量和加强宣传引导。患者远程医疗诊断平台主要的功能模块包括医学影像信息采集模块、视频交互管理模块、远程诊断管理模块、远程监控管理模块和远程病历档案管理模块等。远程医疗能够很好地为患者与医院的工作者提供一种远程可视化交流的信息化平台，从而使得基层医院的患者也能够及时地享受到专家的治疗及其保障服务。

发展远程医疗，应当建立规范化就诊流程。以远程会诊为例，首先由邀请会诊医院发起会诊申请并上传患者资料，受邀会诊机构管理员审核并预约安排会诊；随后受邀机构管理员打印空白意见书，交会诊专家进行会诊并填写会诊意见；接着受邀管理人员填写或者上传会诊结论文件并填写会诊评估表；邀请会诊医院扫描下载意见并交于医生；邀请管理员和患者主管医生填写调查表，具体详见图7-2。

远程医疗的开展应以保障医疗质量为基础。加快响应速度，规范接诊时长，对医生开展文明用语培训，确保医生对每个病人认真对待、耐心解答，提高患者满意度，树立良好口碑。同时通过电视节目、公众号、网站新闻等形式，做好针对病人的宣传和引导工作。

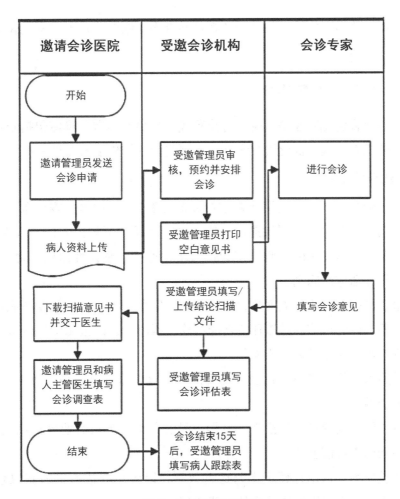

图 7 - 2 远程会诊流程

第三节 医疗业务流程优化

医疗业务流程优化是在遵循流程优化原则基础上，合理利用运营管理工具与方法，融合高效运营管理的理念、嵌入内部控制要求、运用绩效评价和信息技术手段，把经济管理各项要求融入医、教、研、防、产等业务流程控制和质量控制各环节，同时科学配置人、财、物、技术等核心资源，促进业务管理与经济管理深度融合，推进形成经济管理价值创造，提高业务活动和经济活动的质量效益。以下将从流程优化路径、体检—门诊—住院闭环管理两方面介绍医疗业务流程优化运营管理内容。

一、医疗业务流程优化路径

医疗业务流程优化路径是医院进行流程优化的主要步骤，具体包括制定流程优化原则、诊断现有流程、优化流程设计、立项与计划推进以及效果评价。

（一）流程优化原则

迈克尔·哈默将优秀的流程定义为在保证正确的流程输出（客户需要的产品或服务）的前提下，尽量使流程快速、简便、便宜（减少资源投入，降低成本）。因此，我们将业务流程优化的原则确定为价值增值原则、整体性原则、融合性原则、成本效益原则和适应性原则。

价值增值原则：将业务流程分为增值和非增值业务流程，增值业务流程是医院经济活动必不可少的环节，且该环节功能明确，能够为医院或患者提供价值；而非增值流程则相反，应尽量减少或消除。

整体性原则：从全局角度出发，统筹医院全部需求，并有效配置人、财、物、技术等核心资源。

融合性原则：运营管理与医疗、教学、科研、预防等核心业务活动充分融合，促进业务活动衍生价值创造。

成本效益原则：权衡运营成本与运营效率，以较小的成本投入获取较大的收益，并以合理的成本费用获取适宜的运营效率。

适应性原则：定期检查运营管理业务流程，并根据医院各种条件的变化，及时更新、修改业务流程。

（二）现有运营管理流程诊断

对现有运营管理流程诊断是医疗业务流程优化路径的第一步，也是其他优化环节的前提与基础。从识别与梳理医院医、教、研、防等核心业务运营活动现有流程入手，分别对门诊就诊流程、患者住院流程、手术流程和医用耗材流程从质量、风险、时间、成本等维度进行分析和诊断，发现现有运营管理的难点、盲点和交叉点，判断哪些业务流程需要优化，对业务流程进行增值性、高效性、完整性分析。

（三）优化流程设计

在诊断现有业务流程的基础上，注重系统性、整体性和协同性，根据流程优化的原则和方法，科学配置人、财、物、技术等资源，对业务流程进行再造，并绘制流程图，同时利用信息技术，将业务流程固化与规范化到信息系统中，实现业务流、信息流、资金流的集成管理和规范化管理的要求。

（四）立项与计划推进

在完成优化设计的基础上，联合相关部门成立项目组，并召开启动会议。会议应当由院领导主持，制定分阶段工作计划，将运营目标分解到各个部门。项目推进会议应当定期召开，各部门分别汇报进度，提出并讨论遇到的问题和困难，并进行下一阶段的工作部署。牵头部门定期收集与汇总进度，对任务推进情况及时予以跟进。

（五）运营效果评价

为实现医院流程评价的标准化、规范化，设计医院流程评价体系，应从流程效率、流程成本、流程质量、患者满意度四个维度展开。对优化后的运营管理流程进行绩效评价，分析运营管理改进和流程优化设计的具体应用，将理论与实践相结合，相互印证，最终形成全面、科学、操作性强且具有普适性的公立医院运营管理流程设计规范。

二、体检—门诊—住院闭环管理

（一）传统体检流程

传统的体检流程是指从被检者入院开始，经预约、检查、检验、领取体检报告等环节，完成整个体检离开医院的全过程，与门诊、住院互相独立。传统的体检管理流程如图7-3和表7-1所示：

（二）鱼骨图分析

我们可以运用鱼骨图的分析方式，从时间（T）、服务（S）、成本（C）、质量（Q）、风险（R）五个方面对传统体检管理流程进行分析，找出无效和非增值环节，具体见图7-4。

1. 时间

体检时间是从被检查者预约体检开始，经交费、检查、化验、出具体检报告直至离开医院所需的时间总和，包含排队、寻找等流程等待时间和医生检查、化验等流程作业时间。

传统体检流程中等待时间过长，多个环节反复排队增加了被检者体检的时间成本。个人体检建卡、充值需要在收费窗口排队，预约体检项目、打印体检指引单需要在体检管理部门排队，体检过程中各个检查项目需要在检查室排队等待，个别项目需要择期，增加被检者时间成本。

2. 服务

第一，传统体检流程患者无效移动过多、各环节排队等候时间长、个别体检项目等待时间长、有效作业时间短；第二，体检中心布局欠合理，标识不清，患者无

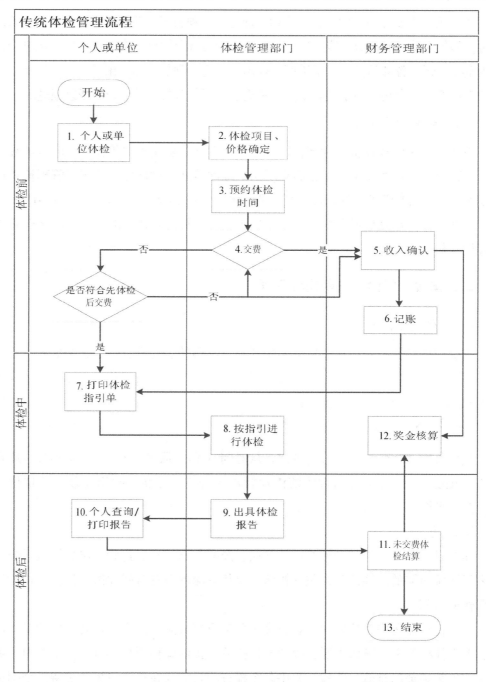

图 7 – 3 传统体检管理流程

表 7-1   传统体检管理流程描述

序号	流程环节	关键节点	涉及部门	节点描述
1	体检前	个人或单位体检	体检人员或单位	个人或单位预约体检
2		体检项目、价格确定	体检管理部门	个人或单位相关人员选择并确定体检项目和价格
3		预约体检时间	体检管理部门	预约具体体检的时间
4		交费	体检管理部门	按照确定的价格交费
5		收入确认	财务管理部门	财务确认体检收入
6		记账	财务管理部门	录入记账凭证
7	体检中	打印体检指引单	体检管理部门	体检人员凭有效证件前往体检管理部门打印体检指引单
8		按指引进行体检	体检管理部门	根据指引单顺序逐个项目进行体检
9	体检后	出具体检报告	体检管理部门	体检结束后，体检管理部门出具体检报告
10		个人查询/打印报告	体检管理部门	体检人员凭有效证件查询或打印体检报告
11		未交费体检结算	体检管理部门	未提前交费的体检个人或单位按实际发生费用结算交费
12		奖金核算	财务管理部门	财务管理部门根据体检收入和成本核算奖金

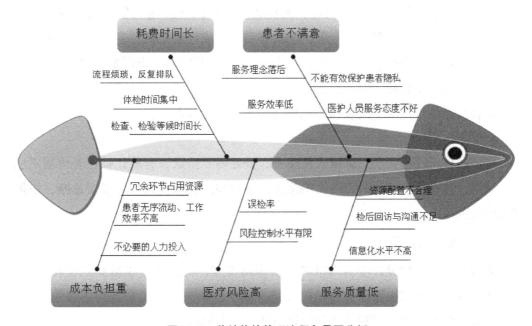

图 7-4 传统体检管理流程鱼骨图分析

序、盲目流动，缺少有效的规范和引导；第三，上午体检高峰期大量病人和家属集中等候检查，环境嘈杂，患者整体体验差，影响满意度。第四，信息化水平不高，管理手段落后，服务效率低。

3. 成本

体检中抽血、腹部彩超、幽门螺旋杆菌呼气试验等部分项目需要空腹检查，一般上午八点至十点是体检高峰期，被检者在预约的当天早晨集中来院，按照体检指引单顺序进行体检，会导致空腹项目和非空腹项目的检查时间段相对集中，排队等候时间长，被检者集中逗留，医院需要配备人员维持就医秩序，增加医院管理和人力成本。下午体检医生和护士相对空闲，工作量不饱和，造成一定的人力和医疗设备资源浪费。

传统的体检预约是通过电话、网络或直接到体检服务台咨询办理，选择体检项目、缴费，按照预约时间来院体检，体检报告出具后，按通知时间来取报告，针对报告中的问题逐个咨询，服务人员耐心解答，被检者需要反复来医院，无效环节过多，降低了体检工作效率，从而增加了成本。

4. 质量

传统的健康体检建卡、选择检查项目、交费、打印体检指引单等主要靠线下人工完成，存在流程冗余、繁杂问题。被检者大量时间在院内反复排队、候检中消耗，体检中心内部空间布局不合理，无效移动多，流程效率低，且高峰期检查时间集中，环境嘈杂，影响患者就医体验。B超、CT等医技类检查配置不科学，人力、设备等资源投入不合理，影响检验和检查报告质量。缺乏回访与患者满意度调查，未把患者反馈结果应用于医院体检流程和服务质量的改善上。

5. 风险

传统的体检流程繁杂，体检人员集中，处处需要排队，容易让被检者情绪不稳定；同时，体检报告的质量直接影响患者健康管理，应检而未检出或误诊断，增加医患纠纷的风险。

（三）流程优化设计

体检流程的优化设计应当以患者需求为出发点，将患者需求贯穿到流程规划、流程活动计划、流程操作设计和操作质量控制中，从患者体检全流程的视角设计，减少重复排队和等候。流程的优化设计应体现以下要点：

1. 根据市场需求，设计体检方案

增加调查与设计阶段，医院运营管理部门首先开展市场调研和分析，根据客户需求及医院实际情况制定合适的体检方案，体检管理部门在方案的基础上分级别、性别、年龄、常规或专项体检等要素分别制定不同的体检套餐，满足不同人群的需要。体检人员可以根据个人情况选择套餐，在此基础上调整检查项目，可以有效节约体检项目确定阶段的时间。

2. 做好体检与门诊和住院的衔接

健康管理中心与临床相关专科开展合作，系统对数据进行自动筛选，对特定阳性指标，提供专家就医通道。如对于 PSA 指标异常的体检者，提供泌尿外科专家号源，优先收治前列腺肿瘤患者。同时，在体检报告上有针对性地增加本院权威专家介绍，推荐就诊科室和专家，在体检平台上植入医院门诊预约链接，方便病人预约就诊。

以优势病种为核心，成立多学科疾病管理团队，对符合诊断的患者进行跟踪服务，纳入绿色通道，及时收治入院，形成诊断前、诊断中、诊断后的全程管理模式。运营管理部门对体检病人转化为门诊及住院病人进行跟踪分析，了解病人外流的原因，并采取措施改进。

3. 完善绩效考核方案

医院体检业务绩效考核应统筹兼顾，突出重点：一是在考量投入、产出的同时，增加服务效果、工作效率、成本管控、体检人员转化率等方面的考核，同时根据不同岗位的风险程度、技术难度以及对医院的贡献程度确定不同的评价标准；二是完善薪酬分配体系，将绩效评价的结果与岗位绩效工资制结合起来，充分体现不同岗位间的差异，充分调动体检服务人员的工作积极性。

4. 加快信息化建设，促进信息系统互联互通

体检前，公立医院体检管理部门和运营管理部门应积极借助信息化平台，开发微信端和电脑端体检预约平台，将设计好的体检套餐及价格放到平台，同时设定好预约时间段（注意区分空腹和非空腹体检项目），并细化明确到分钟，能够有效分散体检人员，预约成功后可线上自助缴费，自助打印体检指引单或平台发送电子指引单，全部完成后，体检人员当天凭身份证在预约的时间前来体检即可。有特殊需求的体检人可在现场人工进行调整。

通过信息系统记录单位检查时长、人次等大数据，科学分配各个诊室的医疗资源，使人力、设备、场地资源得到最大化利用。

在体检过程中，体检系统可根据等候检查的人员及项目自动调整检查顺序，并通过平台推送到客户微信端或现场大屏幕通知到体检人员下一个检查项目，有效减少检查项目排队时间。通过全流程导检，实现体检项目全流程闭环管理，杜绝漏检，保证体检质量。

体检业务是医院业务的一部分，应实现体检信息系统互连互通，最大化地提高数据利用效率和效果，加强内部控制，有效控制风险。

基于以上要点，可以绘制出新的体检—门诊—住院闭环流程图，如图 7-5 和

表 7 - 2 所示：

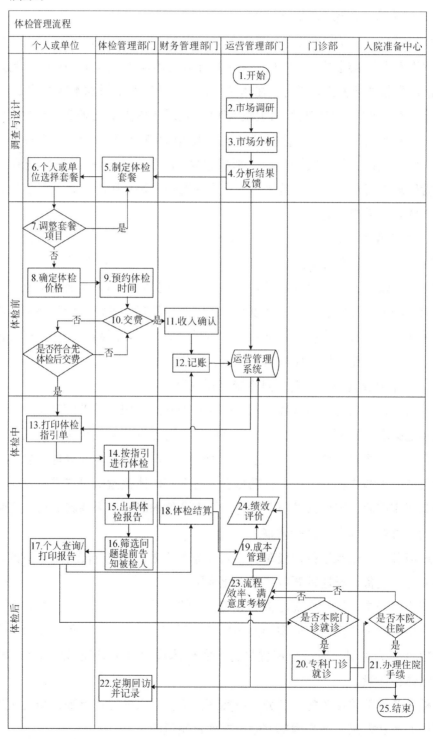

图 7 - 5　体检—门诊—住院闭环流程

表 7 - 2   体检—门诊—住院业务流程描述

序号	流程环节	关键节点	涉及部门	业务描述
1	调查与设计	市场调研	运营管理部门	通过访谈、问卷调查等方式了解潜在客户体检需求
2		市场分析	运营管理部门	收集调研数据并分析
3		分析结果反馈	运营管理部门	将市场调研分析的结果反馈给体检管理部门
4		制定体检套餐	体检管理部门	分级别、性别、年龄、常规或专项体检等要素分别制定不同的体检套餐
5		个人或单位选择套餐	体检管理部门	个人或单位相关人员选择体检套餐
6	体检前	调整套餐项目	体检管理部门	根据需要调整体检套餐内项目
7		确定体检价格	体检管理部门	根据选定的体检项目，确定体检价格
8		预约体检时间	体检管理部门	预约具体体检的时间
9		交费	体检管理部门	按照确定的价格交费
10		收入确认	财务管理部门	财务确认体检收入
11		记账	财务管理部门	录入记账凭证
12	体检中	打印体检指引单	体检管理部门	体检人员凭有效证件前往体检管理部门打印体检指引单
13		按指引进行体检	体检管理部门	根据指引单顺序逐个项目进行体检
14		出具体检报告	体检管理部门	体检结束后，体检管理部门出具体检报告
15		筛选问题提前告知被检人	体检管理部门	根据体检结果，按标准筛选问题提前告知被检人
16		个人查询/打印报告	体检管理部门	体检人员凭有效证件查询或打印体检报告
17	体检后	体检结算	体检管理部门	未提前交费的体检个人或单位按实际发生费用结算交费
18		成本管理	运营管理部门	针对体检过程中的耗费进行成本核算及管控
19		专科门诊就诊	门诊部	被检人到检后门诊或本院对应专科门诊就诊
20		办理住院手续	住院部	被检人到本院对应专科住院就诊
21		定期回访并记录	体检管理部门	体检管理部门按照筛选标准定期电话回访，了解被检人病情及就诊情况
22		流程效率和满意度考核	运营管理部门	组织对体检全过程流程和满意度考核
23		绩效评价	运营管理部门	对体检管理部门进行全面绩效评价

目前，案例医院健康管理中心开设了化验单解读门诊、超声报告解读门诊、肺结节筛查管理门诊、甲乳专科咨询门诊等 10 大免费诊后门诊，月咨询量达一千余人次。通过对检前、检中、检后的全流程优化、科学配置资源、提高信息化水平等手段，将体检、门诊、住院业务衔接起来，将运营管理转化为价值创造，提高了健康体检活动的服务水平和服务质量，为大众提供了更好的健康管理服务。

第四节 医疗业务运营管理案例解析

一、紧密型医疗体合作模式

医疗联合体是指一定区域内不同类型和层级的医疗机构共同组成的协作联盟。2017 年国务院办公厅发布的《关于推进医疗联合体建设和发展的指导意见》（国办发〔2017〕32 号），为各地探索医联体模式提供了依据。组建医联体是深化综合医改、落实分级诊疗的重要举措，对促进优质医疗资源下沉、提升基层医疗服务能力、实现县域居民"大病不出县"目标起着关键性作用。

案例医院自 2017 年起，全面托管长丰、枞阳、涡阳县人民医院，建立紧密型医联体，派出对口支援专家和相关科室对接，在学科建设、技术帮扶、人才培养、分级诊疗等方面全力帮助和扶持县医院，促进优质医疗资源下沉。

对县医院托管后，县医院的性质、地位、功能、财政和政策不变，当地政府的出资地位保持不变，案例医院和当地政府组成县级公立医院管理委员会，共同对医联体医院进行管理，每季度召开一次会议，共同决策重大举措。医联体医院法人由医院管理委员会聘任，实行任期目标制，法人有人、财、物等独立的管理权力，对中层干部有任命权，对副院长聘任有建议权。医联体医院接受县政府、党委、纪委和卫生行业的审计监督，并定期委托第三方审计。

案例医院对县医院的帮扶主要体现在以下几个方面：

（一）管理帮扶，移植案例医院成熟管理模式

在管理架构方面，派遣院长、业务院长和财务总监组建管理核心，专人负责指导工作，重要事宜集团研究，重大问题及时沟通，打造良好的政治氛围，确保工作有序快速推进。派出人事、医务、财务等管理专家对医联体医院进行指导，从人才招聘、干部竞聘、运营管理、审计监督等多方帮扶，迅速提升管理能力，构建架构合理、制度齐全的管理模式。

在人才招聘方面，参照案例医院相关管理制度，完善招聘方案和人才聘用制度，积极组织各类人才招聘，弥补高层次人才不足的短板。对干部实行全部聘任制，定期进行考核，实行干部任期目标和绩效管理，极大地激发了干部管理能力，

促进了学科建设；加大人才培养，提升高级职称晋升，出台职称晋升奖励制度；完善薪酬制度和人文关怀，确保员工收入合理增长，营造积极健康的工作氛围。

在运营管理方面，建立医院章程，完善医院管理制度，探索建立重大决策机制；完善质量管理体系，成立各专业委员会组建质量管理架构，采取质量管理指标持续精益改进；加强各级人才培训和内审员队伍建设；设置总会计师岗位，完善财务组织架构，规范财务管理，建设内部控制体系，控制流程风险并监督执行；实行全面预算和成本管理；规范收费，控制不合理费用；加强医院资产管理；完善绩效薪酬制度，重技术、重实效、重贡献，建立效率、风险、业绩、贡献和工作量多维度评价和动态调整机制。

在审计监督方面，政府和案例医院定期对医联体工作进行督查、听取汇报和考核，保证其公益性。实行第三方审计，包括年度审计和专项审计；实行党委领导下的院长负责制，接受党委指导和纪委监督；成立专家委员会；定期按程序召开职工大会。

（二）技术帮扶，提升基层医院技术服务能力

委派专家支援，定向、精准帮扶。托管后向县医院派出支援专家，开展门诊、查房、教学、手术等医疗工作，组织下乡义诊活动；针对薄弱科室精准帮扶，将重点科室整体托付给案例医院相应科室管理；针对个别不熟悉的技术和服务，指定人员进行帮扶。

提升医疗技术，改进医疗质量。以学科建设为抓手，提升技术和核心竞争力；以医院等级创建为目标，有计划地完善学科建设，进一步提升核心技术，提高三四级手术占比；建立质量安全组织，推行暖医质量改进活动，提升病人就医感受。

加强信息化建设，提升管理效率。参照案例医院管理模式，与银行签订信息共建协议，建成以电子病历为核心的一体化数字医院管理系统，协助县医院完成HIS、LIS、PACS、手麻系统、HERP系统、导诊机器人、信息集成平台、办公OA等系统的改造与升级。借助5G信息技术，开展远程影像、远程病理、远程会诊、远程手术示教等，使优质医疗资源充分下沉，高效配置。

（三）建立"双向转诊、资源共享、上下联动"转诊机制

成立转诊中心，开通上转绿色通道，同时打通常见病、多发病、康复期患者下转的壁垒，尽可能确保常见病、慢性病患者就近在县内就诊，实现"大病不出县、小病不出镇、慢病管理不出村（社区）"，控制医药费用，防止因病致贫，解决基层群众看病难、看病贵问题。

（四）文化帮扶，延伸案例医院大医精诚精神

塑造爱岗敬业的核心文化，把提升领导干部和医务工作者工作的积极性作为重点工作，通过完善党委组织、成立职代会、开展工会活动和培训活动等，加强干部、职工的精神文明建设。同时，成立社会监督员队伍，坚持开展医德医风督查活动，促进工作作风逐步转变。

对县人民医院开展全面帮扶，建立紧密有效的协作关系，是建立省、市、县三级紧密型医联体框架的要求，也是完善分级诊疗体系、促进优质医疗资源下沉的重要手段，对方便基层群众就近就医，减少县域病人外流，提升基层医疗卫生事业发展水平有着重要意义。

二、"互联网＋医疗健康"服务模式

2019 年 12 月，在安徽省首批互联网医院授牌仪式暨互联网诊疗质控中心成立大会上，案例医院作为安徽省首批互联网医院之一，正式挂牌成立。

党中央、国务院高度重视"互联网＋医疗健康"发展，习近平总书记指出，要推进"互联网＋医疗"模式，让百姓少跑腿、数据多跑路，不断提升公共服务均等化、普惠化、便捷化水平。安徽省作为"互联网＋医疗健康"示范省，认真贯彻落实党中央、国务院决策部署，省政府办公厅出台《关于促进"互联网＋医疗健康"发展的实施意见》（皖政办〔2018〕39 号），围绕实施"健康中国"战略和"健康安徽 2030"规划纲要，着力加强智慧医疗建设，创新服务模式，提高服务效率，满足人民群众多层次、多样化的卫生健康服务需求。

安徽省卫生健康委要求从三个方面入手，积极推进互联网医院建设：一是搭建安徽省互联网医疗服务监管平台，要求各医院进一步推进以电子病历为核心的医疗机构信息化建设，搭建院内互联网医院信息平台，与省互联网医疗服务监管平台对接，实现实时监管；二是加强互联网医院相关制度建设，依据国家有关规定，在充分调研、论证的基础上，出台《安徽省互联网医院管理办法（试行）》；三是成立安徽省互联网诊疗质控中心，加强对互联网诊疗服务的质量管理与控制。

案例医院互联网医院于 2019 年 7 月开始筹建，2019 年 11 月 12 日开始试运行。互联网医院提供诊疗服务的医师均具有 3 年以上独立临床工作经验，并有知名专家在线接诊。

案例医院互联网医院和原有的智慧医院服务构成了线上线下一体化的服务体系，实现了以智慧医院为入口，不断优化患者线下就医流程；以互联网医院为入

口，不断丰富复诊患者线上就医服务，打造了覆盖诊前、诊中、诊后各个环节的智慧就医生态。互联网医院面向高血压、糖尿病、冠心病、高脂血症这些需要长期治疗的慢性疾病患者和复诊患者，以 PC 端和小程序端为载体，通过建设专业化的互联网医院固定诊室和便捷的移动接诊平台，实现了医疗资源的优化配置。截至 2022 年 3 月，案例医院互联网医院已开通 44 个科室，上线 700 余名医护人员，通过视频、图文在线接诊，问诊订单量已累计达 16 万余笔。

通过建立"互联网＋医疗健康"服务模式，实现了以下效果：

（一）线上线下优势互补

以 PC 端为载体的互联网医院固定诊室，通过配置专用网络和专业的硬件设备，为患者问诊提供了更加可靠的安全保障，也为医生打造了专业、专属的互联网诊疗空间；以小程序为载体的移动接诊平台，为医生利用碎片化时间接诊提供了可能性和便捷性，在有限的资源范围内帮助医院发挥了更大的医疗价值。互联网医院实现了线下实体医院与线上互联网医院优势互补，延伸了服务半径，让更多的患者能够享受到优质的医疗资源。

（二）患者就医更便利

互联网医院具备智能导诊、智能预问诊、图文视频问诊、医生评价、在线处方、电子病历或报告查询、处方支付及药品配送等功能，慢性病、常见病的复诊患者，通过微信关注医院公众号，点击"互联网医院"菜单即可完成在线问诊、线上开具处方、线上付费功能。交费后药品可选择快递配送，无需出门，即可完成在线诊疗，为复诊患者和慢性病患者节约了大量往返医院的时间和精力。

（三）诊疗方式更智能

智能导诊帮助患者快速找到合适的医生，智能预问诊，提前收集患者病症信息，提高医生患者沟通效率；合理用药系统，为药师审方提供专业建议；医生不仅可以通过图文描述进行在线答疑，还可通过视频与患者进行实时交流与诊察。

（四）避免交叉感染

新冠疫情期间，为发挥远程医疗的作用，医院紧急开通了互联网医院发热咨询门诊，多名资深专家在线为发热病友提供互联网免费问诊咨询服务，在方便发热患者的同时，降低了交叉感染风险。

第八章 公立医院教学业务运营管理

公立医院是我国医疗服务体系的主体，大部分医院除了临床医疗工作，同时还承担着医疗教学、医学科研和院感防控等任务。随着医疗事业的迅速发展，对医疗人员的职业能力要求日益提高，因此如何培养优秀的医疗人才成为医院教学业务运营管理的重点。公立医院的教学活动正是医疗系统培养高素质医疗人员的关键环节之一，本章将着重介绍如何运用运营管理的理论方法，高效高质量地完成医院各项教学任务。

第一节 教学业务运营管理概述

一、教学业务的涵义

狭义的"教学业务"认为，临床工作人员是医院教学工作的主体，他们一边从事医学临床工作，一边从事教学工作。医院教学的客体有实习生、见习生、进修生和低年资医生等。在医院教学中，教学方式主要包括床边带教、现场指导辅助、理论学习讲座以及各种模型实训等。学生通过对以上教学内容的学习，加深了对书本上理论知识的理解和体会，提高了自身的实践操作能力，使得理论与实践得以更好地融合。但广义的"教学业务"认为，随着新医学的发展，医疗就诊模式多样化，新理念、新方式和新技术层出不穷，医学知识和技能更新飞速，医院可以通过线上教学、技术研讨活动以及专题讨论会等多种学习方式，积极引导临床一线工作人员扩大知识储备，精益求精，提高医疗业务技能，紧跟新医学发展步伐，与时俱进。

二、教学业务的重要性

（一）院内职工技能培训的需要

根据《国务院办公厅关于加快医学教育创新发展的指导意见》（国办发〔2020〕34 号），依照党中央、国务院决定，落实培养人才根本任务，把医学教育摆在关系国计民生、卫生健康事业发展的重要地位，根据基本国情，以提高技能为目标，以服务人民为导向，创新机制体制，为全力保障人民健康提供人才基础。因此，医院必须定期开展以学习新理论、新知识、新方法、新技术为主的继续教育和技能培训等活动，形式灵活多样，使得医院卫生技术人员能够始终紧跟医学发展步伐，不断提高技术水平，提升从事本职工作的能力。公立医院应不断加强人才的选拔和培养，积极打造出一支高素质高水平的技术队伍并通过教学引导，实践带教，建立不同年龄层次、不同专业技能的人才梯队。

（二）院外进修规培等人才培养的要求

根据《"十三五"全国卫生计生人才发展规划》意见，面对公共卫生发展新挑战和人民健康服务新需求，加强基层卫生计生人才队伍建设是保障全民健康的首要任务和有力抓手。国家三级公立医院绩效考核指标（2022 版）中就包括对医院接受其他医院进修并返回原医院独立工作人数占比的考核，要求公立医院积极开展对外教学工作，培养基层卫生计生人才，增强与基层医疗机构的联系。对见习生、规培生和进修生等学习人员，医院要有专门的管理部门，统一负责分配管理，邀请专家制定专科培养计划，严格执行考核制度，保障教学质量和教学安排的合理性，在培养他们医学专业技能的同时注重医德医风的教育。利用教学培养输送人才等方式，一方面实现医疗资源下沉到基层，提高基层医疗机构的诊疗水平；另一方面有利于加强与基层医疗机构的沟通联系，提升医院知名度，实现双向转诊，畅通转诊渠道，拓宽病人来源。

三、教学业务的特征

（一）服务性

医院始终要以病人为中心，把医疗服务作为工作重点。医院教学大部分是在提供医疗服务过程中进行的。教师在服务中教，学生在服务中学，通过床边教学、病例讨论、理论讲座和手术操作等方式向学生传授临床实践技能和知识。学生将临床遇到的各种症状情况加以归纳总结，与书本的理论知识融会贯通，加深对临床医学知识的理解与体会，不断提高自身业务水平。

（二）实践性

床边教学充分体现了医院教学的实践性特征，学习人员必须通过实践教学环节，强化基本技能训练，实现医学理论知识到实践应用的顺利转化，在实践中锻炼临床治疗思维，夯实专业基础，提高实践操作能力。学习人员在上级医师的指导下，近距离观察病人的症状和病情变化情况，在实践中学习如何对不同的病情进行快速分析、处理和治疗，促进理论与实践的融会贯通。

（三）兼职性

医院教学的教师不同于学校，大多是临床一线医务人员，在承担临床日常医疗工作的同时还需兼任教学工作。他们具备丰富的临床实践经验和临床思维，因而教学讲授更生动详实。同时，大部分教师都是从医学生身份过来的，过往的经历，让他们更了解学生的疑惑和需求，在带教过程中能很好地有的放矢，快速高效地解决医学生们的困惑。

（四）社会性

医疗服务和医学研究的对象都是人，人具备社会性，因此在医院教学过程中，不仅要注重医疗业务能力的培养，更要重视德育。医院通过加强职业道德教育，将医德与医术的培养相结合，促进文、理、医渗透和多学科交叉融合，使得医学生不仅追求技术的精湛卓越，而且对病人有高度的责任感，积极共建和谐的医患关系。

四、教学业务运营管理

教学业务运营管理是对医院教学业务运营各环节的设计、计划、组织、实施、控制和评价等管理活动的总称。通过大力推动公立医院教学业务工作与运营管理工作的深度融合，完善管理制度、再造业务流程、优化资源配置、强化分析评价等，将运营管理转化为价值创造，有效提升运营管理效益和投入产出效率，促进教学业务的高质量发展和内涵建设。

第二节　教学业务运营管理内容

医院教学业务主要包括临床理论教学、临床见习、临床实习和毕业实习。理论知识教学，可以让学生对相关医学知识有更深刻的理解，丰富学校医学教学理论体系；见习和实习等实践教学，能够让学生将医学理论知识与实践相结合，为医院就诊患者提供良好的医疗服务，提高学生的动手操作能力。公立医院教学业务运营管理，意在通过各种管理方式的实施和运用，提高教学管理效益和投入产出效率，将教学管理转化为价值创造，实现以教促医，以教促研，医教协同的发展态势。

一、教学经费管理

医院的教学经费是指用于医院教学、培训等的经费，它不仅包括财政拨付的住院医师规范化培训等专项补助，还包括大学拨付的教学经费、实习经费以及社会各界的公益捐赠和医院自筹的经费等。医院教学工作的顺利有序开展离不开教学经费的保障，同时，医院教学水平的提高和医学人才梯队的建立也不能缺少教学经费的资金支持。它关乎到医院战略规划的落地实施以及医学教育事业的发展和医学人才培养体系的建立健全。

随着教育事业的改革和医院教育的蓬勃发展，越来越多人选择医学专业，医学院校招生规模逐年加大，随之临床医学教育工作量也日益繁重。教学内容的丰富化、教学方式的多样化、教学规模的扩大化，使得教学经费在医院教育事业支出占比增加，教育支出结构发生改变，教学经费的迅速增加给医院带来较大的经济运行压力。如何运用科学标准化的管理方法，严格规范经费开支，避免浪费，杜绝压缩挪用教学经费，提高教学经费的产出效益就显得尤为重要。

二、教学流程再造

业务流程再造（BPR）最早由迈克尔·哈默提出，即利用现代化技术，对现有业务流程开展再思考和再设计，最大限度地予以优化改善。现代医院流程再造是以患者为中心，以优化资源配置，提高效率为目标，打破以往惯性思维，重新审视并优化现有的业务流程。目前，医院流程再造已广泛应用于患者就医等医疗业务服务工作流程中，但针对教学、科研业务等内部管理流程的再造还相对较少。教学业务的流程再造，是指运用不同的方法，对现有教学流程进行梳理，并分析教学效果，找到问题的关键点，加以改进和再设计，提高临床教学的质量和效率，打破"传、帮、带"的传统教学固定模式。

三、教学成本管理

教学成本管理的最终目标不是消极地降低所有成本，而是通过加强成本控制，改善教学成本支出结构，减少不必要的资源浪费，使得教学单位成本投入的效益最大化。通过成本管理建立医院内部系统科学的教学成本核算方案，充分开展教学各环节成本测算、成本分析、成本决策和成本控制等一系列成本活动。通过成本管理有效避免教学经费、人力资源、设备资源配置效益低、教学效率与效果差等情况。

四、教学绩效评价

在绩效管理中，绩效评价处于非常重要的位置，一般运用运筹学、数理统计等工具，选取特定的指标体系，按照统一的评估标准，在严格的程序下，对企业一个经营时间段的经营效益和业绩进行相对客观、公正和准确的评判。教学绩效评价通常以教学目标为出发点，采用科学化评价方法，对教学过程和效果进行评判。教学绩效评价的最终目的是提升教学质量和提高教学效率，实现教学活动的价值创造。因此，如何科学地评价医院临床教师教学工作绩效、如何科学补偿教师教学工作价值、如何建立长效激励机制，实现医院教学业务与医疗等业务协同发展，是医院教学业务运营管理不可或缺的一部分。

五、教学信息资源管理

在医院的教学过程中，数据量规模庞大，数据类型复杂多样，这使得医院的过程管理和质量监控越来越困难。传统的人工管理模式已经满足不了当下医院精细化管理的要求。目前，越来越多的医学院校运用"互联网＋"的模式，通过组建教学联盟，实现优质资源的共建共享。"互联网＋"模式能够打破时间、空间的壁垒，充分利用碎片化的学习时间，为医院信息资源管理提供科学、有效、完善的现代化管理手段。在当今大数据的时代，医院必须加强信息资源管理，尤其是应用现代化信息管理的方法和手段，组建灵敏高效的信息网络系统，提高教学管理效率。

第三节　教学业务运营管理实施路径

一、科学编制教学经费预算，建立经费精细化管理体系

（一）选择适用的编制方法，合理编制预算

预算的编制应当以教学计划为基础，以保证重点支出、保障基本支出和兼顾发

展需要为原则。根据医院的等级评估标准，同时结合临床教学基地发展要求，客观科学地编制教学经费预算，确保经费预算编制的合规性、合理性和适当性。教学预算一般由医院教育处负责归口编制，经医院决策机构审批，可以按照培训费、培训支出和专项经费等分类，按类别编制资金计划。专项经费主要是指国家住院医师规范化培训等经费，是国家和省两级财政为落实国家住培等工作专门拨付的费用，需单独设立预算项目，与自筹资金加以区分。在经费预算编制过程中，加强医院决策层对教学工作的统筹规划，以成本效益为原则，加大医院对教学基础设施建设和教学改革项目的投入力度，使得有限的经费能够发挥出最大的经济效益。

预算编制方法多种多样，各医院可结合自身管理特点和教学建设需要进行选择，科学编制教学经费预算，如定额法、定额专项法等。定额法顾名思义指的是依据院校的相关要求，先对不同类型、不同层次的培养类型制定标准额，再乘以医院需要培养的学生人数，即可得出预算定额。对于教学业务较少、种类较单一的医院，其教学经费预算，适用于此方法，简单易操作，便于统计管理。定额专项法是针对教学活动中的零星支出予以定额，与教学专项经费加总构成。对于教学工作繁重、类型多种多样的大型院校附属医院多适用此方法。该方法可以将有限的教学资金集中应用于教学建设重点项目，提高教学质量，优化教学资源配置。

（二）对教学经费实行全程监控

为加强教学经费的管理，医院要着力做好以下几方面的工作：第一，建立预算审批制度，严格按照批复的额度和开支范围执行预算，不允许无预算、超预算支出，确保将教学预算经费用于教学。第二，规培教学经费实行"专项核算，专款专用"，经费纳入医院财务统一管理。经费使用公开透明，由教育处根据科室实际带教工作量科学安排、合理配置。第三，建立分级管理制度，采用项目负责制，设立负责人，对项目经费使用的合理性和合规性予以负责，有效地减少经费的不必要开支，尽可能地避免经费浪费。第四，对于教学过程中临床教学模具、教学仪器、图书等大宗物品购置需要根据政府采购相关规定实行集中采购，一方面可以避免重复采购，减少浪费；另一方面可以切实地减轻科室的采购负担，进而科室有更多的时间和精力去完成教学任务。第五，通过信息化平台动态监测预算执行情况，可根据实际情况调整教学预算结构，同时定期进行预算分析，为以后教学经费预算编制提供参考。预算执行结果与相关考核挂钩，分析结果产生异常的原因，及时进行调整，如因人为原因导致的异常，责任落实到人。

二、运用六西格玛管理理论的教学流程再造

六西格玛管理是一种全面质量管理方法，以客户需求分析为出发点，以提高经营业绩为目标，通过不断改进优化工作流程，减少浪费，实现工作的提质增效。优化步骤包含五个部分，即定义（Define）、测量（Measure）、分析（Analyze）、改进（Improve）和控制（Control），简称 DMAIC 模型。

基于六西格玛管理理论优化临床教学流程，通过 DMAIC 五步确定导致产生非期望结果的核心原因，并予以解决关键问题，进行流程再造，进而对新流程继续监控，持续改进，周而往复最终实现提升临床教学效率与质量的目标。具体操作如下：

第一步 D：Define——确定优化目标。对于医学生而言，临床教学对其日后顺利开展临床工作至关重要，连接着理论教学与实践教学，是理论联系实际必不可少的环节。在现实教学过程中，存在着因教学流程和标准的不规范不统一，导致教学效果存在差异性；同时因教学内容的繁重性，加之本身的临床医疗业务繁多，教学对象对技能操作的掌握熟练度千差万别。因此，建立规范化的教学流程，提高教学效率，提升教学效果，使得教学对象能够快速扎实地掌握相关医疗技能，是我们需要明确的改进目标。

第二步 M：Measure——测量缺陷。各医院可以基于自身的教学现状，从多方面入手，例如：带教的满意度调研，教学对象的出入科测试结果等，综合考量临床教学目前面临的问题。

第三步 A：Analyze——分析数据，找出核心原因。运用帕累托图和鱼骨图等多种方法，对上一步骤统计到的大量数据进行分析，发现问题存在的关键原因。

第四步 I：Improve——解决核心问题，改进流程。针对分析阶段发现的问题，讨论流程中存在的缺陷，分别从教学目标、带教师资、教学模式、教学计划、教学质量控制等多方面着手优化流程。采取相应的优化措施，包括但不限于编制相关教学手册和教学宣讲来规范科室教学的流程，减少教学过程中冗杂烦琐的无效工作，提升效率。

第五步 C：Control——控制流程，随时改进可能出现的新问题。在实施改进流程的基础上，实时进行监督控制，制定控制措施，及时反馈运行结果。对于改进效果不理想或者不明显的部分，深入分析探讨，重新制定改进方案，确保流程的高效性，最终实现教学质量的提升。

三、建立健全医院教学成本管理机制

（一）提高教学成本意识，重视成本管理建设

在医院成本管理中，更多地关注医疗成本控制，往往忽视了教学成本。在编制医院事业发展计划和目标时应将加强教学成本管理工作列为重要内容之一，医院管理层要起带头作用，参与到教学成本管理活动中，从而调动员工的参与热情和积极性，提高对教学成本管理的重视度。教学成本管理不是一个人一个部门的事情，需要全院上下的共同努力。以三级公立医院绩效考核为抓手，不断规范医院各项教学工作，加深职工对于教学资源的节约意识和管控理念。在整个教学全成本核算管理流程中，动员医院各科室、各成员积极参与，建立多方联合检查机制。

（二）实行教学全成本核算，实现价值成本管理

扩大教学成本核算口径，在对用医院自有资金开支的教学项目予以核算的基础上，考虑财政拨款教学项目的成本效益分析，确保成本核算的全面性和完整性。对教学成本的管理不是一味控制成本总量和限制教学支出，而应当发挥成本价值，让投入的每一分钱都变成医院教学的核心竞争力。通过对成本的事前、事中和事后的全流程管理，让成本投入变成价值创造。

以教学资产设备的投入为例，要想切实提高资产使用效率就必须对设备的整个生命周期实施全程监督，全面规范资产购置、使用和处置等各环节的管理流程。资产的每次购置必须开展充分的可行性分析，聚集行业内相关专家进行多方多轮的论证，确保投资的科学合理性，以期能到达预期的效果。资产购置的可行性分析本质就是成本的事前管理，从源头上保证资产设备的使用效率，购置决策的正确与否成为成本的最大变量。

在资产使用过程中，定期对教学资产设备的使用效益展开分析，加强资产设备的数字化管理工作，发现问题及时修正决策，有效实现教学资产的整合和共享共用，避免资产的闲置和浪费。各科室的需求不同和发展变化导致设备的闲置，要及时进行资源重新配置，让闲置设备"动起来，用起来"，调拨分配给其他有需要的科室，做到物尽其用。伴随着医学技术的日新月异，医院的教学科研水平也在逐步提升，教学设备的报废和更新换代不可避免。资产的处置主要考虑两个指标：资产的使用寿命和技术寿命。准确判断和正确处置设备对于提高资产利用率具有重要意义。在资产成本的事后管理上重点考虑成本的核算、分析和考核，关注资产成本的投入到底创造了多大价值，为后期的决策提供参考基础。

（三）建立激励与约束机制

大部分医院在教学方面对于职工的约束与激励主要以教学、教辅活动的开展为主，涉及成本控制的绩效考核还比较缺乏，没有专门针对教学成本管理提出考核要求。要想调动每位职工参与教学成本控制工作的积极性，就必须把约束机制和激励机制与每个人的利益紧密联系起来。针对不同的资源消耗建立不同的激励与约束机制，比如教学低值耗材的使用，可以实行标准定额化管理，在定额内给予一定的奖励，超出定额则需要科室自行承担。

职能部门应互相合作，监督与考核相辅相成。物资设备管理部门建立各科室教学物资消耗年度目标责任制，教育处、医务部门联合对临床各科室教学物资使用进行点评，人力资源部门对临床各科室的教学人员支出进行评价，财务部门每月对各科室的资源消耗数据进行统计、分析，最后由运营部将以上考核结果作为绩效分配的参考指标之一。

四、建立教学评价机制

（一）开展临床教学工作评估

坚持"以评促建、以评促改、以评促管、评建结合、重在建设"的工作方针，定期开展全方位、多角度、深层次的评估工作，包括但不限于医院内部自评、邀请行业领域内的专家实地考评等多种形式。依据医院临床教学管理工作评估指标体系，着重对参评前三年的医院教学工作开展考察。考察评估内容可以包含：实地查看教学设备和教学条件相关情况、查阅院内自评报告、开展访谈会和问卷调查、进行实地教学技能培训检测等。具体评估流程为：医院向教育管理部门提交自评报告；经医院办公会同意后，组织专家团队到院开展实地调研并反馈考察意见，形成书面评估报告后递交医院教学管理部门；医院院办公会集体讨论专家组的评估建议，达到一致意见后以医院名义公开发布评估结果；与此同时，医院及时根据发布的评估结果结合自身工作实际，制定改进方案并予以实施。周期性地开展临床教学评估工作，有利于提升临床教学水平，规范教学管理流程，强化对医学生实践能力的培养。

（二）建立教师教学质量考核体系

要想提高对医学生临床实践能力培养的质量，自然离不开一支高素质的临床教师队伍，如何评价临床教师的教学质量，是教学业务运营管理中不可或缺的一部分。对于教师教学质量的考核可以从学生评价、教学小组评价和教学管理部门评价三个维度，多方位、多层次、多角度开展评估工作。医院综合考量确定三个维度不同的权重占比，最终对其综合考核结果予以分析评价。

学生作为教学过程中的主体，是教学活动的中心，学生参与教学质量评价是最直接的评估方式，可以建立起学生与教师间的沟通桥梁，促进师生间的信息交流与反馈，对提高教学质量有着重要作用。但考虑到学生群体的特点和对教学认识的局限性，可能会存在评价过于片面、主观的情况，导致不能客观全面公正地对教学质量进行评价，因此需要对学生的评估结果进行审定评判，辩证地去看待考核结果，并结合其他考核结果综合评定最终的教学质量。

教学小组拥有丰富的临床带教经验，成员来自各学科资深专家主任医师，能够清楚地了解不同学科的发展规划，进而明确教学的方针和目标，从而相对客观、公正、科学地评判各临床教学过程和效果。定期开展教学质量考核，不仅可以真实地评价教学老师的带教质量，督促教师认真开展带教工作，还便于开展横向比较，找到教学差距，及时优化改进。教学小组的教学质量评估意见可以及时反馈传达给带教老师，调动教学积极性，促进教学效果的提升。

教学管理部门主要是对教师的综合素质开展考核，可以从教师的教学准备情况、教学积极性、教学课堂风采等方面着手，结合自身医院的教学实际情况，建立多维度、多层级、多方位的考核指标，将考核结果定期公布，提高带教教师对教学工作的重视度，有助于教师对自身教学方式方法的优化改进。

（三）建立教学工作激励机制

基于对教学工作和教学质量的评估，将考核结果纳入医院绩效管理体系中，与绩效激励相挂钩，做到奖惩分明，提高员工的教学积极性和重视度，发挥主观能动性，有利于教学质量的稳步提升。医院对于教学工作应适当考虑政策倾斜，参与临床带教的员工定期发放教学津贴，针对承担临床医疗和教学双重工作的医务人员，在不影响正常工作运转的情况下，在其带教任务较重时，可以考虑适当减轻或调整其承担的医疗工作，进行错峰安排。与此同时，学生、教学小组和教学管理部门对于教师教学质量的综合评估结果，直接与带教教师的评先评优，职称晋升等相挂钩。对于带教优异的科室和教师个人要给予表扬和奖励，肯定科室和个人的劳动成果，充分调动每一位员工的教学热情。

（四）建立入科、出科考试制度

考试考核可以最直接最有效地检查学生技能掌握情况和检验临床教学质量。因此，医院需要建立严格的考试制度，分阶段分内容定期举行技能考试，包括但不限于入科学习前、学习过程中的阶段性、出科结业前以及不定期的抽考等。一方面可以督促学生认真学习临床操作技能，实现理论知识与实践操作的融会贯通，以考促学；另一方面可以真实有效客观地评估临床教学效果，为日后教学工作的改进提供思路和方向。

入科学习前的考试顾名思义是在学生进入临床学习前进行摸底测试，主要针对其前期的理论知识学习进行考察，以便全面了解学生们的专业扎实度，为后期的入科教学计划安排提供参考，提高临床教学效率。阶段性测试主要是针对当前阶段学习的内容，进行回顾性的考察，衡量学生对该部分知识的掌握程度，以便发现教学过程中的问题，并及时改进优化。出科结业考试是一项综合性的考核，能够全方位地反映学生的整体学习情况和教学效果，督促学生主动学习临床技能，同时也是对教学效果和水平的全面检测。

医院应建立"层层检查，逐级考核"的考试体系，以"入科考试—阶段性考试—出科考试"为主线，穿插不定期技能操作测试，注重学生的临床实际操作动手能力和临床突发事件应急处理能力培养，避免"高分低能"的现象。通过考试结果反映出教学中存在的普遍问题，方便带教老师准确了解学生对于技能的掌握情况，避免出现"重理论，轻操作"的现象，实现对教学过程的优化。

（五）构建 PDCA 循环，持续改进临床教学改革效果

基于医学生和带教教师的问卷调查情况、教学小组考评结果、师生互评自评表以及《临床能力评估量表及住院病历记载表》等完成情况，实时掌握医学生和教师对教学内容、教学形式、教学效果、教学过程、教学改革的想法与建议，检测教学改革的效果，及时发现并解决存在的问题，形成 PDCA 管理循环，实现教学效率质量"双提升"。

五、建立信息化的教学平台

随着"互联网＋"的迅速发展，医院必须积极改变传统的教学模式以适应当前的社会发展需求，建立并实施体系化的"课堂教学—临床教学—教学管理"信息化系统。利用信息技术搭建临床教学信息化平台，开展教学工作的考核评价反馈，实现数据的互联互通，建立交互性的线上学习平台，医学生们可以随时随地自主学习，与线下实践课程相结合，最大化地利用教学资源，实现教学课堂的延伸，提高教学效率。

（一）线上教学的信息化系统

线上教学系统是在自主化平台的基础上建立的，可以根据目前的教学需求，结合

教学计划和任务，对医院现有的教学资源进行统一分配安排，通过信息化的手段对教学全程进行监控管理，合理配置教学资源，精准分析教学效果，规范教学管理流程。

自主化平台是医院根据自身发展建设的需求，涵盖运营、学习、科研等多维度多方位的知识管理平台。通过自主化平台建立的线上教学系统，采用"视频—课件—课程"的三级管理架构，实现学习计划与学习内容的分类管理，可以支持一个教学课程对应多个教学课件，也可以支持多个教学课程对应一个教学课件，最大限度地实现管理部门对于线上教学课件内容的弹性管理。

线上教学管理系统通过对学习者的身份识别，自动匹配对应的教学课程，全程无需人工手动操作，同时每位学生的线上听课进度也可以实时查看，无需人工统计。与此同时，对于线上课程学习完成后，会自动测评批阅结果，根据结果计算学分学时。管理人员登录系统，可以轻松获取线上课程学习者的学习情况，生成各种统计数据，对数据开展审核分析，深度挖掘数据背后的教学问题，精准评估教学效果和效率，及时调整教学安排。

（二）线下教学的信息化系统

线下教学的开展主要通过面授和临床实践两种方式，对应的信息系统是以"技能培训和考核"为主线进行开发，包括远程监控、视频录播和数字化技能中心管理平台三大部分，是一个集成的技能教学信息化解决方案，将教学的综合管理、理论与技能考核管理、多媒体教室录播、培训考核监控等多模块进行整合。

数字化技能中心管理平台是以提高教学质量，实现教学全流程信息化管理为目标，以全面提供教学管理的解决方案为导向，是实现教学信息化管理的重要支撑平台。平台建设包含用户管理、预约管理、培训学习管理、系统管理等模块。平台能够管理所有考核室、实训室以及临床技能中心所有设备及耗材，管理教学师资及基本技能培训课程，实现多站式考核中的全场景排考、在线评分与能力评估管理，可以有效提升技能培训和考核的效率。

通过线下教学的信息化系统可以对线下理论考试构建开放、动态的子系统，将传统的线下考试与网络信息化相融合，根据教学培养方案，迅速生成考试方案，为医院建设全面丰富的考试题库打下基础，实现对考试、培训的动态化全方位管理。对于线下考核工作可以通过信息系统对临床多站多点式考核模式设计一套线下技能考核子系统，有助于丰富考核内容，全面反映学生掌握情况，各站点间设置前后关联，实现信息流的互联互通，并与线上考核系统建立连接，形成完善的综合性考核评估体系。

第四节　教学业务运营管理案例解析

临床技能培训工作是医院教学的关键环节。为帮助广大学生和各类医师获得更为系统、全面的临床技能，案例医院在充分调研论证后，建立了临床技能培训中心，并正式投入使用。临床技能培训中心针对培训对象、培训目的整合设置了多种类型的培训项目并开展不同类型的基本技能培训和专项专科实践操作。临床技能培训中心不仅承担本所属医学院校医学本科生、研究生的实习和临床实践等教学任务，而且为院内外的各级医院的医师进行长短期不同程度的培训，还为参加各级大赛的医师提供优良场地进行训练。现对案例医院临床技能培训中心的管理与培训效果进行介绍。

一、临床技能培训中心成立的原因

（一）医学生临床技能培养的需要

临床医学研究对象是人，直接与人的生命健康息息相关，具有极强的实践性，因此高质量全面化的实践教学对于复合型医学人才的培养必不可少。同时，对医学生和低年资医生开展临床基本理论知识和基本医学技能实操也是医院教学业务的一部分。临床技能培训中心拥有各种技能操作模型，可供医学生和低年资医生进行培训练习，提高操作水平，将理论与实践相结合，熟能生巧，最终可以更好地服务患者。

（二）进行针对性训练的要求

临床技能培训中心可以为医学生和低年资医生提供不同部位体格的针对性练习，以前学生们可以在带教老师的指导下，对患者进行针对性的检查治疗操作，但现在患者的自我保护意识增强，配合度低，医学生难以通过患者进行实践操作，操作机会减少。为完成高质量的医学生培养任务，医院建立临床技能培训中心为医学生及低年资医生提供多媒体、模拟人等代替物进行规范化训练教学。

（三）进行专项培训的需要

医学技术是在不断进步发展的，因此医生也需要不断地进行专项培训，以便及时熟练地掌握各项医学技术和操作技能，规范化开展各项治疗操作。临床技能培训中心配备了专项操作的模型，可供医学生和医师进行重复多次的练习模拟，熟悉操作手感，规范操作步骤，提高操作水平和熟练度。

二、临床技能培训中心的基础保障

（一）组织制度保障

1. 中心组织架构健全

目前临床技能培训中心隶属于教育处，配备专职管理人员，由教育处副主任分管，定期向临床教学领导小组汇报中心工作情况。教育处负责全院各类学员技能培训和考核、日常管理以及课程设置等工作。中心设有专职行政管理人员、教辅人员和技术开发人员，负责中心日常管理、师资培训与考核、系统排课、信息系统优化和功能开发、培训课程开发、教学设备管理等工作。

2. 中心规章制度完善

中心现有以下制度：《临床技能培训中心使用管理规定》《临床技能培训中心安全管理制度》《临床技能培训中心学员守则》《临床技能培训中心教师守则》《临床技能培训中心精密贵重仪器设备使用管理办法》《临床技能培训中心仪器设备管理制度》《临床技能培训中心值班制度》等，同时出台了《某医院技能教学师资管理办法》和《某医院教学管理规定》等管理办法，有力地保障了中心各项事务的正常运行，确保有规可循，有章可依。

（二）教学师资队伍较完善

医院临床实践教学的发展和临床技能培训中心业务的开展离不开一支专业化、全面化、实践经验丰富的高素质教师队伍。案例医院临床技能培训中心着力于临床技能教学师资队伍建设与培养工作。中心拥有教学老师90余人（包括单项基本技能教学老师47名、腔镜老师24名以及AHA课程老师17名），核心老师36人，前者主要承担日常教学和培训考核任务，后者负责课程设计、师资培训等工作。

中心根据技能培训和日常考核工作需要将教学师资队伍划分成单项基本技能师资组、专科技能师资组、综合情景模拟课程师资组、国际模拟课程师资组等，每一类别师资按职责又分为初级技能师资和高级技能师资两个层级。初级师资主要协助教学主任、秘书和干事负责日常培训与考核。高级师资负责初级师资的培训与督导、项目标准化流程制定、教材编写、视频录制、竞赛出题与考核等，持续关注技能教学相关进展并不断更新教学内容和方法。

（三）中心的经费来源较为稳定

临床技能培训中心连续多年获得省教育厅重点教学研究项目、省社会科学创新发展研究课题和仿真实验教学等项目，研究课题经费较充足，有利于教学项目的开展和深入。同时，临床技能培训中心有医院内部经费预算支持，可按照医院预算管理办法以及财务审批要求使用。经费开支范围包括技能师资的遴选培训和外出学习、教学设备模型临时采购和各类培训等。

（四）设计理念超前，设备设施先进

案例医院临床技能培训中心总投入面积约 10000 平方米，教学用房共计 75 间。前期设计符合国际先进的医学模拟教学理念和培训考核需求，布局流程合理，功能用房齐全。

中心拥有价值近 3000 万元的模拟教学设备，培训范围涵盖内科、外科、妇产科、儿科、重症与急救、腔镜、微创、介入技术等所有临床教学和培训项目。拥有国际一流的高端综合模拟人 SimMan 和 SimBaby、临床思维训练系统、step – by – step 临床技能培训系统、腹腔镜手术模拟训练系统、血管介入诊疗模拟系统、消化内镜模拟诊疗系统等；中心积极开展医学模拟课程开发与建设，加强各类学员的临床综合能力培养，可以满足各项临床培训需求，包括基本技能操作、专项专科操作以及个性化技术培训等。

（五）培训有依据，考核有标准

中心参照《住培大纲》和《实习大纲》，组织住培干事和教学秘书对学员基本技能培训和考核项目进行梳理，列出清单。组织各技能组参照《执业医师实践技能考纲》《诊断学》《临床技能学》制定 74 项基本技能考核表。教育处、技能组组长和核心师资历经六轮审核，形成《医院 74 项临床基本技能操作手册》并用于临床出入科考核、年度和结业考核、技能竞赛，真正做到培训有依据，考核有标准。

同时，教育处还制定了《教学管理规定》和《技能教学师资管理办法》，每年度组织专家对中心技能师资队伍的模拟教学技能及水平开展考核再认证工作，加强师资队伍管理，以确保师资队伍的技能教学处于较高水准。技能教学师资在中心参与的培训考核活动记录在《教育处技能教学工作登记本》，并与个人绩效考核、职称晋升评分、岗位聘任及评奖评优等环节挂钩；同时给予技能师资一定经费补偿（劳务费与学时费，高于院级平均标准），并提供对外学习和参观交流的平台，创造展示机会。目前正在积极推进教学职称分系列政策落地落实，以期实现医师分类培养，强化各类型医师岗位职责，实现以人为本，医师个性化发展，激发教学工作积极性。

三、临床技能培训中心的成效

(一) 中心使用效率较高, 培训项目逐年递增

2010 年中心获批国家医师资格考试实践技能考试与考官培训基地 (临床类别), 每年完成全省近千名考生的执医临床技能考核工作, 2019—2021 年年均完成 3000 余名考生的执医考试任务; 2010 年中心成功获批美国心脏协会 (AHA) 心血管急救培训基地, 按照基地管理规定, 每年度培训学员数必须大于 200 人 (12 人/批次); 此外, 中心还承担全省住院医师规范化培训学员结业考核 (卫健委指定任务, 考生人数 800—2000) 等工作。

案例医院临床技能培训中心近五年年均培训量均高于 20000 人学时, 依据 2017 年医学模拟中心调研结果分级属于 "较大规模" 范畴, 合计培训量达到 395139 人学时, 中心开展培训考核项目数逐年递增, 开放频次、培训学时数整体呈现增长趋势。详见表 8 – 1。

表 8 –1   近五年临床技能培训中心开展培训情况

时间	开展项目数 (个)	开放频次	培训学时数	培训工作量 (人学时)
2016 年 12 月	49	489	1965	69086
2017 年 12 月	82	453	1812	40232
2018 年 12 月	227	598	2384	84234
2019 年 12 月	278	606	2334	82476
2020 年 12 月	282	534	2082	119111
合计	918	2680	10577	395139

中心近五年来主要开展项目为基本技能培训和大赛集中培训, 其中, 基本技能培训考核 46580 人次, 远高于其他项目; 其次为岗前技能培训考核 (8906 人次), 专项技能培训考核 (1447 人次), 对外培训班等 (1673 人次)。

(二) 中心模拟课程体系建设初见成效

中心已开展基阶课程包括执医 24 项基本技能操作、临床思维训练培训、心肺腹听触诊训练课程、美国心脏协会 (AHA) 心血管急救课程 (BLS 课程、ACLS 课程), 拟重点打造的课程有腹腔镜基本技能操作 (剪切分离、缝合打结、夹持传递)、抗击新冠肺炎医护人员防护培训课程。

针对 5—8 年级医学生、2—3 年级住院医师和医务人员, 重点加强综合情景模拟课程培训, 正在建立包括心血管急危重症课程、儿科综合急救课程以及麻醉科综合急救课程等为核心的综合情景模拟课程体系，并根据不同学员不同年级设置相应的课程目标、课程任务、课程评价和反馈等，如内科课程设置心脏骤停团队急救、急性心肌梗死、急性上消化道出血等情景化训练课程等，通过综合情景模拟课程培训，进一步提高医务人员临床思维、卫生应急处理、医患沟通和团队协作能力。

在模拟师资培训课程上，以提高教学胜任力为目标，积极开设 AHA 导师培训课程、腔镜师资培训课程、《高端模拟人如何编程和使用》《如何进行医学模拟复盘》等系列培训课程。通过夯实中心单项技能课程、专科技能课程、综合情景课程、医学模拟师资培训课程等，建立覆盖面广、多维度一体化的现代医学模拟课程体系。

第九章 公立医院科研业务运营管理

第一节 科研业务运营管理特征

公立医院在日常医学业务中，主要履行临床治疗、教育、科研、预防健康四项基本医疗责任。科研能力提高能够带来医学的快速发展，能够保障临床学科建设与可持续发展、培养优秀的医学人才，同时科研能力也是评价一个医院医疗技术与科研学术水准高低的主要尺度。公立医院科研业务运营管理是指对医疗活动中的科研业务过程的管理，通过使用规划、组织、协调、控制等方面的有效手段与途径，把公立医院人、财、物、信息技术等有限的资源加以合理的分配和使用，以期达到其效益效用最优化，为公立医院的科学发展奠定基石，不断促进医疗业务活动发展，进而实现医疗安全和医疗质量不断提高。医院应制定灵活有效的管理政策和激励措施，构建围绕人民群众为中心的可持续模式，持续激发科研活力。

一、公益性

公立医院作为公益性的医疗机构，应大力发展新科技，以解决人民群众日益增长的医疗服务需要，建立研究型公立医院已成为当前公共医疗机构发展的重点思路。如何科学合理、高效地使用和管理公立医院科研资金，使公立医院科研资金能够充分发挥其最大作用，维护其公益性这一根本特征，这对公立医院的科研管理水平提出了更高更深远的要求。公立医院应强化管理效力，通过出台相关科研政策文件并广泛宣传，从医院管理层面科学合理制定科研管理考核规范，以此来充分调动广大医务工作者积极开展科研工作的热情。科研人员通过临床实践和基础医学的结合，不断突破医疗瓶颈，治愈更多的疑难疾病。医学科技发展需要科技创新提供活力，进而不断提升公立医院的服务能力，全方位多维度保障广大人民群众的利益。

医院承担"医教研防"等任务，理应成为卫生健康领域创新和成果转化的主体，针对临床医生创新创业的特点，构建专业化的成果转化支撑服务体系，将有利于产、学、研各主体协同合作，加速从基础研究到临床研究再到临床应用的转化，更好地推进科技创新驱动未来医疗技术水平发展和健康中国的国家发展战略。科研实力能够全面衡量医院的综合实力，充分体现医院的优势和劣势，通过有效的科研管理可以不断提升医学发展的核心竞争力，带领医院全面发展迈向新台阶。

二、创新性

现如今，科研创新是提高医院医疗水平、增强医院自身竞争力最有力的武器，且正因为医院科研的不断创新、进步，才使得我国医疗人才、医疗质量等能够更加快速地发展。加强科研创新、不断研究探索、建立好医院科研管理工作非常重要。我国的医院科研管理在不断发展、进步的同时，也存在很多突出的问题，发现问题、找出相应的解决方法对于医院科研管理来说势在必行。

完善先进的科研硬件设施、浓郁积极的科研学术氛围最终会成为我们坚持科学发展的基础。科研水平发展不仅需要医院投入大量的人力，还需要投入大量的物力，即科研创新需要医院前期投入大量资金。如何实现经济、健康、可持续地向前发展，以及如何在市场竞争中牢牢立足并持续壮大，关键就在于科研人员持续不断、坚持不懈开展一些列医疗创新活动，这就要求科研人员需要具备敏锐的创新意识和高度的创新压力，并积极转压力为动力主动进行创新活动。科研创新除了需要广大科研人员付出极大的时间精力，医院同样要为科研人员提供必要的专业科研仪器设备，有条件的医院也可搭建专业的科学研究实验室或实验平台，不断升级优化科研信息系统软件配置。

三、服务性

将临床研究成果服务百姓健康，让更多患者受益，是公立医院全心全意为人员服务的出发点和落脚点。临床科学研究是以疾病的诊断、治疗、发现原因与预防保健为重点科研内容，以病人为重点研究对象，以医学服务组织为重点研究基地，由各专业医务人员联合参加组织开展的科研活动。公立医院旨在最大限度为病人创造更加高质量、快捷、精准的医学服务的同时，提高医务人员的医学技术水平和科学研究实力。

科技成果转化工作必须制度健全、流程完善、公开透明、高效决策。指导和激励科研技术人员提高研发能力、保护专利意识、强化技术转化和为社会服务能力，并加强对重点项目建设全过程的质量监控，提质增效。科研成果是医院高速发展的动力和活力，同时也是医院综合实力的重要体现。科研成果的科学合理管理，可促进医院各学科的高速发展。研究型医院的建立不但要继续产出高质量的科学技术，而且要推动高质量科学技术向医院新疗法、新型治疗规范、新药物、新医疗健康政策等实际运用转移。科研成果只有运用于医院才能真正体现其效用，所以研究型医疗科研成果转化必须以病人需要和市场需求为基础，必须把追求技术的卓越和病人需要结合一起，同时充分考虑科研现状和医药、医疗器械等企业配合推向市场的情况，体现科学研究成果转化的经济性和效益性。

第二节　科研业务运营管理内容

近年来，国家卫生健康委员会在全国范围大力推行的公立医院绩效考核指标体系中，明确将医疗机构每百名卫生技术人员科研项目经费作为国家监测指标予以重点关注。高效的医院科研管理有利于提高医院的科学研究水平，能够带动医学临床学科建设和人才梯队发展，能够极大地提高医疗技术诊疗水平更上一个台阶，提高医院的学术水平和专业权威性。

一、科研项目管理

（一）科研课题类型

以临床为导向的医学创新转化和医工融合已成为医疗行业共识，科技成果转化未来必将是医院科技发展新的支撑点。同时，公立医院承接的纵、横科研项目不断增加，公立医院获得的课题科研资金来源渠道多元化，使资金支持范围也随之不断扩大，科研经费成为公立医院开展科研项目的主要经济保障。因此，加强公立医院科研经费的全方位全流程多维度的管理，对医院的科研业务高质量发展起到至关重要的作用。

目前，在我国医疗事业不断发展的背景下，医院科研资金管理进一步加强，这对医院科研工作以及社会医疗保障建设工作提出了更高的要求，科研经费的来源渠道明显增多。医院科研经费来源包括卫生主管部门与各行业主管部门下拨的纵向科研经费、医院自有配套经费、社会各界的横向科研经费，其中，通过横向联合、合作科研、科技咨询以及科技成果转化等方式获取的横向经费呈上升趋势。总体来说，医院科研经费纵向来源面向多层次、横向来源面向多元化的方向不断发展。

科研项目从经费来源的角度可以划分为纵向科研项目和横向科研项目。纵向科研项目是指国家科学技术主管部门或法律、法规授权的专业组织机构批准立项并给予拨款资助的科研项目。横向科研项目是指由企事业单位委托医院进行的医疗科研技术的开发、咨询、服务和政策研究、调研等科学研究项目，也包括非纵向来源的国外合作项目。横向科研项目主要以满足临床发展需求为导向，以临床应用研究为主，具有灵活自主开发、经费保障充足和学科交叉融合的特点，能够为医院培养复合型人才、实现医学科研协调发展，促进科技成果有效转化，同时促进医院与横向企业进行深入专业的医学科研交流和协作。

（二）课题申报立项

科研项目管理的第一环节就是科研项目申报，申报能力如何将直接影响医院的科研经费获取能力，而且会对医院科研活动产生连锁影响。医学科研是医院工作的重要内容，医院承担科研项目的数量和层次是衡量其专科实力和学科建设水平的重要指标。加强科研项目管理，提高科研项目的中标率，是提升医院科研水平行之有效的方法。

（三）科研经费预算

为促进科研经费的规范使用，医院应建立健全经费管理制度，明确科研部门、财务部门和审计部门三方各自应承担的科研工作职责范围，避免出现相互推诿责任的事件，充分发挥三部门的管理协同职能，最大限度对经费使用全过程进行严格监督，实现事前、事中、事后控制。科研部门作为科研项目的第一主管部门，必须对所有科研项目的进展情况和科研经费使用情况严格把关。财务部门作为医院资金的管理部门，应充分发挥专业优势，耐心辅助指导科研人员进行科学合理严谨的预算编制，当科研项目结题后应及时处理项目结余资金，防范资金风险，避免医院资金的闲置浪费。审计部门通过对科研项目的全过程介入和干预，对科研项目进行定期跟踪审计，及时发现项目执行过程中的违法违规现象，防止科研项目徇私舞弊发生。医院应加快实现科研经费使用信息化平台建设，改变原来的手工管理科研经费的模式，利用信息化手段使跨部门之间实现信息共享，相互监督相互制约。

（四）科研结题验收

医院应重视科研档案流程管理方法的运用，加强科研人员对医学科研档案的管理，严格遵守档案的上交和归档时间，提高医学科研档案的管理质量。科研档案流程管理的主要工作归纳如下：

在科研项目立项阶段，科研档案管理部门应及时指导相关人员熟悉和掌握档案管理各方面的流程与要求，提高其对科研档案的收集与管理的积极性，形成重视科研档案的意识。

研究项目中期，当原始资料积累到一定程度时，科研档案管理单位要适时组织进行项目的阶段性整理和审核，对不符合要求或遗漏的相关资料提出修改意见。

科研项目完成阶段，科研档案管理部门应及时督促有关工作人员按时对所有的材料加以收集和整理，确保该科研项目档案材料的准确性和完整性。

科学技术管理部门应当把科学诚信档案管理工作融入到科学技术管理与成果转移管理的各个环节之中，将其作为科研工作不可分割的部分，确保科学技术档案能够真实地反映医学科研工作各个阶段的状况。

二、科研经费管理

科研经费管理包括纵向科研经费管理和横向科研经费管理。医院应实行"统一领导，分级管理，集中核算，项目管理"的科研经费管理体制，同时明确医院相关部门及项目负责人在科研经费管理、使用中的职责和权限。

（一）经费管理职责

（1）科研部门是主管科研工作的职能部门，负责科研项目管理，并协助财务部门做好科研经费管理的有关工作，承担相应的科研管理责任。

（2）财务部门负责科研经费的财务管理和会计核算，协助科研部门做好科研项目的跟踪管理工作，承担相应的财务管理责任。

（3）审计部门负责组织科研经费项目的审计工作，按科研项目管理要求对科研项目经费使用和管理进行审计监督。

（4）项目负责人的职责是负责编制科研项目经费预算，接受来自院内和院外相关部门的监督和检查，对科研经费使用的真实性、合法性、有效性承担直接责任。

（二）经费开支范围

科研项目经费的开支范围，主要包括直接费用和间接费用。

1. 科研项目直接费用

直接费用是指在项目开展过程中实际发生的与之直接相关的费用，主要包括设备费、材料费、测试化验加工费、燃料动力费、差旅费、会议费、国际合作与交流费、出版/文献/信息传播/知识产权事务费、劳务费、专家咨询费和其他支出等。直接费用需按照国家相关文件规定，在本项目批复的预算范围内据实列支。

2. 科研项目间接费用

间接费用指作为科研项目承担或参与单位，在组织实施课题过程中发生的无法在直接费用中列支的相关费用。主要包括为研究提供的科研仪器设备及房屋折旧，水、电、气、燃料消耗以及承担的科研人员的绩效支出等。绩效支出是指科研单位为科研工作人员安排的相关绩效支出。间接费用主要用于管理成本补偿、科研绩效支出和资源投入成本补偿。

间接费用按照直接费用扣除设备购置费后的一定比例核定，由项目承担单位统筹安排使用。根据《国务院办公厅关于改革完善中央财政科研经费管理的若干意见》（国办发〔2021〕32号）规定，项目承担单位应加大科研人员激励力度，提高间接费用比例。项目承担单位可将间接费用全部用于科研项目绩效支出，并向科研项目创新成果取得优异成绩的团队或个人倾斜。

（三）经费财务管理

医院要保证每个科研项目配有相对稳定的专职科研财务助理，全程为科研项目做好财务相关工作，为科研人员在预算编制和调剂、经费使用报销、财务决算和科研项目结题验收等方面提供专业的财务管理服务。科研财务助理所需人力成本费用（含社会保险、住房公积金），可根据医院实际情况采取科研项目经费等渠道统筹解决。

因科研活动实际需要，邀请国内外专家、学者和有关人员参加由其主办的会议等，对确需负担的城市间交通费、国际差旅费，可在会议费等费用中报销。对国内差旅费中的伙食补助费、市内交通费和住宿费，可采取包干制度。对劳务聘请、临床试验、资料收集、问卷调查及其他无法取得发票或财政性票据的科研活动支出，可依据银行支付信息等凭据，按实际发生额予以报销。项目承担单位要按照实事求是、精简高效、厉行节约的原则制定内部财务管理办法，明确规范审批流程、费用开支范围及报销标准等。

统筹安排财务管理验收和科研项目结题验收，简化科研项目验收结题中涉及的相关财务管理要求，在科研项目终期实行综合项目绩效评价。建立健全项目结题操作流程和验收绩效评价，并明确规定项目之间预算费用调剂、科研设备管理、科研人员经费等具体事项，避免相关部门或工作人员在项目验收和检查中因个人理解偏差导致项目无法完成。项目承担单位对经费决算报表内容的真实性、完整性、准确性负责，项目管理部门可采用随机抽查的方式适时组织抽查。

科研项目按期完成立项书中的任务目标并顺利通过综合绩效评价后，该项目的结余资金可由项目承担单位统筹安排使用，调整用于科研活动直接支出。在安排资金使用过程中，应优先考虑原项目团队重新提出的相关科研需求，并加强对科研项目结余资金的高效管理，健全科研结余资金的盘活机制，加快医院科研资金使用进度，提高科研资金使用效率。当科研项目被终止、撤销，或者结项评价时未按期一次性通过综合绩效评价时，结余的资金相关部门有权按原渠道收回。

三、科研人力资源管理

（一）提高科研意识

加强医院学术带头人的培育与科研团队的建设是医院科研人力资源管理的重要内容。医院需要不断提高科技创新意识，大力提升全体医务人员的科技创新能力，实现全员参与，促使全院上下一心，自觉、自愿、自主地投身于医学科研工作之中。医院领导层要转变过去落后的思想观念，建章建制，强化医护人员的科技创新意识，有力提高医护人员的科研能力，夯实科研能力的基础建设。在医院各业务端努力培育新兴、健康、可持续发展的科技创新文化土壤，使全体医护人员的专业科研能力能够得到全新的改善和提高，使全体医护人员自主认为科研工作是正向产生积极作用的，而不是少数医院专职科研人员的个人行为。因此，医院要充分合理地配置内部人力物力信息等资源，特别是宝贵紧缺的人力资源，充分调动全体医护人员的科研创新积极性，充分发挥集体的智慧创新能力。

医院科研管理部门通过多渠道的媒体通道，如院内网站、微信公众号等及时发布科研项目的申报指南、申报期限、申报条件等科研立项信息，重点通知符合申报条件的相关医疗科研人员，提高科研项目立项的概率。定期举办讲座、开展学术活动，活跃医院学术气氛，不断增强医务人员的科研意识。定期开展相关科研培训，采取引进来的措施，邀请业界著名专家学者团队来医院开展科研讲座培训，并提供现场交流的机会。同时，实行走出去的方法，选派院内优秀的科研人才到其他医院或科研机构参加学术培训和进修学习，在医院内部打造良好的科研学术氛围。

医院要高度重视临床重点学科的领头羊作用，明确学科战略发展方向，在保证重点学科发展的同时，也要关注具有重大发展潜力的研究领域，以促进医院科研活动的良性持续开展。医院应结合国内外科研发展最新动向，定期举办科技创新相关讲座论坛等丰富多样的科研活动，在院内积极主动营造科技创新学习氛围，有针对性地培养全院职工的自主创新意识，行政后勤人员同样可以发挥专长参与科研活动。同时，与高校、社会专业团队联合举办科技创新类竞赛活动，打破学术界限，跨学科跨部门协作，对于优秀的科研团队申请的科研项目在政策和资金上大力扶持，以此鼓励广大医务工作者的科研创新积极性和主观能动性。

（二）人才队伍建设

人才资源是医院的首要资源，是医院综合实力的客观反映。它是专业医学知识和科研创新能力的"承载者"，是推动医学技术水平提高与医学科技创新发展的不竭动力，它也是医院的最主要财富，对医疗的改革创新、科技进步起着巨大影响，只有把高素质知识人才合理地发展、正确地使用、有效地管理起来，才能提高医院的整体竞争实力。

科研能力的提高从根本上来说在于科研人员科研创新能力的提高，激发自主创新意识和能力。医院科研人员是医院科研管理活动的关键目标，因此要提高科研人员的专业素养和综合实践能力，时刻关注行业内的最新发展动向，扩大与领先人才对话和交流的机会，不断提高科研人员的科研水平。在医院从事科研工作的广大医务工作者，要牢固树立科研人员的科研思维和创新理念，在做好医院内部人才培养的基础上，放眼全国、全世界，通过多渠道积极引入不同专业的高端人员，不断扩充医院科研人才队伍。在日常的科研管理工作中，医院上下要构建有利于科研人才发展的公平公正的科研环境，这样才能充分发挥科研人员的主观能动性，为医院科研事业的发展打下坚实的基础。

根据医院目前的医学科技创新队伍与学科带头人的实际情况，医院应结合医院未来的发展战略和方向，有计划、有目标地进行科研目标的长期和短期规划，对有思想有能力完成科技创新的医疗科研人才，予以重点关注重点培养。优化学科内部人才梯队结构和配置，充分利用资深专家的宝贵经验，积极教导和培养年轻人才，有计划、有步骤、有重点地搭建人才梯队建设，培养一批高质量的中青年科技人员作为医学科技创新的后备力量。

（三）科研绩效激励

科研奖惩机制既能调动科研人员的积极性，也能很好约束科研质量。为有效开展医院科研业务活动，需要制定适合医院发展战略目标的绩效方案进行有效激励和约束。科研绩效方案应与时俱进，重点激励符合医院发展方向的相关科研项目，做到奖罚分明，不能流于形式。激励政策通常包含物质激励和精神激励两方面，物质激励包括金钱奖励和职务职称晋升等，精神激励包括个人或团体荣誉、先进表彰等。医院需要根据院内科研职系人员属性，有针对性地制定全职或兼职从事医学科学研究、成果转化等方面的专项激励政策。只有进行科学合理有效的激励，才能调动全体员工主动参与科研工作的积极性，才能吸引外部科研人才加入医院的科研团队。

绩效考核方面，在科研项目初期，尽量避免对绩效实行量化考评，更加注重学科及科研团队基础科研能力的培养；等到科研工作稳步推进到项目中、后期时，可有针对性地制订针对人才团队的具体的、明确的量化考核标准。由科研处牵头设计科研综合绩效项目及分值（包括科研项目和科研成果），对从事科学研究活动的人员所取得的工作业绩进行绩效评价，根据全年各类科研活动总分值，结合年度科研综合绩效可用额度，计算其个人年度科研综合绩效奖励额度纳入年度绩效奖励。

四、科研成果转化管理

科研成果评价包括成果的质量以及数量两方面，一般情况下采用取得的科研项目成果、论文、科学技术进步奖励、专利发明、成果转化及人才培养方面的数量以及参加学术会议的情况等来衡量。基于医院科研管理薄弱的现状，能够对医院科研水平进行评价的基本指标是科研项目成果数和科研论文数。

在成果转化方面，存在科研人员对成果转化意识淡薄的现象，往往出现科研成果历经千辛万苦完成后，没有及时申报跟踪成果转化相关工作，导致成果创新不具有时效性。这就需要医院制定科学合理的科研奖励方案，提高医务人员对医学科研成果转化的责任意识。

医院在关注科研管理工作中不仅要重视科研学术水平，更要注重科研成果的现实价值和经济社会效益，科研成果只有转换为生产力或为患者服务的手段，才能获取成果转化效益。科研成果在实施转化时，要时刻关注转化市场发展方向和最新动态，大力推广先进的科研成果，从而实现科研成果转化的经济效益和社会效益最大化。

医院应设立专职或兼职的医学科研成果转化部门，培养一支科技成果推广的高素质专业团队。同时制定出台相应的激励政策措施，与各大高校、科研机构进行产学研合作，建立医学科研成果转化信息平台，做好科研成果的数据信息共享与临床应用实验研究。

第三节　科研业务运营管理实施路径

制定和明确科研业务运营管理实施路径有助于引导公立医院科研业务运营管理的具体实施，以下将从科研项目全流程管理、科研人员绩效方案制定、科研信息化建设、科研平台共享管理几方面论述公立医院如何开展相关运营管理工作。

一、科研项目全流程管理

科研项目全流程管理是指对项目申报、评审、立项、进度汇报、过程管理、结题管理等各个环节进行管理，具体如下：

项目申报：指项目申报人根据项目书要求撰写项目申请并上报科研主管部门审核的过程。

项目评审：科研主管部门邀请相关领域的院内外知名专家，对所有申报的项目按照要求进行评审，并将评审结果汇总形成报告提交分管科研工作的院领导审定。

公示立项：科研主管部门将召开评审会后医院审议通过的科研立项项目在院内进行公示。

进度汇报：科研项目主要参与人员按照科研项目书中约定的内容，有序开展研究工作，并定期汇报科研项目进度。

过程管理：主要对科研全过程的管理，包括科研经费管理、科研成果转化管理、科研学术活动管理等，科研主管部门负责对科研项目预算、组织学术活动、科研成果输出等进行专项管理。

结题管理：科研人员在研究项目期限内完成科研项目并积极组织验收，科研主管部门对科研人员项目结题情况进行监督和管理。

资料归档：科研主管部门将全院所有项目的申报资料、进度资料、成果资料、学术活动资料、结题资料等所有相关研究资料进行保存归档。

统计分析：科研主管部门对所有的科研申报项目、立项项目、科研成果等进行分类统计并形成科研分析报告，以供科研决策使用。

决策应用：院领导参照集体审议通过后的科研绩效考核和核算方案，并根据科研主管部门提交的科研分析报告，制定医院中长期科研发展战略规划。

二、科研人员绩效方案制定

科研人员绩效方案中的科研人员包括兼职科研人员和专职科研人员。以下通过介绍案例医院的做法为公立医院科研人员绩效方案制定提供借鉴。

（一）兼职科研人员绩效

兼职科研人员指的是同时从事临床和科研的工作人员，其绩效标准由临床相关科室制定，体现在科室二级绩效分配方案中。

（二）专职科研人员绩效

1. 科研技术支持人员

指在共享的公共科研平台上进行管理和提供技术服务人员以及各实验室主任（不包括临床兼职主任）。科研技术支持人员的绩效可以科研处管理绩效为基础，再按照每个人的职称乘以相应系数。月度发放绩效的80%，年终根据科研产出考核标准发放剩余20%的绩效奖金。激励与约束并存，这样既可以保障科研人员的基本生活，也可以根据个人科研成果得到相应的奖励。

2. 专职科研人员

指专职从事科研工作的专业人员，其绩效以医院行政平均奖为基础，再乘以相应个人的职称系数。为最大发挥激励效果，可参照科研技术支持人员的绩效模式，月度发放80%，年终根据科研产出考核标准发放其余20%绩效奖金。

（三）科研考核指标和标准

一般情况下，如果专职科研人员与医院或科室签订有相关协议和考核标准，则以相关协议为准执行。年终根据科研产出考核标准发放其余20%绩效奖金，考核方式主要包括文章、课题、奖励、专利等方面。

1. 科研文章

该指标主要是指科研人员公开发表的论文中第一作者或者通讯作者以第一作者单位发表论文，详细考核指标包括 Nature、Science、Cell 正刊、CNS 大子刊等。具体考核标准根据期刊的级别赋于不同分值。

2. 中标课题

该指标要求科研人员以项目主持人身份牵头获得国家重点基础研究发展计划（973、863）、国家自然科学基金委员会（NSFC）重大项目、国家杰出青年基金、省科技厅（重点研究与开发）以及其他与医院科研相关的课题项目，根据科研项目影响力分别赋予不同分值考核。

3. 科研奖励

该指标是指科研人员取得国家科学技术奖、中华医学科技奖、省科学技术奖、省医学科技奖和市科学技术奖等学术奖励。对于以上奖励根据科研人员排名顺序赋予不同分值，主要鼓励排名前 5 位科研人员。

4. 科研专利

该指标是指科研人员作为排名第一的身份，取得国家发明专利转让、实用新型专利及其他科研成果转让、国家发明专利授权和实用新型专利授权等几大类型的科研专利成果。对以上不同类型的科研专利转让或者授权，结合科研成果转化带来的经济收益，分别赋予不同分值予以激励。

针对以上四项考核指标汇总考核得分可分为四档，A 档优秀按照 20% 发放、B 档良好按照 15% 发放、C 档合格按照 10% 发放、D 档不合格按照 5% 发放。

三、科研信息化建设

在科技发达的当今时代，信息技术已成为医院科研工作不可缺少的重要手段。医院科研信息平台的构建，有助于将医务人员从繁忙的医疗业务活动中解脱出来，同时可以平衡医疗工作和科研工作的矛盾，进而大大提高医院科研业务的管理效率。

（一）信息共享的需求

医院科研管理部门应牵头开展科研信息化建设，加强与财务部门、人事部门、科研辅助部门等多部门沟通协作，实现科研信息共享互联互通。现实中，上述这些部门通常已上线满足各自部门工作需求的信息管理系统，但是各部门各信息系统之间彼此独立、数据不能共享，形成了信息孤岛。

科研管理部门主要负责全院所有科研项目经费预算，财务部门负责科研项目经费使用报销，如果财务部门不能实时准确掌握科研经费的总额和余额，将会导致科研预算执行缺乏监督。同样，科研管理部门若无法实时获得科研预算支出进度，也无法全程把控科研项目管理。科研管理部门负责统计所有科研人员的产出成果、论文、著作，同时对科研诚信等信息情况严格把关，人事部门负责记录科研人员的个人信息包括职称职务等，二者之间需要亲密协作，打破科室间壁垒，借助信息化手段实现科研业务活动互联互通。

（二）建设科研信息平台

研究项目信息管理平台的建立以研究课题项目管理为主线，与项目申请、项目流程管控、经费使用管理、研究产出、人员培训以及信息平台共享与租赁管理等形成了密切的合作关系，以保证科研项目信息管理的完整性与系统化，进而实现对科研项目信息的统一与集中管理。

科研信息化平台建设需要强化过程管理，应设置科研项目管理模块、项目经费预算模块、项目支出控制模块等。科研项目立项后，由项目负责人在管理系统中录入项目名称、项目来源、项目负责人、参与人员、所属科室、执行期限、获批经费以及经费预算科目等项目明细信息，科研管理部门依据审定的项目合同书中的经费预算在财务预算系统中进行项目经费编制；外部科研经费到达医院财务账户后，应立即通知各科研项目负责人，科研项目成员可根据研究进展情况和实际需要进行科研经费在线报销。通过信息化系统从各模块系统中关联相关数据，将预算数与执行数相比对，定期产出科研项目支出进度表，反馈至项目负责人，实现科研业务端和科研资金链数据相吻合，改变以往科研项目全程手工管理的模式，完善科研项目经费管理机制。

科研采购平台可实现试剂耗材统一平台采购，满足医院科研发展规划要求，最大限度地解放科研人员，解决报账难、报账慢的问题，同时规范采购流程，强化监管力度并进行统一管理。科研采购平台设计思路如下：科研采购平台将符合资质的耗材供应商经过审核后纳入采购平台；课题项目负责人通过采购平台在线申请购买耗材试剂；供应商送货上门实地拍照上传出入库影像作为付款凭据，供应商定期根据采购平台汇总生成付款凭证；财务部门通过科研平台传输到报账系统的付款信息，一方面按照医院审批流程完成付款，另一方面将科研项目支出明细归集至各科研项目。采购环节课题组采购人在线下单，实现查询经费、冻结经费（系统＋人工审核）。出入库环节库管员在线查询供应商名称、项目编码、项目名称、项目负责人、项目业务科室、物资编码、物资名称、明细金额、单据总金额等信息，确保出入库科研试剂耗材精确管理。结算审批环节实现出入库数据自动上传、结算数据传输到财务系统与报账系统、结算流程改造等工作。科研试剂耗材采购平台可以实现闭环管理，为科研项目决算审计做好严格审查工作。

（三）构建科研管理信息系统

公立医院应以"事前有预算、事中有控制、事后有分析"为总目标，采用科学、合理的管理办法，借助科研信息化管理平台，构建一套完整的可以实现数据共享的科研动态管理系统。

科研管理信息系统的顶层设计架构应结合科研管理实际使用需求，围绕科研人员负责的科研项目，重点对科研项目、科研成果转化、科研论文质量、科研经费使用、科研人才梯队等进行全方位多维度专项管理，每个管理模块间应实现数据的互联互通。

科研管理部门在年初编制科研项目预算时，先通过财务系统输出的科研项目余额，重点维护新立项的科研项目预算，可以开放编制权限至科研项目负责人，要求科研项目负责人在规定时间内按照相关科研文件通知规定，细化支出明细分类。项目执行中财务部门按照财务审批制度，严格控制科研经费合法合规使用，确保科研经费安全使用，同时为课题顺利结项和事后跟踪审计做好保障。

医院构建完善的科研管理信息系统不仅可以将跨年度的科研项目通过信息手段加强全过程管理，还可以对不同级别横向纵向的科研项目实行全流程多维度的精细化管理。通过信息系统实现线上报销、线上审核、在线控制、在线反馈，使科研人员从繁重的科研工作中解脱出来，不必在科研报销中人为往返各部门耗费大量的时间和精力。科研管理信息系统有助于深入评价各项科研项目产出的效果，对改进医院科研管理工作起到至关重要的作用。

四、科研平台共享管理

科研平台是由医院投资建设，科研人员开展基础医学研究和临床医学研究，进行科学创新的重要平台。科研平台以"集中投入，统一管理，开放共享"为建设原则，以打造设备齐全、条件优良、管理规范的科研平台为建设目标，旨在为医院培养创新人才和开展高水平科学研究工作提供空间、设备及技术支持。

科研平台一方面以科研实验平台为主体，辅以临床科研大数据平台建设，扩大合作、协同创新，构建线下、线上相融合的科研平台体系，在满足基础医学研究的同时，加强与临床医学研究的紧密合作；另一方面借助实验室仪器共享管理信息系统的优势，探索实现科研平台开放共享的先进理念，打造优异高端的院、校统一的科研实验管理平台，为院、校科研团队提供优质、高效的共享服务。

科研管理平台办公室是科研平台的归口管理部门，其职责是以"管理规范，资源共享，开放共用"为原则，持续优化平台建设力度，服务人才培养，充分发挥平台技术优势，打造一个技术全面、特色鲜明的高水平科研平台，更好地服务于临床科研和人才培养，为医院学科发展、建设一流医院提供强力支撑。

为加强平台运营管理，科研平台办公室将定期分析、总结以及考核科研平台各实验室工作开展情况，主要包括以下几个方面：（1）实验室研究方向与特色；（2）研究水平与贡献。包括本年度发表论文（第一署名单位为医院）或学术专著、中标国家或省级课题、国家或省级科学技术奖获奖、专利及标准制定等情况；（3）队伍建设与人才培养。包括实验室主任、学科带头人、队伍结构和人才梯队建设情况、人才引进及研究生培养情况；（4）开放交流。包括学术交流合作以及承办学术会议情况、产学研合作情况、学术委员会作用以及运行情况；（5）运行管理。包括实验室相关规章制度建设、实验室仪器开放共享、运行管理以及经费使用支出等。

第四节　科研业务运营管理案例解析

为推进医院科研平台建设，充分发挥资源效益，助力科技创新与医院发展，案例医院打造了开放共享、特色鲜明的高水平科研平台。通过该平台，医院可对实验室、实验台、细胞间等公共科研资源实行租赁使用，更好地服务于临床科研和人才培养。

一、科研平台基本情况

案例医院科研平台主要包括实验室、实验台、细胞间，具体如下：

实验室：科研楼公共科研平台实验室可对外开放租赁使用。实验室面积为 7.6×8 ㎡/间，均配备实验台、实验柜、水槽、空调等设施。

实验台：科研楼公共科研平台实验台可对外开放租赁使用。

细胞间：科研楼公共科研平台细胞间可对外开放租赁使用。细胞间均配备生物安全柜、二氧化碳培养箱、低速离心机、冰箱、倒置相差显微镜等设备。

二、科研平台共享规则

（一）入驻条件

本院科研人员且具有一定账面金额的科研项目或人才项目（累计不低于10万元），无其他实验室安置或使用者优先考虑。

（二）租赁限制

申请人申请租赁实验室或细胞间数量最多为1间（实验台为1个），可以多个申请人共同租用一间，费用自行分摊，租赁时间原则上为一年。若需要续租，医院将根据上一年使用综合情况（维护情况、使用率、科研产出等）决定。

（三）分配规则

申请人经初审通过后获得申请资格，如申请课题组数量多于可提供的实验室（细胞间、实验台）数量，根据现有在研科研项目或人才项目的账面经费总额排序租赁，合租按照课题组经费总和计算。无其他实验室安置或使用者优先考虑。鼓励实验室或细胞间合租使用。

三、科研平台共享审核

（一）个人申请

1. 填写租赁申请表（详见表 9 - 1）（PI 电子签名）并上传审核材料电子版（科研项目计划书、人才项目证明材料等）通过邮件申请。

2. 递交纸质租赁申请表（PI 签名确认）和审核材料复印件，纸质版材料交送至科研管理平台办公室。

（二）资质审核

1. 在研课题时间的认定以项目计划书起止时间为准。

2. 在申请结束后由多部门共同完成申请人资质审核，并联系申请人确认租赁意向。

（三）评审与进驻

1. 申请人资格审核后，根据现有在研科研项目或人才项目的账面经费总额排序，同时结合所在学科发展状况等综合评判。遵循公开、公正、需求导向的原则，经专家委员会讨论，确定最终名单，并由科研处报送分管院领导审批。

2. 科研处与入驻课题组签署租赁合同，申请人填写承诺书（PI 签名确认），并全额缴纳租金。

表 9 - 1　　　　　　　　公共科研平台细胞间资源租赁申请表

申请日期：　　年　月　日

所属科室/亚专科名称				
租赁课题组基本情况	课题组 1 负责人姓名		联系方式/ E - mail	
	课题组 2 负责人姓名		联系方式/ E - mail	
	课题组 3 负责人姓名		联系方式/ E - mail	

续表

所属科室/亚专科名称					
入驻需求	申请入驻院区			是否接受调剂	是/否
	申请资源	独立细胞间	公共细胞间	申请独立细胞间是否愿意接受其他课题组合租	愿意/不愿意
	申请与否（√）				
	申请数量	只能申请一间		预计费用	
	申请时间（月）	一年	一年以内		

课题组简介（包括合租课题组、可附页）：负责人介绍、研究方向概述及申报理由、目前细胞间场地情况等。

注：经费指在研科研项目或人才项目的账面总额（包括配套和启动经费，单位：万元）

在研课题及经费情况	课题组负责人	课题编号	课题名称	课题类别	经费	项目起止日期
拟入驻成员名单	姓名	科室	工号/学号	联系方式	所属课题组	课题组负责人

专家委员会论证意见

签字：

科研处意见

签字盖章：

分管院领导意见

签字盖章：

备注：（1）在已同意调剂的情况下，申请人在"申请资源"时，若被分配独立细胞间，则公共细胞间需求不予考虑。若独立细胞间未能分配，则自动计入"公共细胞间"的申请队列中。（2）"在研项目及经费情况""拟入驻成员名单"栏目中，空格不够也可自行在文档中添加。（3）表中"课题类别"限填国家级、省部级、厅局级、科大立项、科研启动经费、人才项目经费。（4）请核实并填写在研科研项目及人才项目账面总额。

第十章　公立医院医院感染防控运营管理

《关于推动公立医院高质量发展的意见》指出，要始终以人民群众身体健康为核心，进一步强化公立医院主体地位，坚持政府主导、公益性主导、公立医院主导，坚持医防融合、平急结合、中西医并重，为更好提供优质高效的医疗卫生服务、防范化解重大疫情和突发公共卫生风险、建设健康中国提供强有力的保障。同时要建立健全分级分层分流的重大公共卫生事件救治体系，在控制单体规模的基础上，鼓励部分实力强的公立医院适度发展多院区，在出现重大公共卫生事件时迅速转化功能，实现医疗资源的优化配置，提高应对重大公共卫生事件的能力和水平。

随着经济的发展和生活水平的提高，人民群众对于健康需求日益增长，健康成为国际社会的重要议题，同时也是国家可持续发展能力的重要标志。"健康中国2030"规划纲要提出，推进健康中国建设，要坚持以预防为主，推行健康文明的生活模式，营造绿色安全的健康环境，降低疾病发生和传染风险。

作为医疗卫生行业的主力军，公立医院不仅是公共卫生与疾病预防控制体系的重要组成部分，也是传染病和一些突发公共卫生事件早发现、早上报、早处理的前方保障。公立医院在运营管理中，需强化对公共卫生管理重要性的认识，医院管理层也要转变重医轻防的理念，提升医院疾病预防的工作效率和对有限资源的利用效率。公立医院感染防控管理作为疾病预防的一个分支，能有效地推进疾控体系现代化建设，是公立医院运营管理不可或缺的一部分。

第一节　医院感染防控运营管理的重要性

医院感染指住院病人在医院内获得的感染，包括在住院治疗期间发生的感染和在医院内获得出院后发生的感染，但不包括入院前已开始或者入院时已处于潜伏期的感染。其也包括医院工作人员在医院内受到的感染，如新型冠状病毒肺炎疫情期间医务人员发生的新型冠状肺炎病毒感染等。

医院感染的发生既加剧患者的病痛、威胁患者生命安全，又影响医院的医疗质量，导致有限医疗资源的浪费、平均住院日的延长以及住院人均费用的提高，给患者、医疗机构和国家都带来不同程度的经济损失。根据亚洲开发银行发布的报告，全球经济由于新型冠状病毒肺炎疫情造成的损失相当于全球生产总值的 6.4%—9.7%，5.8 万亿—8.8 万亿美元。随着现代医学技术突飞猛进，各项诊断技术、手术操作和新型药物的临床应用，以及病原体类型的变化等，使得医院感染防控已经成为医院运营管理的一项重要内容。

医院感染管理要做到以预防为主，预防是最经济、最直接、最有效的医院感染运营管理策略。虽然医院感染防控不能直接为医院创造经济价值，但医院感染防控运营管理能够优化医疗诊疗流程，实现资源合理配置，减少甚至杜绝医院感染的大规模暴发，从而控制医院质量成本，为医院减少直接或间接经济损失，最终实现精细化管理和提质增效的目标。

第二节　医院感染防控运营管理内容

医院感染防控运营管理是指对诊疗活动（如疾病的预防、诊断或治疗）中可能存在的医院感染以及与之相关的因素，进行设计、计划、组织、实施、控制和评价的管理活动，以提高工作效率，预防和减少医院感染的发生。医院感染防控管理是医院质量管理的重要内容，也是医疗质量安全最关键的部分。

一、组织架构建设

（一）一把手负责制

以 2020 年新型冠状病毒肺炎在全球范围内大规模暴发为例，突发重大公共卫生事件是对医院感染防控管理工作的严峻考验。国务院联防联控机构印发的《关于进一步完善医疗机构感染预防与控制工作机制的通知》中提出，建立健全医疗机构一把手负责制和每月研究机制。作为医疗机构感染防控工作的首要责任人，要继续落实有关细则，健全各种规章制度，持续提升管理水平，综合掌握本机构感染防控工作情况。各医院管理层应当将感染防控工作作为重点工作，每月组织至少一次感染防控工作会议，听取各科室相关工作汇报，及时讨论研究实际存在问题，提出解决方案。

（二）医院感染防控管理三级组织体系

公立医院应建立健全感染防控管理组织体系，按照医院感染管理相关标准、规范和要求，结合公立医院实际情况，建立医院感染防控三级组织体系，详见图10-1。一级为决策层，即医院感染防控管理委员会，主任委员由医疗机构主要负责人兼任，委员会成员由感染管理科、医务处、护理部、检验科、药剂科、手术室、消毒供应室、医学工程处、后勤等重点科室相关人员组成。医院感染防控管理委员会每月至少召开一次会议，研究、调查、协调和解决问题，确保组织完善、高效运转；在遇到紧急或者突发状况时，可随时召开紧急会议。二级为医院感染管理科。公立医院感染管理科也必须要有相应的权力，来有效开展感染防控工作，以保证所有感染防控工作符合要求。三级为感染管理小组，主要由临床科室主任、科室秘书、护士长等人员构成。

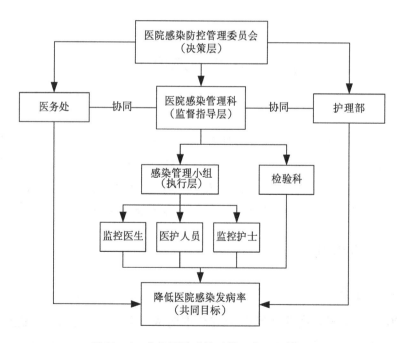

图10-1 公立医院感染防控三级组织体系

通过组织架构的建立，能确保医院各项感染政策、制度和措施自上而下实施，医院战略规划、战略目标与医院感染要求相适应，使各项工作落到实处，形成上下联动、横向沟通的工作格局。

作为决策层，医院感染防控管理委员会应结合科室实际情况，指导各职能部门制定相关规章制度，保证感染防控制度具备切实可行性；保证各项政策执行到位，通过定期检查和不定期抽查方式确保各项制度落实，及时发现存在问题与漏洞，反馈相关部门予以改正，提高政策执行度。

在决策层领导下，医务处、医院感染管理科和护理部应协同工作，统一制定相关感染防控制度，避免出现制度冲突、重复、遗漏现象；共同联合开展定期检查，监督制度的合理性及贯彻落实情况。多部门协同建立医院感染管理评价与考核方法体系后，医务处和护理部作为直管部门应适度介入，增强临床医务人员参与度，提高医院感染相关制度的贯彻执行力度。

二、人才梯队建设

（一）医院感染防控管理人才现状及存在问题

根据《医院感染管理办法》及《医院感染监测规范》要求，公立医院应按照每200—250张实际使用病床，配备一名专职医院感染人员。目前我国缺乏专业医院感染防控管理人员标准，医院感染防控管理工作人员专业包括护理、临床医学、公共卫生、检验和卫生管理等，其中主要为护理专业人员，专业结构过于单一；医院感染防控管理团队不稳定，离职意愿高；全国缺乏医院感染管理专职人员的专业技术职称系列，阻碍了医院感染管理专职人员的职称晋升，影响优秀人才加入医院感染防控管理队伍，导致人才流失，不利于工作的开展。

（二）人才梯队建设

医院感染防控管理部门应打造一支具有多专业背景的综合性专业性团队，涵盖医疗、护理、公共卫生、临床微生物和药学等相关专业。完善医院感染防控管理专业培训体系，开展全院范围内的多层次培训，切实有效提高全员感染防控专业意识，着力促进管理结构向专业性、科学性和合理性发展。

公立医院要重点确保医院感染管理团队的稳定性，逐步提高医院感染管理人员的薪酬待遇水平，处于医院行政职系的第一方阵；加大科研经费投入，对优秀人才给予经费及政策支持，积极鼓励开展医院感染管理相关理论和实践研究，培育相关科研团队，多方面多层次拓宽优秀人才晋升渠道；建立科学有效的绩效考核指标体系，强化医院感染绩效考核分配管理，落实激励措施，持续提升医院感染管理水平。

三、医院感染业务管理

实施医院感染防控管理活动时，对易发生感染的科室和环节要重点管理，如消毒供应室、手术室、产房、新生儿病房等，都要采取专项措施专人严格管理，以减少感染者的出现。

医院在建立之初，进行整体布置规划时即应按照《医院感染管理办法》和《消毒技术规范》等相关文件，规范设计内镜中心、血液净化中心、口腔科等重点科室，同时设立辅助用房，清洁区、污染区分割界限清晰，物品按标准固定摆放，实现合理布局。依据医院感染管理相关法律法规，制定重点科室工作规范，定期和不定期检查制度执行和开展记录，并依据检查结果制定奖惩政策。

（一）消毒管理

消毒处理是杀灭外源性感染的最主要方法。消毒处理手法也比较多，其处理效果也相对多样化，所以必须做好消毒处理的管理工作，保证在消毒处理操作过程中，采取最佳的消毒操作手法，以取得预期的消毒处理效果。作为控制医院感染发生的重要举措，消毒管理工作贯穿整个医疗流程，是医院感染管理活动的重要组成部分。

消毒过程比较复杂，中间任何环节的差错都有可能导致医院感染的发生。因此，有必要规范医院消毒操作以及对消毒效果进行实时监测，并根据规定定期进行消毒操作评估，查找消毒管理中存在的薄弱环节和问题，切断传播渠道，控制医院感染的发生和传播，确保消毒处理在医院感染管理中的应用效果，做好医院感染防控工作。

（二）手卫生管理

大量流行病学调查证实，医院工作人员的手部是接触携带病菌物体最频繁的身体部位，沾染病菌的手是导致医院感染的重要媒介，而严格按照规范洗手可以显著降低医院感染发生率。手卫生管理是一种十分经济有效的预防感染措施，可以有效保障患者和医务人员的身体健康，对于院内感染的控制和预防十分关键。

在操作过程中，要严格遵循世界卫生组织提出的手卫生五时刻（前二后三）：接触患者前、进行无菌操作前、接触患者后、接触患者血液体液后、接触患者周围环境后；遵循"当手部有可见污染物时，用肥皂和流动水洗手；无肉眼可见污染物时，可用速干手消毒剂"的原则；严格按照"七步洗手法"执行手卫生，清洗时先摘下手部饰品，每一步揉搓时间不少于十五秒，注意清洗双手所有皮肤，如手背、指尖和指缝等，防止由于不规范手卫生导致病菌扩散而引起的医院感染。在各个医院的洗手池上，均需张贴洗手时刻和规范洗手方法指导图，提醒医护人员规范洗手；每台治疗车均需配备速干手消毒剂，时刻提醒医务人员做好手卫生管理工作。

示范效果及群体效应影响医务人员的手卫生依从性。为了强化医务人员手卫生意识，应通过加强学习教育与监督，逐步提高医务人员责任心，使其在实际工作中养成手卫生良好习惯，并自觉遵守相关操作。只有严格手卫生管理工作，要求全体工作人员将手卫生工作视为日常工作内容，才能有效阻断病原体传播。

（三）医疗废物管理

医疗废物是指医疗卫生机构在医疗、预防、保健以及其他相关活动中产生的带有直接或者间接感染性、毒性或者其他危害性的废物。医疗废物包括五类：（1）感染性废物：带有病原微生物存在导致感染性疾病传播危险的医疗废物。如棉球、棉签、引流棉条、纱布及其他各种敷料等。（2）病理性废物：在治疗过程中产生的人体废弃物和医学实验动物尸体等。如病理切片后废弃的人体组织等。（3）损伤性废物：能够刺伤或者割伤人体的废弃的医用锐器。如医用针头、缝合针、玻璃瓶等。（4）药物性废物：过期、淘汰、变质或者被污染的废弃的药品。如废弃的抗生素等。（5）化学性废物：具有毒性、腐蚀性、易燃易爆性的废弃的化学物品。如废弃的过氧乙酸、戊二醛等化学消毒剂。

医疗废物具有极强的传染性、生物毒性和腐蚀性，含有大量的细菌、病毒及化学药剂，极易对人体产生直接或间接的危害，是医院感染的源头。医院应当建立健全相关规章制度、工作流程和工作职责，制定发生医疗卫生机构内医疗废物流失、泄漏、扩散等意外事故的应急方案，并保证相关制度方案有效实施。在医院进行医疗废物的管理中，要以此为基本依据，根据医院的实际状况开展医疗废物的管理活动。

（四）感染病例管理

医院感染病例管理是对住院病人开展全面感染病例监测，分析并掌握感染发病特点。它是医院感染监测工作的重要组成部分，可以为医院感染监控和制定控制策略提供科学依据，有助于全面了解医院感染情况，对提高医院感染管理水平和医疗质量有着极其重要的作用。

医院应根据国家政策要求建立感染监控管理信息系统，实现感染病例管理信息化。相关科室需要按照规范进行病例检查，使用医院感染智能预警信息系统及时发现医院感染，提高临床医生上报医院感染的准确性和感染病例监测工作效率，降低医院感染漏报率。为了提高及时性，医生需要根据标准填写相关感染登记表，并在医院感染发生24小时内，将感染病例网上直报，对于特殊病例还需及时进行电话和网络报告。

（五）抗菌药物合理应用

医院感染防控工作与抗菌药物合理使用密不可分。抗菌药物具有起效快、作用明显等优点，是目前医院感染性疾病预防和诊疗的首选药品。近年来，我国由于各种原因导致抗菌药物滥用情况逐年严重，提高了病原菌耐药性，进而增加了医院感染发生率。可见，医院应做好抗菌药物临床应用的管理工作，界定抗菌药物的使用范围，做到抗菌药物的合理规范使用，从而最大限度地避免医院感染的发生。

近年来，国家卫生健康委员会出台了一系列关于抗菌药物的文件和规范等，要求各级医疗机构做好抗菌药物合理使用的管理工作。抗菌药物使用管理必须结合医院感染防控，两者联动，建立一套完善的抗菌药物合理应用管理体系。

四、医院感染管理现状及流程优化

流程管理从业务流程出发，建立一套了解流程、建立流程、优化流程和运作流程的体系，是一个持续改进、不断完善的过程。流程再造是现代管理的一个重要内涵，通过流程再造，能够对各种复杂问题实现高效管理，提高运行效率和工作质量。只要医院管理层对流程优化工作认同，一线医务工作人员积极响应和参与，流程优化就可以持续改善诊疗服务，提高医疗质量，加强医疗安全。

（一）医院感染管理流程现状及存在问题

目前，公立医院实施感染管理的流程主要是医院感染管理部门根据国家政策制定本院感染防控制度，根据制度对医院全体工作人员进行院感知识培训，并在日常工作中贯彻执行，医院感染管理部门人员定期或不定期检查、监督和考核，将结果反馈给临床医护人员并进行整改。

由于医院感染管理部门无人事权、无资产管理权，更无绩效奖金分配权，在对临床医护人员考核感染防控政策落实情况时，感染管理部门缺乏相应奖惩处罚权限，从而很难真正高效指导临床科室工作人员去落实感染防治政策措施。

（二）医院感染管理流程优化

按照业务流程再造理论，在对业务流程进行优化管理时，必须由具有监管和执行权限的科室共同参与，如医务处、护理部、财务处等部门。医院感染管理部门不仅要制定实施政策，更要监督制度实施，对实施情况进行考评。通过医院内部各个职能部门协作，共同推进医院感染监督管理政策措施的有效落地，加强医院感染防控工作。

经过优化后的流程是医院感染管理部门根据国家政策制定本院感染防控制度，并按照规章制度组织对医院全体工作人员开展医院感染知识教育；由医务处、护理部将有关工作任务分解落实，并督促全院医护人员在实际工作中贯彻执行；感染部门监督医护人员执行情况，将结果反映到医务处、护理部等部门，请求协助整顿；医务处、护理部将感染部门反馈情况传达给科室，要求限期整改，并将考核结果提供给财务处，与科室、个人绩效挂钩。

五、医院感染成本管理

医院感染防控管理工作需要投入一定的人力、财力和物力，会带来成本的增加。因此做好公立医院感染成本科学合理、规范的管理，可以更有效地提升公立医院感染管理服务质量和医疗安全质量，有利于减轻患者负担、节省有限的医疗卫生资源、促进公立医院自身运营管理水平提高，同时也是构建长效、健全的公立医院感染防控机制中不可分隔的内容。

（一）医院感染防控管理成本构成

医院感染防控管理成本核算对象包括医院感染管理部门、消毒供应中心和医疗废物处理中心的全部人、财、物投入，以及临床科室的部分投入等。成本项目包括人员经费、卫生材料费、固定资产折旧费、低值易耗品、感染防控耗材。其中感染防控耗材主要包括四大类：个人防护一次性用品、手卫生耗材、消毒剂及相关用品和消毒灭菌效果监测耗材。

医院感染防控管理成本中的固定资产一次性投入较高，如一台灭菌设备需要800万元，一台内镜清洗消毒设备需要250万元。大型消毒设备每年都需要高额的维保费用。个人防护一次性用品、消毒剂等虽然单价低，但由于使用频率高，每年投入的成本也居高不下。

（二）树立成本意识，做好成本决策

随着医保支付方式的变化，由于医院感染造成医疗费用大幅度上升，以及导致医院医疗服务总成本高于定额费用时，新增加的医疗费用只能由医院全额负担，因此提高了医院运营成本。为了减少医院运营成本必须控制医院感染。随着医院感染流行趋势的改变，医院感染成本投入会越来越高。申报新项目、新技术的收费项目

以及完善政府补充机制对于医院感染措施的执行会起到积极的促进效果。

医院感染防控成本核算受医院规模、感染管理部门人员配置、当地医务人员待遇情况、是否使用信息化系统、开展的工作范围、项目规模以及研究的角度等多因素的影响。

六、医院感染绩效评价

绩效考核是医院重要的管理手段。建立一套完整的医院感染防控绩效评价体系，可以有效提高医院感染防控工作绩效考核的科学性和操作性，促进医院感染防控工作持续改进。

考核时可以采用综合绩效评价方法，具体为：第一，构建综合绩效评价方案。根据医院的实际情况制定相应的月度、季度和年度等绩效评价方法，多种考核方法有机结合，实现科学有效的绩效评价。分析历年管理数据，制定合理工作责任，反馈考核的目标；第二，目标设置。以医院感染管理为基础，以医院的发展战略为中心，以提高管理水平为导向，以服务患者为宗旨，综合分析设置目标，提高核心竞争力。

基于分类管理制定医院感染管理绩效考核制度，能够有效提高医院感染管理水平，提升医院感染管理效能。采用科学有效的管理方法获得数据，通过系统地、科学地分析医院感染管理工作现状，为管理者提供可靠依据进行科学决策，有利于进一步提高医院感染管理质量和医院医疗服务质量。

（一）ABC 分类法

ABC 分类法是针对事物在某方面的主要特点进行分类排列，实现区别管理。此方法运用于医院感染管理绩效考核，对提升医院感染管理效能和医疗服务质量具有重大意义。

按照不同临床科室的工作性质以及科室管理特点、重点、难点进行分类，选择相应的考核指标，统计分值后将科室分为 A、B、C 三类：A 类科室主要为医院感染管理重点科室，如手术室、消毒供应室、重症监护室等；B 类科室主要为临床科室（医院感染重点科室除外）；C 类科室主要为医技科室。

A 类科室为具有高危因素的科室，需要对 A 类科室人员进行专业针对性培训，明确科室感染管理目标，并制定相关措施降低感染风险。B 类科室感染管理目标和 A 类科室有所区别，主要为相关指标控制。C 类科室主要为医技科室，感染区域主要为仪器表面、仪器探头、室内桌面等物品表面，因此感染管理目标重点为监测相关物品表面的清洁、消毒和灭菌效果。通过合理差异化区分明确总体目标，目的性更强，更利于制定合理有效制度进行考核，从而提高感染管理整体效率。

（二）考核指标

根据分类管理，考核指标相应设置 A、B、C 三类考核指标。

1. A 类科室绩效考核指标，详见表 10－1：

表 10－1　　　　　　　　　　　　A 类科室绩效考核指标

考核指标	指标释义
医院感染病例报告	住院患者发生医院内感染，应及时通过医院感染监控系统报告
耐药菌感染患者隔离	"接触隔离"医嘱，粘贴隔离标识，尽量单间隔离，没有条件时床边隔离，落实隔离措施
重点部位感染监测	① Ⅰ 类切口手术部位感染率 ②血管内导管相关血流感染发病率 ③呼吸机相关肺炎发病率 ④导尿管相关泌尿系感染发病率
标本送检	①限制性使用级抗菌药物治疗的住院患者抗菌药物使用前微生物标本送检率 ②接受特殊使用级抗菌药物治疗的住院患者抗菌药物使用前微生物标本送检率
消毒灭菌	①消毒剂使用、监测方法 ②医疗废物处置 ③医护人员无菌操作；无菌医疗用品（包括一次性）使用、存放
手卫生及监控小组工作	①医护人员在诊疗过程要按照手卫生的指征进行手卫生 ②各科室院感监控小组应按照职责开展相应工作
职业防护	①正确选择及穿戴防护用品 ②锐器伤处置正确率
医疗废弃物管理	正确分类与处置医疗废物
持续改进	问题整改有效
培训与考核	①培训参与率 ②考核合格率

2. B 类科室绩效考核指标，详见表 10－2：

表 10 - 2　　　　　　　　　　　　B 类科室绩效考核指标

考核指标	指标释义
医院感染病例报告	住院患者发生医院内感染，应及时通过医院感染监控系统报告
耐药菌感染患者隔离	"接触隔离"医嘱，粘贴隔离标识，尽量单间隔离，没有条件时床边隔离，落实隔离措施
标本送检	①限制性使用级抗菌药物治疗的住院患者抗菌药物使用前微生物标本送检率 ②接受特殊使用级抗菌药物治疗的住院患者抗菌药物使用前微生物标本送检率
消毒灭菌	①消毒剂使用、监测方法 ②医疗废物处置 ③医护人员无菌操作；无菌医疗用品（包括一次性）使用、存放
手卫生及监控小组工作	①医护人员在诊疗过程要按照手卫生的指征进行手卫生 ②各科室院感监控小组应按照职责开展相应工作
持续改进	问题整改有效
培训与考核	①培训参与率 ②考核合格率

3. C 类科室绩效考核指标，详见表 10 - 3：

表 10 - 3　　　　　　　　　　　　C 类科室绩效考核指标

考核指标	指标释义
消毒灭菌	①消毒剂使用、监测方法 ②医疗废物处置 ③医务人员无菌操作；无菌医疗用品（包括一次性）使用、存放
手卫生及监控小组工作	①医护人员在诊疗过程要按照手卫生的指征进行手卫生 ②各科室院感监控小组应按照职责开展相应工作
取材工具管理（病理科）	取材工具消毒合格率
压力蒸汽灭菌器监测（检验科）	灭菌器物理/化学/生物监测合格率
废弃标本处置（检验科）	废弃标本正确处置
超声探头消毒管理	①接触皮肤超声探头消毒后检测合格率 ②接触黏膜超声探头消毒后检测合格率

第三节 医院感染防控运营管理案例解析

随着医疗水平和诊疗技术的不断进步和提高，消毒供应中心成为提高医疗质量、预防医院感染的重要环节。目前医院的消毒工作一般采用两种模式，一是自建消毒供应中心，二是外包给有相应资质的公司。在医院建设决策时，要综合考虑安全性、及时性、服务可控性、成本效益性等，在严格保证消毒质量的同时，节约成本，最大限度利用资源，实现资源优化配置。某医院随着新院区的建立，针对集团消毒供应中心是自建还是外包进行了探讨。

一、消毒供应中心建设两种模式的区别

（一）自建供应中心（central sterile supply department，CSSD）模式

该模式是根据护理、诊断、治疗的需要，将各种医疗物品配成各类护理包、诊断包、治疗包、手术器械包和辅料包，经灭菌后供医院各诊疗科室及病房领用，从而让病人获得安全舒服的护理与治疗。

该模式提高了医院专业科室的工作效率，使消毒供应中心工作更专业，确保了消毒物品的质量，有利于医院感染的管理。但同时也存在不足，如职工服务意识不强、现代管理知识缺乏、浪费严重等。

（二）外包模式

该模式是指医院将可重复使用医疗器械的接收、清洗、消毒、灭菌、发放等工作全部外包给具有资质的公司。该模式可节省空间，缓解医院的用房紧张，减少设备的配置及维护成本。

二、消毒供应中心建设方案分析

（一）自建方案分析

1. 2021 年某医院甲院区 CSSD 运行成本数据

2021 年，甲院区 CSSD 运行成本 2228 万元，各类成本占比从高到低依次为：人力成本 41%、卫生材料 22%、能耗 15%、设备折旧 15%、维修 5%、房屋 1%、其他 1%。考虑洗消能耗的刚性支出，减少人力及卫生材料支出是医院消毒供应室

控制成本的关键所在。

2. 甲院区 CSSD 提供内部服务情况

甲院区 CSSD 主要承担本院区、乙院区以及外来器械洗消工作，2021 年总洗消工作量 88.18 万包，按内部服务定价计算洗消金额 1800 万元，其中甲院区消毒占比 85%，乙院区消毒占比 15%。

（二）外包方案分析

1. 全部外包

新院区与外包公司两地单程路程 60 公里车程约 1 小时，公司以每日 2—3 次物流接收及发放频次，提供符合国家标准的无菌物品消毒供应服务；医院仅需要设立暂存周转站，面积大概 100 平方米，无需投入场地、设备和人力。

2. 医院内部设立应急消毒供应中心 + 外包综合整包服务

依据医院急诊、精密、紧急器械周转设置 300—500 平方米的应急消毒中心，外包公司可提供基础设备、装修建设、工作生产耗材、人员入驻服务，处理精密器械、应急或急诊器械；80% 以上常规及手术器械消毒供应工作外送外包公司完成。

针对以上两种外包物流方案进行了综合性分析，考虑到精密器械、腔镜器械比较贵重运输中存在受损可能，不适合外包的情况，排除第一种方案。第二种方案最大优点在于医院房屋、设备、人员一次性投入减少，大致测算每年可节约 20% 消毒成本；其劣势在于：（1）该公司目前只承接私立小型医院，及时性和供应次数有待考量；（2）考虑物流周转，医院需要按照 1:2 的备包量增加自备包基数；（3）外包公司物品消毒灭菌的收费较某医院内部价格高 3—4 倍，如口腔护理包院内价格 12 元/包，外包公司 40 元/包。

三、消毒供应中心建设方案决策

结合以上情况，建设内容涵盖配置场地和自购设备，由第三方公司提供工作生产耗材、人员入驻服务，具体设计详见表 10-4：

表 10-4 CSSD 规划设计

院区	CSSD 规划	功能定位
甲院区	大型、功能全面的 CSSD	承担总院消毒灭菌工作，可为乙院区提供服务、拓展院外服务
新院区	大型、功能全面的 CSSD	承担新院区消毒灭菌工作、承担乙院区普通器械、敷料类消毒；拓展院外消毒服务

该方案下，新院区 CSSD 房屋建设及设备自购，建设成本约 3000 万元，设备购

置可按床位开设分批投入；按 2000 张综合医院床位计需投入 40 名人力，其中管理人员由医院派驻主管护师 3 名，洗消人员由第三方公司派驻护士 12 名、工人 25 名，人力成本每年可节约 500 万元；洗消耗材由第三方公司自产自用，每年可节约 200 万元；外来器械洗消由第三方公司合法收费，每年可节约 300 万元；无运输成本；3—4 年即可收回建设成本。如遇各种原因合同终止，医院可快速接替、保障供应。

除成本优势外，还可实现院区消毒供应同质化、科学化的集中管理，满足集团未来的发展需求，降低外包中存在的各种风险，便于质量把控。

综合考虑，建议医院自建新院区 CSSD，由第三方公司提供工作生产耗材、人员入驻服务，减少运行成本，取得一定的效果后再整个集团推广。

第十一章　公立医院医保运营管理

医保改革政策以前所未有的程度影响着医院经济运营。2020 年，中共中央国务院《关于深化医疗保障制度改革的意见》提出，"发挥医保基金战略性购买作用，推进医疗保障和医药服务高质量协同发展"。所谓战略性购买，就是医疗保障管理部门利用强大的购买力来体现对医药服务的巨大引导、约束和激励作用，促使医药服务领域产生根本性变革，逐步走上良性可持续发展道路。医保战略性购买充分体现了"谁付费、谁主导"的规律，将有效引导和约束医疗服务供方行为、促进合理医疗，提升医保基金使用效率，保障制度运行的可持续性。

医保战略性购买策略的调整已体现在医保支付方式的改变。2021 年 11 月，国家医疗保障局发布《关于印发 DRG/DIP 支付方式改革三年行动计划的通知》，计划到 2025 年年底，DRG/DIP 支付方式覆盖所有符合条件的开展住院服务的医疗机构。随着支付方式改革的深入开展，医保战略性购买作用将发挥得更充分，在医药服务领域发挥更大的引领、撬动作用。

在受到医保深刻影响的背景下，医院运营必须主动适应医保发展形势。在医院医疗资源配置、医务人员医疗行为规范、医保服务流程优化、医保基金监管信息化等方面有所作为，助力医院内涵建设，实现医院发展战略和可持续发展。

第一节　医保支付方式

医保支付方式又称为医保结算方式，是现代医疗保障制度的核心设计，是医疗服务购买方（医保经办机构）与医疗服务提供方（医院）之间的重要经济纽带，是政府以约束形式或经济激励形式调控医疗服务提供方的行为，是调节医疗服务行为、引导医疗资源配置的重要杠杆。医保支付方式改革是医药卫生体制改革的核心内容之一，它关系着医保制度的稳定运行，是医保相关各方利益最直接、最敏感的环节。

目前常用的医保支付方式有：按服务项目付费、按人头付费、按服务单元付费、按单病种付费、总额预算、按疾病诊断相关分组付费以及按病种分值付费等。2021 年 11 月，国家医保局发布《DRG/DIP 支付方式改革三年行动计划》，明确到2024 年年底，全国所有统筹地区全部开展按疾病诊断相关分组（DRG）/病种分值（DIP）支付方式改革工作，到 2025 年年底，DRG/DIP 支付方式覆盖所有符合条件的开展住院服务的医疗机构。

一、按服务项目付费

（一）定义

按服务项目付费是指对医疗服务过程中所涉及的每一服务项目制定价格，按医疗机构提供服务的项目和数量支付医疗服务费用的形式。服务项目费用是确定付费最原始的依据，也是进行项目成本核算、收费标准制定及调整的根据。虽然每个项目都有明确的收费标准，但医疗过程存在复杂性，医疗信息存在不对称性，医院在诊疗过程中哪些项目必须使用，哪些项目可以不使用，尚缺乏统一的规范。

（二）按服务项目付费的现状

按服务项目付费在发达国家和发展中国家都很常见。采用这种付费方式的国家或地区一般通过各种形式，制定符合本国家或地区现状的服务项目收费标准，如荷兰、韩国、德国、法国等国家都有相应的服务价格表。我国多数地区仍然采用较为传统的按服务项目付费的支付方式，但由于历史等多种因素影响，国内各地所使用的项目价格表未以成本为基础制定价格，体现技术、劳务的服务项目定价较低，促进了高、新、尖医疗技术所需的药品及高值耗材使用，以及高额医疗设备的购买，形成成本推动型的医疗服务成本上涨。

二、按人头付费

（一）按人头付费的定义

按人头付费是指在限定的服务范围内，按照约定医疗机构或医生服务的对象人数，以及每人规定的付费定额来计算支付额的支付方式。它属于预付制，一般以合同的形式予以约定，在合同期间医院提供合同规定的医疗服务不再另行收费。以基本医疗服务、体格检查和家庭护理服务最为常见。筹资部门易于预测和控制医疗服务总费用。

（二）按人头付费的作用

医疗机构的收入与服务对象人数成正比。按人头付费方式鼓励医疗机构最大限度地降低成本，采用较经济的治疗方案，主动控制费用，如开展疾病预防保健知识宣传、健康教育科普、定期体检等活动，降低发病率，减少费用开支。然而，按人头付费方式也可能促使医疗机构选择低风险的患者以降低风险成本，并限制服务的数量和质量，从而影响患者合理就医权利的实现。

三、按服务单元付费

（一）按服务单元付费的定义

按服务单元付费又称平均费用标准付费，是介于按项目付费与按病种付费之间的一种支付形式。它是指按预先规定的次均门诊费用或住院床日费用标准进行支付，属于预付制与后付制相结合的一种类型（每个单元的预算标准为预付制，按服务单元量累计结算为后付制）。平均支付标准通过抽查一定比例的门诊处方和住院病历，并扣除不合理费用后统计而来。它将住院费用分解成按天或其他单元来支付。

（二）按服务单元付费的优缺点

按服务单元付费的优点是：方法简单，结算程序简便，利于经办机构操作，医院易于接受。由于对同一医院所有患者每日住院或每次门诊费用支付都是相同的，与实际治疗花费无关，有利于医院抑制不必要的服务选择，鼓励医生降低每住院床日和每门诊人次成本，费用控制效果较明显。其缺点是：可能促使医院通过诱导需求和分解服务人次以及延长住院时间来增加收入，还可能出现拒收危重患者，降低服务水平等现象。

四、单病种付费

（一）单病种付费的定义

单病种付费是指通过统一的疾病诊断分类，制定出每种疾病的定额偿付标准，这个标准接近合情、合理、合法的医疗成本消耗，医保经办机构按照该标准与人次向医院支付住院费用。医院的收入与每个病例及其诊断有关，而与医院治疗该病例所花费的实际成本无关。从而既避免了医疗机构过度使用医疗服务项目、重复项目和分解项目，防止小病大治，又保证了医疗服务质量，而且操作十分简便。单病种付费是疾病诊断相关分组的初级阶段。

（二）单病种付费的优缺点

该方式下付费方和医疗服务提供方均承担一定的经济风险。医疗服务提供方承担每一病例治疗成本的经济风险。医生有很强的动机控制每一个病例的成本，需防止医疗服务提供不足，因此通常需规范病种的临床诊疗路径，并对其实施监督。此外，以病种为基础的付费制度需专门的信息系统予以支持，因此管理成本较高。

五、总额预算

总额预算是由政府医保管理部门或医保经办机构在考虑医院服务情况的基础上，按某种标准，如机构规模、技术水平、医院服务量（包括门诊人次、住院人次与费用等），确定某医疗机构一定时期（一般为一年）的预算总额，医院可在预算额度内使用预算基金。

（一）预算总额

由医保经办机构单方或由医保经办机构与医院协商确定年度预算总额。年度预算总额的确定，一般需考虑医院规模、医院服务质量、服务数量、服务地区人口密度、人群发病率及死亡率、医院设施与设备情况、医院上年度财政赤字或结余情况、通货膨胀等综合因素。预算总额一般每年协商一次。总额预算额度一旦确定，医院的收入无法随着服务量的增加而增加，促使医院在收入总量固定的条件下，降低成本，提高资源的利用率。总额预算是医保支付方式中费用控制效果较好的方法之一。

（二）总额预算的特点

总额预算费用结算简单，可节省管理费用，医疗服务提供方有控制费用的动力，但不利于医院医疗技术的更新与发展，降低医院提供"高、精、尖"服务的积极性和主动性，导致服务数量减少，服务强度和服务质量下降的现象。医疗服务提供方承担较大的经济风险，超出预算的支出将大部分由医疗服务提供方承担。

由于总额预算可能对医疗服务提供方提供的服务数量、强度和质量产生影响，因此，必须建立收集和评价质量信息制度，制定质量评测标准，明确质量评估责任和程序，建立良好的预算协商程序。评估和调整总额预算需要严格和公开的行政程序。没有预算调整余地（"硬"预算）的总额预算方式具有降低成本的作用，但如果预算总额制定不合理，会对医疗服务质量带来不利影响。

六、按疾病诊断相关分组

20 世纪 70 年代，美国率先对疾病诊断相关分组（DRG）进行研究。根据国际疾病分类方法，将住院患者疾病按诊断分为若干组，每组又根据疾病的严重程度及有无合并症、并发症分为若干级，对每一组不同级分别制定价格，根据此价格对该组某级疾病治疗全过程向医院支付。DRG 付费方式的费用制约力度强于按项目付费，在一定程度上促进了精细化管理和成本核算。

（一）按疾病诊断相关分组（DRG）的原理

通过统一疾病分类及偿付定额，使非常复杂和随机的医疗付费过程和医疗资源利用标准化，即医院资源消耗与所治疗的住院患者的数量、疾病复杂程度和服务强度成正比。该方式的费用公式为：总费用 = $\sum$ DRG 费用标准 × 服务量。将患者的诊疗过程作为一个整体，医院的收入与实际成本无关，而与每个病例及其诊断有关。DRG 是目前国际上较理想的病例组合模式，其综合反映了病种的严重程度、预后、治疗难度、医疗服务强度及资源消耗程度，是一种相对合理的医疗费用管理方法和相对客观的医疗质量评价方法。除了美国以外，澳大利亚、德国和阿根廷等国家，也将 DRG 作为医疗费用支付的主要方式。

（二）按疾病诊断相关分组（DRG）核心指标

按疾病诊断相关分组（DRG）三大核心指标：病例组数、权重（RW）、病例组合指数（CMI），进而产出 DRG 衍生指标：费用/时间消耗指数，低、中、高风险死亡率等。DRG 数据指标包括医疗服务、医疗效率和医疗安全三个维度，共同构成医院住院绩效考核体系。

1. DRG 权重（RW）

根据医疗费用越高，消耗的资源越多，病情相对越严重的总体思路，计算每个 DRG 组次均费用相对全部病例次均费用的权重，综合反映各 DRG 组的疾病严重程度和资源消耗情况。某 DRG 权重计算公式如下：

某 DRG 权重 = 该 DRG 病例的平均费用或成本/本地区所有病例的平均费用或成本

2. 总权重

总权重是反映医院服务总量、医院服务能力的评价标准之一。总权重计算公式如下：

总权重 = $\sum$（某 DRG 费用权重 × 该医院该 DRG 病例数）

3. 病例组合指数（CMI）

CMI 是某个医院的例均权重，跟医院收治的病例类型有关，其数值高，被认为医院收治病例的治疗难度较大。CMI 计算公式如下：

病例组合指数 $(\text{CMI}) = \sum ($ 某 DRG 费用权重 × 该医院该 DRG 病例数 $)$ / 该医院全部病例数

4. 时间、费用消耗指数

利用费用消耗指数和时间消耗指数评价医院的绩效，如计算值在 1 左右表示接近平均水平；小于 1，表示医疗费用较低或住院时间较短；大于 1，表示医疗费用较高或住院时间较长。

费用消耗指数 $= \sum ($ 医院各 DRG 费用比 × 各 DRG 病例数 $)$ / 医院总入组病例数

时间消耗指数 $= \sum ($ 医院各 DRG 平均住院日比 × 各 DRG 病例数 $)$ / 医院总入组病例数

5. 高中低风险死亡率

死亡风险评分如下：

①死亡风险评分为"1"分，属于低风险组，表示没有出现死亡病例。

②死亡风险评分为"2"分，属于中低风险组，表示住院死亡率低于负一倍标准差。

③死亡风险评分为"3"分，属于中高风险组，表示住院死亡率在平均水平与正一倍标准差之间。

④死亡风险评分为"4"分，属于高风险组，表示住院死亡率高于正的一倍标准差。

（三）按疾病诊断相关分组（DRG）的优缺点

DRG 是现今世界公认比较科学的支付方式，其优点主要为：对于医保经办机构来说，可通过预付标准控制支出，使医院得到较合理的医疗资源消耗补偿，并借助预算分担风险，促使医院主动优化治疗流程，增强成本意识，提高效率。

DRG 体系仍处于发展中，许多问题尚待解决。如：为获取更多的补偿，当诊断界限不确定时，医疗服务提供方往往使诊断升级，甚至诱导患者重复入院、增加住院次数以获得多次补偿，或者推诿重症患者减少损失。同时，还可能减少使用高新技术的机会。

DRG 需要大量统计数据才能测算出各组各级疾病的诊疗费用，管理难度与成本较高，因此在医疗卫生信息系统不发达的地区实行有一定难度。现行版本只考虑了通货膨胀因素的影响，还没有考虑医疗服务价格的调整和新技术使用导致的费用变化，因此，需要在实际应用中加以优化。

七、按病种分值付费

按病种分值付费是利用大数据优势所建立的完整管理体系，通过发掘"疾病诊断 + 治疗方式"的共性特征，对病案数据进行客观分类，在一定区域范围的全样本病例数据中形成每种疾病与治疗方式组合的标化定位，客观反映疾病严重程度、治疗复杂状态、资源消耗水平与临床行为规范，可应用于医保支付、基金监管、医院管理等领域。

（一）按病种分值付费（DIP）的概念

按病种分值付费是指在总额预算机制下，根据年度医保支付总额、医保支付比例及各医疗机构病例的总分值计算分值点值，医保经办机构基于病种分值和分值点值形成支付标准，对医疗机构每一病例实现标准化的支付方式。

DIP 通过组别定位及付费标准建立统一的标准体系及资源配置模式，增进了管理的透明度与公平性，使政府、医保、医院各方在统一标准框架下建立沟通渠道，以有效合作取代相互博弈。基于资源消耗及结构合理的支付标准，能促进医保、医疗、医药协同联动，激发医疗服务供给侧治理动能，促使医疗机构以适宜的方法、合理的成本满足社会需求。提升医保基金使用效率，实现医保基金监管规范化、精细化和科学化。

（二）按病种分值付费（DIP）目录策略与方法

DIP 是将医疗服务产出由不可比变为可比的一种工具，其把疾病诊断类同、临床过程相近的病例组合在一起，以疾病的一次治疗的过程为研究单元。DIP 利用全样本数据中疾病诊断与治疗方式的共性特征进行挖掘，聚类形成基于大数据的客观分组，组内差异度小，更便于拟合不同 DIP 的成本基线，对医疗服务产出形成客观的综合评价，支撑按病种分值的预算、支付、监管以及医院的管理与发展。

DIP 目录库是在疾病诊断与治疗方式组合穷举与聚类的基础上，确定稳定分组并纳入统一目录管理，支撑分组应用常态化的基础应用体系。主目录作为 DIP 目录库的核心构件，一方面通过按病例数量的收敛划分为核心病种与综合病种，实现对临床复杂、多样病例共性特征的挖掘，形成明确的分组及层级化的分组结构，对 DIP 进行科学、规范的管理，锁定 DIP 的核心要素之一——支付单元，为支付标准的形成提供支撑。另一方面，基于解剖学和病因学对 DIP 建立疾病分类主索引，提升针对一级、二级、三级目录的管理效率以及可视化展示效能。疾病分类主索引可用于区域规划、政策调整、预估模型等宏观层面的应用。

（三）按病种分值付费（DIP）的优缺点

DIP采用现实控制法，测算病种费用平均水平，有利于医保总额预算管理，分值个别调整，确保医保基金风险可控。其通俗易懂、公开透明、支付稳定、覆盖面更广，在各级医院更容易接受和推广，中医院及专科医院均适用。较细的分组，有助于新技术在临床的推广应用，促进医院之间加强竞争，便于病种成本核算管理。

DIP也存在一定不足，如承认现阶段的状况，不去考虑历史诊疗行为是否规范，无法使医疗技术风险难易程度得到体现；医疗效率高低不便评价、医院间横向不便比较、分级诊疗推动动力不足；支付系数不够科学合理，易导致推诿患者的情况发生，不利于控制分解住院，医院可能降低收治患者的门槛。

八、DRG与DIP的相同与差异

按照《中共中央国务院关于深化医疗保障制度改革的意见》提出的"建立管用高效的医保支付机制"的要求，为进一步推动医保高质量发展，促进供给侧结构性改革，维护参保人权益，国家医疗保障局于2021年11月发布了《DRG/DIP支付方式改革三年行动计划》。计划到2024年年底，全国所有统筹地区全部开展DRG/DIP付费方式改革工作，先期启动试点地区不断巩固改革成果；到2025年年底，DRG/DIP支付方式覆盖所有符合条件的开展住院服务的医疗机构，基本实现病种、医保基金全覆盖。全面建立全国统一、上下联动、内外协同、标准规范、管用高效的医保支付新机制。

（一）DRG与DIP相同点

1. 制度设计层面

一是改革试点目标相同。DRG和DIP付费改革均以实现医、保、患三方共赢为目标，提高医保基金使用效率，不断提升医保科学化、精细化、规范化管理水平，保证医保基金安全可持续；充分发挥"经济杠杆"的重要作用，调节卫生资源配置的总规模、结构，引导医疗机构主动控制成本，实现医疗费用和医疗质量"双控"；让患者享受适宜的医疗服务，减轻疾病经济负担。

二是适用范围相同。二者都覆盖患者住院付费结算。

三是都属于付费端（医保经办机构与医院之间的付费结算）改革，未涉及收费端（医院与患者的结算）改革，收费端仍实行按项目收费结算。

2. 技术实施层面

一是实施技术条件和数据要求基本相同。根据国家 15 项医保信息业务编码统一的要求，以《医疗保障疾病诊断分类及代码（ICD - 10 医保 V2.0 版）》和《医疗保障手术操作分类与编码（ICD - 9 - CM3 医保 V2.0 版）》为基础，采集的历史数据中使用了国标版、临床版代码的，要完成与医保版疾病分类与代码、手术编码的映射与转换，以保证统计口径一致和结果可比。

二是相对权重（RW）与分值测算的原理相同。都是基于历史实际发生的费用数据，按照病组或病种相对于全口径病组或病种费用水平，计算病组费率或病种分值。

三是都要建立结算、监管与考核机制。确定月度预付、年终清算办法，并且针对医疗服务供给方进行监管、考核。

（二）DRG 与 DIP 差异

1. 付费设计的立足点不同

DRG 付费侧重于以病例组合为单位，体现对医疗机构规范"同病同治"病例临床路径的指引作用，激发医疗机构控制成本的内生动力，在保证治疗质量的前提下，选择资源消耗更低的治疗方法，发挥医保支付的激励约束作用。DIP 利用大数据对不同地区、不同时期、不同医疗机构的行为进行分析和引导，侧重于以病种组合为单位，根据各级医疗机构的功能定位，通过对不同病种赋予分值的大小差异，体现对治疗方式的导向作用。同时，尊重医疗服务规律，通过真实反映疾病治疗的资源消耗，体现对合理成本的导向作用。

2. 分组原理不同

DRG 分组由粗到细，强调以临床经验为基础，试点城市严格执行国家版分组方案，确保 26 个主要诊断分类（MDC）和 376 个核心 DRG 分组（ADRG）全国一致，各地以此为前提自行制定本地的细分 DRG 分组。DIP 分组由细到粗，强调对临床客观真实数据的统计分析，通过对历史数据中病例的疾病诊断和手术操作进行穷举聚类，按疾病与治疗方式的共性特征客观形成自然分组，具有"一病一操作一组"及组内差异较小等特点，目前国家版主目录有核心病种 11553 组，综合病种 2499 组。各试点地区根据历史数据，形成本地 DIP 目录库，分组规则必须与国家版一致，每个地区的病种数量可以不相同。

DRG 付费支付标准的计算分为相对权重与费率的测算。首先，测算每个病例组合的权重，反映该病例组合的技术难度、资源消耗相对于其他病例组合的差异。

其次，根据试点地区计划用于支付参与 DRG 付费改革医疗机构的医保基金预算总费用，来测算每个相对权重值对应支付的基金额度，即当年 DRG 费率 = 当年预测住院总费用/预测 DRG 总权重。

DIP 支付标准的测算分为病种分值与点值的测算。首先，测算每个病种组合的病种分值，反映该病种组合的疾病严重程度、治疗方式的复杂与疑难程度相对于其他病种组合的差异。其次，根据前几年（通常为三年）的住院总费用核算加权平均年度住院总费用来测算每个相对权重值对应的支付标准，即 DIP 预算点值均值 = 加权平均年度住院总费用/预测 DIP 总分值；根据试点地区的医保基金支出预算指标与医保支付比例核定当年住院总费用，来测算每个相对权重值对应支付的基金额度，即当年 DIP 结算点值均值 = 当年住院总费用/当年 DIP 总分值，而后分别采用优质区间模型计算的方式最终确定预算点值和结算点值。

第二节 医院医保运营管理内容

医院是医保系统中卫生服务的提供者，也是落实医保政策的场所。医保在医院的运行涉及多个环节，医保办（院医保处或院医保办，以下简称"医保办"）工作人员需掌握医保政策，制定科学的操作流程并规范实施，处理好来自各级医保经办机构和患者的各项业务。

医院医保办是为患者直接办理具体医保业务的机构。其基本任务是在严格执行医保政策的前提下，尽可能为临床科室、患者提供全面、周到的服务。实现政策执行的公平化，管理标准的精细化，服务流程的人性化，要提供体现人文关怀的健康保障。将运营管理的理念融入医院医保工作中来，主要就是以全面预算管理和业务流程管理为核心，以全成本管理和绩效管理为工具，参与到医院医保内部运营各环节的设计、计划、组织、实施、控制和评价过程中，是对核心资源进行科学配置、精细管理和有效使用的一系列管理手段和方法。医院医保运营管理一般包括以下部分：

一、医院医保组织管理

（一）医院医保三级管理网络

2015 年，中国医院协会医院医疗保险管理专业委员会制定的《全国医院医疗保险服务规范（试行）》，对医院医保的各方面管理进行了规范化说明。其中要求成立由院领导负责的医保管理委员会，建立健全医保管理体系，形成医院、主管部门、科室三级医保管理网络；设立与医保管理任务相适应的、与本单位医疗行政管理部门相平行的、独立的医保管理部门。医保事业的快速发展致使医保政策的不断迭代更新，对多学科及多部门科室协同管理的要求越来越高。

部分医院院长直接分管医保工作，通常情况下，医院委任一名副院级领导分管，无论哪种方式，院长都是医院医保管理工作的第一责任人。医保办平时要与院领导建立沟通汇报机制，在做好日常事务性工作的基础上，加强对本院医保运行情况的分析研究，为院领导决策提供科学依据。

院医保管理委员会是集院领导、职能管理部门、临床专家为一体的组织形式，集合了医院各方智慧和切实诉求。除了医保管理委员会例会制度外，对医院有重大影响的决策问题以及涉及不同部门利益权限的问题，应该由医保办提交医保管理委员会讨论决策，综合各种意见，全局考虑，确定既有利于医院发展大局又能被各方所接受的决策。除医保管理委员会外，根据实际工作需要，可成立相关的工作组。

1. 医保管理委员会

成立由医院书记、院长或分管院长为主任的医院医保管理委员会，下设办公室，负责日常管理工作，办公室主任可由医保办负责人担任。办公室成员由医务处、护理部、门诊部、财务部、医学工程处、信息中心、药剂科、医保办等职能部门的相关人员组成。委员会设立专家库，由临床医生、护士、医技等高级职称专家组成，作为决策支持系统。

（1）医保管理委员会主要职责。制定医院医保管理办法，指导医院医保工作；参与医保药品、高值耗材的审定；审核医保费用，决定院内医保考核办法。

（2）医保办主要职责。负责监测医院医保运行情况，及时发现医保工作中存在的问题，分析问题产生的原因并提出建议和对策；拟定并落实各项医保管理制度及流程；拟定临床科室医保绩效考核指标；针对医保主管部门检查存在的医保问题进行分析反馈；对医务工作者和患者进行医保政策的宣传培训。

（3）医保管理专家库主要职责。医保管理专家库成员在医院医保管理委员会的领导下，指导督查临床医保工作，确保临床医保服务行为规范、合理；根据需要复审被医保经办机构拒付的费用及病历，对医保经办机构提出科学化、合理化建议；参与医保经办机构组织的资格鉴定、检查督查等其他业务工作。

2. 价格管理委员会

自国家医保局组建成立，部分医院陆续将医院价格管理职能划归医保办统一管理，同时部分医院仍由医院财务部门负责。为加强医药价格管理，规范医疗收费行为，可成立由医院书记、院长或分管院长为主任的医院价格管理委员会，下设办公室，负责日常价格管理工作。办公室成员由医务处、护理部、门诊部、财务部、医学工程处、信息中心、药剂科、医保办等职能部门的相关人员组成。临床、医技部门设价格监管员，负责各收费执行点价格管理工作。

价格管理委员会需严格贯彻执行政府医药价格政策法规，审核医疗服务项目价格、药品价格及医用耗材价格，并依据政府医药价格政策的变动，及时调整院内价格标准。指导临床、医技科室正确执行医药价格政策，并监督、检查各科室执行情况。参与医疗设备、医用耗材采购以及新技术、新疗法的收费许可审核。定期对门（急）诊、住院患者费用等进行检查及纠错。对医院医疗服务项目进行申报、备案、新增。对医疗服务项目价格、药品及医用耗材价格进行公示。参与医药价格谈判，接待医药价格咨询，处理医药价格投诉。协助、配合上级部门开展医药价格检查及反馈。完成上级部门交办的各种医疗服务项目成本调查和统计工作。对兼职价格管理人员进行指导、培训。

3. 其他管理网络

根据实际工作需要，医保办还可设置医保目录管理组、DRG 付费管理组、财务对账组、核减与考核管理小组。各专业组根据其职能由医保办工作人员或相关职能处室、临床科主任和亚专科主任，护理、医技等高级职称专家组成，作为决策支持系统。

（二）医院医保运营管理制度

医院医保运营管理制度，是医院为了维护医保业务秩序，保证国家、地方各项政策的顺利执行和各项工作的正常开展，依照法律、法令、政策而制订的具有规范性或指导性与约束力的规章。为便于理解操作，医院医保管理制度可分为岗位性制度和规章性制度两种类型。

1. 岗位性制度

岗位性制度适用于某一岗位上的长期性工作，所以也叫"岗位责任制"，如《医院医保管理部门工作职责》。

医保管理部门负责人在分管院长的领导下，负责全院的医保管理工作。负责落实医保政策、医保制度管理、医保基金管理、医保价格目录管理、医保医师管理、医保窗口服务、医保特病管理、医保宣传培训、医保指标考核、科室人才建设等工作。

医保窗口服务岗位在部门负责人的领导下，负责各类医保政策咨询、门诊慢特病管理、登记、办卡、结算、转诊转院、异地安置、结算单打印、费用查询、生育保险、工伤保险备案、住院医保登记等各项业务工作。

医保核减与考核岗位在部门负责人的领导下，负责患者医疗费用审核及拒付工作的管理，负责医保经办机构和医院医保费用审核的组织分析总结工作、内外协调工作；制定医保考核管理方案与各科管理控制指标，按月监控指标完成情况，分析异动科室；落实奖惩，不定期开展专项督查，年终结合全年各科指标进行分析总结。

医保价格目录岗位在部门负责人的领导下，负责医疗服务价格、医保三大目录的维护、审核、匹配；落实医药价格的公示工作，监督各科室费用复核制度的执行情况，组织开展价格收费检查，对违反物价政策和收费标准的行为进行督导；指导科室开展医疗服务项目成本测算，负责新增医疗服务项目立项申请及医疗服务价格申报工作，组织开展已立项的新增医疗服务项目自主定价工作；协助相关科室做好有关医疗服务价格及目录投诉的接待、解释、处理工作。

医保财务岗位在部门负责人的指导下，全面负责各类医保基金的支出和拨付管理，制作各类医保月报表并负责上报；根据发生的医保统筹情况形成对账表，与各医保中心进行对账并及时沟通反馈；核对财务到账资金的涵盖内容，及时催要账款；做好各类医保基金的预、决算工作，熟悉相应政策，维护医院经济利益。

2. 规章性制度

医保规章性制度是对医院医保管理工作制定的带有规范性质的规章制度，如《医院医保管理制度》囊括医保全流程管理，如核对医保身份、履行告知义务、规范诊疗及收费行为等内部管理要求。医院根据医保管理需要，还需制定《医院医保药品目录、诊疗项目管理制度》《医院医保应急处理制度》《医保宣传培训制度》《医保基金监督管理制度》《医保医师管理制度》《医保拒付管理办法》《医保绩效考核管理办法》等。

二、医院医保医疗服务价格目录管理

（一）医疗服务价格管理

1. 基于成本测算的医疗服务价格形成机制

价格机制是市场经济体制内在的一种平衡机能，主要表现在调节生产、调节消费、调节投资。价格形成机制（也称价格模式）是指影响价格及其变动的各因素相互作用的方式。其内容包括三方面：一是定价权，即由谁来定价；二是定价方式，包括价格形成的机制和路径；三是价格调整的方式，包括调整哪些、如何调整、调整到什么程度等。

医疗服务价格形成机制是在成本测算的基础上，综合考虑政府补偿和医疗服务收费等因素，定价主体对现有的医疗服务项目等进行定价和调价的制度安排。鉴于医疗服务市场中的信息不对称性和刚性需求，医疗服务价格改革方案要求在政府主导下，利益相关方谈判形成医疗服务价格。价格形成机制可以概括为完全市场机制、完全政府管制、谈判协商机制三种。完全市场机制会导致价格"虚高"，完全政府管制会导致价格"虚低"，探索构建医疗服务提供机构和医疗保险机构等利益相关方的谈判协商机制，才可能形成均衡价格。因此，医疗服务价格形成机制的核心是如何进行医疗服务定价的问题，其根本在于医疗服务的定价权由谁掌握。将顺定价权之间的关系，才能对医疗服务价格进行管控，最终实现符合社会经济发展规律的"患者负担不增加，医保资金不穿底，医院收入不减少，政府投入可承受"的合理状态。当前我国医疗服务价格是由政府指导价和市场调节价结合的产物，定价权并不由一方完全掌控。

医疗服务成本数据的收集是成本测算的基础，数据来源以信息系统统计为准，以保证相关数据来源的真实性与准确性，并且可以追溯。包括人员费用、房屋建筑、设备/医用卫材分摊统计、医疗服务价格项目开展频次等基础数据。

医疗总成本与直接科室医疗成本的分摊与计算。经价格主管部门审核的医疗总成本以直接成本科室为单位进行归集和分摊，计算出直接成本科室的总成本，再以科室开展的医疗服务单项目为核算对象，将直接成本科室的成本逐项分摊到各单项目。

2. 基于利益相关者的价格谈判机制

无论是公立医疗机构还是非公立医疗机构，都在探索建立"谈判形成价格"的机制，通过兼顾"利益相关"的患者、医务人员、医疗机构、医保机构、政府部门、社会组织等利益相关方的价格话语权，形成实现各方利益诉求均衡状态的价格。利益相关者主要包括以下几个方面：

一是政府组织。主要负责医疗服务价格运行监管，对保障国民基本医疗服务需要的项目实现价格管制（基本医疗服务的最高价格）；提高具有福利性的医疗卫生经费投入，并对其使用情况进行监管。政府财政投入要实现可持续和可承受，在医疗服务费用一定时，政府补偿高，患者个人的负担就相对越低。医疗服务价格改革方案强调要落实政府投入责任，定价时要考虑政府对公立医院的财政补助资金占医疗收入的比重等因素。

二是社会组织。根据医疗服务行业特点，强化医疗服务价格规章制度建设和行业管理，并从医疗行业角度对医疗服务价格制定提出建议。我国已经组建相对比较完善的医疗相关学会、协会，如中华医学会（地方医学会）及分专业委员会、中国医院协会、中国医师协会、中国红十字会等。这些组织拥有该领域的高级专业技术人员，对本专业的医疗服务项目或病种价格应该具备话语权。

三是医疗保障机构。在"三医联动"的大背景下，医疗保障机构在医疗服务过程中具有重要地位，主要表现在医疗保障机构代表患者购买医疗服务。因此，医疗保障机构在医疗服务价格制定中占据越来越重要的地位。医疗保障机构利用医保目录准入、医保支付方式改革等复合工具与医疗机构谈判形成医保支付标准。政府主导下的利益相关方谈判，主要回归到医疗保障机构和医疗机构主体之间的谈判上。

四是医疗机构。医院正常运行需要医疗服务成本，包括人力成本、固定资产折旧、医用耗材和药品成本、无形资产摊销费、提取医疗风险基金和其他费用。我国社会经济发展的不充分不平衡性，决定了不同区域之间的医疗承担能力和服务需求的差异性。医院所处的区域位置不同，其医疗服务成本也不相同。经济发达地区的医院运行成本相对高于欠发达地区，定价时应考虑区域调整系数。

五是医务人员。医务人员是医疗服务的直接提供者，是医疗服务价格政策的实际执行者，医疗服务项目价格要体现医务人员的技术劳务价值，要满足医务人员获得社会尊重感的需求，因此，医疗服务价格的制定过程要有医务人员代表参与，必须充分考虑医务人员对价格制定的话语权。

六是患者。结合当地居民收入水平和物价情况，确保医疗费用处于可承受范围。在医疗服务过程中，患者是医疗服务的需求方，是重要的利益相关者。患者以追求自身健康和经济利益为根本目标，即"花最少的钱，把病看好"，这里的"好"是指优质的医疗服务过程和痊愈的医疗服务结果。同样的医疗结果下，个人支付的医疗费用越低越好。在理想状态下，医疗费用的增长幅度不能高于居民收入水平的增长幅度，保证患者经济负担总体不增加。

3. 基于成本和收入结构变化的价格动态调整机制

医疗服务价格的调整要以成本为基础，充分体现收支结构的合理性。成本有固定成本和变动成本之分，其中，医疗服务变动成本受社会物价的影响程度相对较大。在变动成本中，医疗服务人力成本和物力成本是医疗服务价格调整的重点关注对象。在取消药品加成后，人力成本在医疗服务总成本中占比上升，医务人员的技术劳务价值相对得到体现。医疗机构的收入结构调整，主要表现在体现医务人员劳务技术价值的技术服务类收费项目价格要调高，药品、耗材、检验检查等收费项目价格要降低。

此外，不同的医疗机构所包含的医疗服务项目不同，调整医疗服务价格对收入及收入结构的影响也不同。如某省医疗服务价格调整千余项，而落实到市县级医院只能够调整本院开展的数百项，调增项目数量则更少，整个调增与调减结果甚至可能出现收入差额。因此，调价要充分考虑同一机构内和不同机构之间的收入结构因素。

医疗服务价格的动态调整机制中的"动态"二字是关键，即不是一成不变的静态模型，在当前的医疗价格改革背景下，亟需构建完善的医疗服务价格动态调整机制。有学者基于激励规制视角认为，"动态"包含两层意思：一种是时间上的动态，即进行医疗服务价格调整的时间间隔问题。医疗服务价格调整时间间隔长短，既要能反映出成本和物价变化状况，又要考虑政策效应递减规律；另一种是结构上的动态，即结合成本和收入情况，将价格定在合理的区间内，而不是固定的价格，比如同一医疗服务在不同的服务质量下有不同的价格梯度。总之，价格政策的调整要充分满足社会需求，符合社会发展规律。

4. 基于多方共同参与的价格监管体系

医疗卫生服务是一种特殊的行业服务，医疗机构的业务主管部门是卫生健康部门，而其执行的医疗服务价格则归口于医保局管理。同时，价格制定和运行过程又涉及财政部门（政府财政补偿）、市场监管局（价格监管）、中医药管理局（中医及民族医）等机构，医疗服务价格规制出现纵向和横向的多头监管。

价格制度的实施过程需要监督和管理，根据评价结果反馈情况，对医疗机构进行激励和问责。近年来，随着国家医保管理部门持续加强医保基金监管，对于医疗机构价格行为的检查和惩戒力度明显提升，对于违反价格政策的收费行为，不仅在经济上进行惩罚性扣款，还要求对直接责任人进行处分，涉及金额巨大、情节严重的上升至违法犯罪层面，需移交相关部门立案处理。当然，医疗机构出现价格违规的结果有其现实和历史的原因，因此，需构建政府、医保机构、医疗机构和社会共同参与的监管体系，标本兼治，方能取得预期成效。

政府、医保机构需制定价格行为负面清单，促进价格监管透明化，定期或不定期开展医疗服务价格督查，对违规行为进行处理，以对潜在的违规主体形成震慑。医疗机构应当完善价格公示制度，强化社会监督，主动向社会公示药品价格、医用耗材价格、诊疗项目价格，可通过官方微信、官网、官方 APP 以及院内电子屏滚动播放或者在显著位置设置电子触摸屏查询。价格公示制度保障了患者的知情权，降低了医患矛盾和误解。同时，医疗卫生机构还应设立投诉管理处设置投诉电话、电子信箱、留言板等多种投诉方式，接受社会监督作用。

（二）医保目录管理

为保障患者的基本医疗需求，合理控制医疗费用支出，规范基本医保用药、诊疗、材料、服务设施等方面的管理，保证基本医保制度的健康运行，国家制定了基本医保、工伤保险和生育保险药品目录、基本医保诊疗项目目录和基本医保医疗服务设施项目范围，简称"三个目录"，并根据基本医保基金支付能力和医学技术的发展适时调整。医院通过执行"三个目录"，对医保政策进行落实，对医院医保服务行为进行管理。

医院须根据医保法律法规及相关政策规定，维护医院医疗信息系统中所需的所有费用信息，确保临床、医技等工作人员能够正常使用。首先，由医院信息部门做好与医保经办机构的医保信息接口，使医院 HIS 系统与医保经办机构系统互联互通。其次，医院信息部门必须根据医院医保管理部门的要求，在医院 HIS 系统中做好基础数据的准备，即提供医院全部的医疗收费项目，作为医院医保基础数据字典。最后，医院医保管理部门根据医保政策，在医院信息部门的协助下，在 HIS 系统中维护各类医保的规则。

医院医保"三个目录"的日常维护、对应工作，需由专人负责，动态维护。需注意加强安全设置和权限管理，加强廉政教育和风险内控，避免目录管理工作中出现的道德风险。

三、医院医保运营质量管理

（一）政策研究与落实

1. 政策研究

随着政府及医保经办机构不断推出改革举措，作为医疗服务主要提供方的医院，需要不断研究医保相关法规、政策，并结合医院实际，确定管理要点，并定期总结分析有关政策在落实过程中存在的问题，及时向医保有关部门反映，为合理调整政策提供依据。《关于加强公立医院运营管理的指导意见》指出，在公立医院存在较为普遍的收不抵支现象下，需着力扭转重资源获取轻资源配置、重临床服务轻运营管理的倾向，提升精细化运营管理水平，向强化内部管理要效益。为推动公立医院高质量发展，推进管理模式和运行方式加快转变，进一步提高医院运营管理科学化、规范化、精细化、信息化水平，《关于推动公立医院高质量发展的意见》要求公立医院发展方式从规模扩张转向提质增效，运行模式从粗放管理转向精细化管理，资源配置从注重物质要素转向更加注重人才技术要素，深化医疗服务价格和医保支付方式改革是公立医院高质量发展的重点任务。

2. 政策落实

根据医保政策调整及更新情况需及时调整医院内部医保管理制度，并且对医院所有医务人员进行医保政策、法规、操作规范等方面的宣传培训。根据医保药品目录、诊疗项目目录等的调整，及时在医院 HIS 系统中更新。同时，对医院内部各运行环节医保政策执行情况尤其是诊疗合理性、收费规范性、控费成效性等进行监督检查，并把监督检查情况及时向相关部门、科室人员反馈点评，持续改进，以确保政府医保政策与医院医保管理制度的贯彻落实。

（二）医保控费管理

1. 医保费用的监管和评估

为控制医疗费用不合理增长、维护基金总体平衡，医保经办机构通过改革支付方式、制定考核办法、设置考核指标对医院进行激励约束；同时，通过对医院医疗费用的合理性以及医保考核指标完成情况进行追踪、检查，对不合理的医疗费用、超出考核指标的医保费用采取预警、拒付、缓拨等措施来进行纠正。医院应在为患者提供优质医疗服务的基础上，重视患者医疗费用的监控管理，以减少损失，保障医院医保基金安全。

医院应在医保费用产生的重点环节加强管控，在确保医疗质量的前提下，合理控制医疗费用，避免不合理的医疗费用增长。对住院时间长、医疗费用高或住院费用明显超出该组病种平均水平的患者医疗过程进行重点监控；利用医保控费系统，实时监测患者限制性用药、自付比、次均费用使用情况，对检查费用高、辅助性用药、自费药品排名居全院前列的医疗项目进行分析，并将数据结果通报给当事科室和责任医生，明显异动项目可提交药事、医工部门进行点评，对整改不及时、不积极、效果不佳的科室和个人，必要时在全院干部例会上通报。确保真正实现多层协调、上下监控、分级管理的预期目的。

处方点评、病历检查、费用分析属事后评估手段，随着信息技术的发展，可实现将医疗费用的监管评估体现在医疗服务的全过程中。

2. 成本核算

医院医保成本控制的目的就是在保证医疗质量的前提下把医疗费用控制在合理的范围内，努力符合各级医保经办机构考核指标。长久以来，医院将按项目计费的患者总费用视为医院对患者付出的成本，患者自付费用和医保拨付金额累计结果，可能等于或小于（医保拒付部分不合理费用）患者住院费用，被视为回收成本。但在医保支付方式改革（如 DRG）的背景下，医保经办机构不再采取按项目计费的方法计算应拨款项，而医院也不应继续将按项目计费的账面费用视为实际成本。因此，必须进行病种成本核算，以了解医院某病种相对真实准确的成本。成本核算不但可帮助医院正确评估医院病种实际的超支/结余情况，更可指导医院把握成本发生的重点环节与区域，以进行精准控费，也可帮助医院决定开展哪些项目以及开展这些项目的规模。

（三）规范医保服务行为

1. 规范的医疗服务行为

避免挂床、叠床住院。如为参保者办理住院但并无实质性治疗（如健康体检）；无住院指征却收治住院；收治住院却长期不在床接受治疗；在同一时间、范围内，多人共用同一床位号、医疗文书等。

避免诱导住院。如向参保人员宣传住院费用全额（高额）报销、减免起付标准、减免个人自费、返还现金/回扣，或通过故意夸大检查、体检等后果，或过度渲染疾病危害等虚假宣传方式诱导参保人员住院。

不分解住院。不以需转科治疗为由，为参保患者重新办理出院再入院；不为不符合出院标准的参保患者办理出院手续，短时间内又因同一种疾病或相同症状再次办理入院；不将参保患者应一次连续住院治疗的过程分解为两次及以上住院。

不虚构医疗服务。不变造、伪造、涂改、隐匿、销毁医学文书、医学证明、会计凭证、电子信息、结算信息等有关资料；不冒用参保人员身份信息办理就医、购药，参保人实际并未就医、购药；不诱导、协助他人冒名或者虚假就医、购药，提供虚假证明材料，或者串通他人虚开费用单据；不为参保患者利用其享受医疗保障待遇的机会空刷医保凭证，虚构项目结算；其他可以认定的虚构医疗服务行为。

不过度诊疗。不进行与疾病诊断无关且非常规的辅助检查，能够一次确诊的疾病不重复使用多种设备和手段检查；不有意选择费用高的辅助检查项目；不开展与诊断疾病无关或无明显指征支持的检查项目；不违反诊疗规范，不过度使用药品、耗材，不过度开展诊疗服务及其他可以认定的过度诊疗行为。

2. 规范的收费行为

不重复收取某项目费用；不将诊疗服务项目实施过程分解成多个环节逐个收费，不将诊疗项目内涵中已包含的内容单独计费；不超规定的价格标准、数量标准进行收费；不将未批准的自创医疗服务项目按类似的医疗服务价格项目收费；不将低价项目套用高价项目的价格标准结算。

（四）医院医保资金管理

医院医保资金主要是各类患者门诊或住院治疗时，由医保基金支付的符合基本医保政策规定的医疗费用，合理的费用支付是保证基本医保制度持续和正常运行的重要经济基础，也是医院经济正常运转的保证。在当前多种医保制度及结算方式并存的情况下，医院应重视医保资金的管理，让医保资金的使用合法合规，使资金管理更加科学、规范和高效，既降低医保资金的超支风险，又能为患者提供合理可及的医疗服务。

1. 医保资金是医院收入的重要来源

公立医院是兼具公益性与经营性的社会卫生组织。随着医药卫生体制改革的不断深化，作为差额事业单位管理的医院原有的收入格局发生了显著变化，来自卫生主管部门和财政部门的经常性拨款占医院收入比例明显下降。医保保障面的扩大及实时结算的实施，患者全现金支付医疗费用的比例呈逐年下降趋势，医院上游供货商如药品、耗材供货单位均市场化运作，且药品、医用材料等医疗物资用量大，价值高，占用了医院大量资金；医院的水、电、气等能源消耗支出，人员的薪酬支出等成本，均需要医院实行市场化运营支付，任何环节的资金不畅或阻滞，都会给医院运转带来不利影响，甚至造成严重后果，影响医院经营活动。在医保基本全民覆盖的情况下，医保结算资金已经成为医院收入的主要来源，医保资金足额、及时流入医院成为医院正常运营的重要保证。

2. 医保资金预决算管理

（1）医院医保资金预算管理。一个完整的医院全面预算管理体系包括预算的编制、预算的执行与监督、预算的分析、预算的评价与考核等环节，医院应结合内外部环境的变化，根据战略目标和未来经营规划确定医院预算的总体目标。具体到医院医保资金年度预算的编制，要求医院根据以往年度业务收支情况及本预算年度业务发展需要，确定医院业务收入预算，组织科室收入，在科室收入构成中，既要按门诊、住院类别及会计核算科目收费项目维度确定收入构成，也要按患者付费类别维度确定收入构成，确定医保资金预算金额。

值得注意的是，随着医保支付改革的试点落地，对医保资金的预算管理提出了新的要求。以 DRG 付费为例，医院要充分分析自身的优势病种、适宜病种、劣势病种，根据上年度运行结果，结合医院的发展战略方向来确定本预算年度优势病种、适宜病种、劣势病种的预算规模。

医保资金预算的编制主要依据历史工作量，医院服务能力变化（门诊规模、住院床位变动），患者报销政策以及医保经办机构考核控制指标等，计算确定医院年度各种医保预算资金额。

若预算年度医院运营有重大变化事项，导致医院医疗服务能力显著提升，在制定医院医保资金预算时，还需与各医保经办机构进行申报与沟通，如预算年度内，医院新病房楼投入使用，将使医院住院收治能力显著提升，需将可增加的服务能力进行预算编制，并向医保经办机构申报，尤其是实行总额预算控制的险种，要向其经办机构申请增加医院总额控制额度。其他重要事项如医院通过引进大型重要设备，重要新技术开展等，均需向医保经办机构进行预算申报。

（2）医院医保资金决算管理。医保资金年度预算执行情况，年度内各险种的医疗服务量及医保资金回收核算情况，医保业务活动的经济效果如何，哪些医保管理指标还有待改进，哪些临床科室年度内很好地执行了医保政策，哪些医保结算标准或方法还有待沟通完善，这都需要进行一年一度的医保资金的年终决算，以全面地反映医院医保资金年度预算完成情况。医保资金回款情况、医保资金在临床科室的分布情况，均要与各医保经办机构和院内核算科室之间核对，在完成决算后，要对全年医保资金的运营情况进行分析，找出差异产生的原因，为改善医院医保管理提供数据支撑，不断提升医院医保资金管理水平。

3. 医保资金对账与催欠

应收医保资金款是医院流动资产的重要组成部分，也是医院重要的资金来源。由于医保种类多，政策差异大，实施时间及服务对象均存在差异性等多种因素影响，医保资金对账和欠款的回收一直是各医疗机构医保资金管理中面临的一个主要问题。各医保经办机构对医疗机构要求不同，政策把握尺度不一，各种医保基金支付方式并存，形成医疗费用拒付额及医保结算政策亏损额，随着时间的推移，部分款项难以收回，产生大量呆账、死账，导致部分医院流动资金紧张，经营效益低下，甚至陷入无以为继的困境。因此，对医保资金的对账、欠款催收及坏账及时处理显得尤为重要。医院医保资金的全过程对账和欠款催收，应分别从事前、事中、事后三个角度进行管理。

事前控制方面，在与各医保经办机构签订医保服务协议时，须明确医院与医保经办机构的权利与义务，医院核算部门依据服务协议合理设置医保资金往来核算会计科目，按资金往来的主体及项目进行明细核算设置，既要考虑各医保经办机构的管理地域不同，也要划分不同种类的医保类型。通过事先设置医院信息管理系统字典，使不同类型的患者在医院报销发生应收医保款时，可按对应明细科目及时入账。

事中控制方面，主要是保障医保资金的发生合法合规，符合与医保经办机构签订的医保服务协议。只有合法合规的资金，才能成为向各医保经办机构收回的依据，因此，医院需根据各种医保管理政策规定，在医院内部建章立制，落实宣传培训，加强患者就医期间发生费用及报销的日常管理和检查，做到规范检查、合理用药、合理治疗、合理收费，降低后期经办机构审核拒付风险。

事后控制方面，主要是按医保服务协议，形成的医保资金报账报表、附件及电子数据等，与各医保经办机构结算医保报销款，对医保资金的回款及时核对并入账。对不能按时收回的资金，要根据具体情况，采取信函通知、电话或传真催收、面谈催收等办法，做好医保资金催收的沟通协调。已回收的医保资金若与医院核算数据存在差异，应积极沟通，查明原因，必要时进行账务调整处理。对于特殊事项，须做好记录，定期清理。年度须对医保资金账目分户进行分析核对，以清晰反映医院医保资金的发生及回收情况。

4. 医院医保资金会计核算的规定

依照政府会计制度的规定，医院应当设置"应收账款——应收医疗款"科目，核算医院因提供医疗服务而应向患者或医疗保险机构收取的医疗款。对于应收医保资金，须按险种进行明细核算。应收医疗款属资产类科目，借方登记应收医疗款的增加，贷方登记应收医疗款的减少，期末借方余额反映医院尚未收回的应收医疗款。医院财务部门依据医院管理信息系统（HIS）报表和业务驱动一体化数据，对患者结算应由医保经办机构支付的款项，分险种进行核算。同各医保经办机构结算应收款时，按实收金额，冲减应收金额。对医院违规诊疗、不合理收费等原因被医保经办机构拒付的金额，作为医院坏账处理，对因结算政策如病种结算、床日结算等实际收款额与应收款额之间的差额，作借记或贷记"事业收入——医疗收入——结算差额"处理。

（五）医保医师管理

医疗保障协议医师（以下简称"医保医师"）是指具有执业医师或执业助理医师资格，在医院注册执业，并与医疗保障经办机构（以下简称"经办机构"）签订医保服务协议的医师。一般协议中规定，对医保医师的管理采用积分制，约定扣分规则，对于扣分程度不同的医师采取约谈、暂停、终止医保支付资格等惩罚措施。医保医师医院受经办机构的委托，承担本单位医保医师的具体管理工作。

医院要建立医保医师、护师库，对在册工作人员的医保医师资格进行统一整理，制定医保医师准入、退出机制，明确职责，建立考核奖惩机制，建立医疗保险诚信体系建设。医院医保管理部门要加强在岗医师的管理，按自愿原则，医师向所在医院申请签订医保医师协议。之后，将医师名单与相关材料报医保经办机构备案，对于符合条件的医师，纳入医保医师管理。医保医师与医院解除聘用关系的，所在医院应当解除医保医师服务协议，并及时办理医保医师注销手续。相应的入职、解除聘用关系均需在医院系统中及时进行维护。

医院应当加大对本院医保医师的教育培训力度，珍惜诚信记录，规范自身医疗行为，自觉落实好医保医师制度。该项制度的有效落实，不仅有利于医保经办机构维护医保基金安全，也有利于医院内部规范性管理，促进医院的可持续发展。

四、医院医保运营管理工具

(一) 全面预算机制

预算是一种定量计划，在科学的运行预测与决策基础上，协调和控制未来一定时期内资源的获得、配置和使用，强调内部控制，利于发现管理中的漏洞和不足，降低风险。预算能够细化医院的医保发展规划和运行目标，是对整体活动量化的计划安排，有利于监控整体目标的实现。

通过医保资金、工作量预算编制，将有助于医院各学科、各部门之间的互相交流与沟通，加深学科及医生对医院医保整体运行目标的理解和认同，同时加强对医疗费用支出的控制，避免医疗费用不合理增长。

(二) 流程设计

体现"以人为本"，优化服务流程，持续改进。"以患者为中心"是医院医保管理的宗旨之一。利用流程图来管理医保服务的全过程，应把所有程序、方法、注意事项等都包括在流程的说明中，以避免过程中可能出现的偏差。须结合医院现有布局与资源设计患者就医的最优流程，减少患者往返次数。将就医流程图张贴在显眼区域，便于患者浏览。为方便患者，可设置专用的咨询、结算窗口。同时，在各就诊地点提供基本医保政策、药品和诊疗项目价格自助查询等设施，力争使就医更加快捷、更加规范，改善患者就医体验。

(三) 信息技术

医保是世界上票据和数字最多的行业之一，现代信息技术为医保的发展提供了便捷，使原本不可能或不容易做到的事成为可能或变得简单。医院医保管理需要充分依靠信息技术，在医院信息系统基础上，构建"统筹基金——医保业务——财务"一体化的医保业务操作平台、医保费用监控平台、医保数据统计分析平台，提高医院医保管理的效率和效果。

1. 医保业务处理系统

医院医保业务处理系统与医保经办机构网络相连，主要实现患者就医信息与医疗费用的实时结算。包括患者的医保信息登记、备案登记、身份审核、信息查询、结算异常处理等业务，同时还进行医保目录的对应，新增目录的上传、下载等工作，是医保日常管理中最常使用的业务功能。

2. 医保监控系统

党中央、国务院高度重视医疗保障基金使用监督管理工作。《中共中央 国务院关于深化医疗保障制度改革的意见》提出，制定完善医保基金监管相关法律法规，规范监管权限、程序、处罚标准。2021 年 1 月，国务院颁布《医疗保障基金使用监督管理条例》，于同年 5 月 1 日正式实施，使我国医保基金监管正式步入法治化、规范化轨道。近年来，医保基金监管力度持续加大，政府医保主管部门、医保经办机构对医院医保基金使用情况开展常规化监督审查，医保基金审计、医保飞行检查等监管举措频出。在此背景下，医院必须加强内部管理，通过先进的信息化手段，增强对医疗费用、医疗服务行为的事前、事中控制与预警，避免或减少违规费用的产生。医保监控系统一般从以下几方面进行管理：

（1）规则管理。参考已被审核的各种违规医疗服务行为、医保政策法规以及各地经办机构监管经验，根据医疗服务提供过程中反映的各类违规数据或疑似违规行为的数据特征，确定单项监控指标或组合指标，从而形成规范的监管规则和分析规则库，同时支持疾病关联、药品关联、耗材关联等数据库的维护，在医院信息系统中进行预警提示。主要体现为医保核心知识库建设，同时应当根据规则的重要性程度，对规则进行分类，包括硬性规则（拦截控制）、柔性规则（风险提醒）、不予控制规则等。

以基本医保三个目录为依据，结合各类医保政策，从医保基金效率管理及医保费用控制角度，结合各类医保考核指标、违规行为特征，规避医保基金风险。医保核心知识库的基础数据应当清晰、准确，包含以下子库。

①医保目录规则库。来源于基本医疗保险药品目录、基本医疗服务项目目录、医保医疗服务设施三大目录中规定的相关规则内容，如限制性用药、限定条件支付的诊疗项目、限定条件支付的医疗服务设施等。

②药品知识规则库。基于药学知识库的用药合理性监控规则，主要根据药品说

明书中的适应症分类进行结构化的调整，形成具有超说明书用药、超剂量用药、疗程过长、特殊人群、配伍禁忌、禁忌症等药品监控类规划。

③诊疗知识规则库。根据医疗服务价格项目目录，分为诊疗规范类规则和诊疗经验类规则。诊疗规范类规则是根据诊疗规范中明确定义的项目内涵，经临床专家对知识内容的解读和整理，从而量化为可以识别的诊疗规范性规则。诊疗经验类规则是根据临床医师的临床诊疗经验，并经过总结和整理，形成诊疗行为监控的经验类规则。同时，应当根据各统筹地区医保政策的特异性，实现诊疗项目的合并、拆分等功能。

④疾病诊断规则库。随着 DRG、DIP 改革试点进程稳步推进，疾病诊断与医保支付方式的联系日益紧密，国际上将医保基金的支付与诊断（疾病诊断代码、手术术式代码等）密切联系。建立一套标准、完善的诊断库，保证医院诊断与参保地经办机构诊断一致，是一项常规工作。

（2）监控重点提示。医院可利用计算机软件将医保审核规则前置至诊疗发生环节，采用提醒、拦截、纠正等手段，对产生的每项费用进行预判，形成初步审核结果，减轻临床医务人员记忆压力，降低拒付风险。监控重点提示的关键在于知识库的建立及应用，要收集临床医生的诊疗行为、收费人员的收费行为，结合医保审核规则，发现风险点，并在就医流程关键点进行控制，包括入院登记、医保登记、医嘱录入、费用结算等环节调用知识库规则进行分析运算，通过预警、提醒、禁用等方式，实现事前预警、事中控制、事后优化，实现全过程持续质量管理。

3. 医保数据分析系统

医保数据分析不仅是衡量医疗质量的重要方法，而且对医保基金的运行、医保费用的控制起着重要的作用。医保数据分析的作用包括以下两方面：

（1）对医疗过程的评估。对医疗过程的评估需要庞大的临床规则数据库作为支撑，通过基础数据收集，判断在不同疾病管理中该做什么和不该做什么；通过用药合理性分析中的用药剂量及用药相关检查的指标、药物间相互反应的监测对医疗过程进行初步分析。

（2）对医疗结果的评价。对医疗结果的评估和评价需要统计大量的医疗数据，在此基础上对结果进行整理分析，以便管理者决策。

有了科学合理的评估医疗质量与费用的手段，医院能够有效应对包括 DRG/DIP 付费、总额预付、按病种付费、按项目付费等各类支付方式的综合管理，在保证医疗质量的基础上实现费用控制。

（四）宣传培训

对医务工作者和患者进行医保政策的宣传培训，是医保管理的重要方式，分为对内培训和对外宣传两部分。

医院通过举办医务人员医保培训会、全院行政例会、住院总医师例会、护士长例会等进行政策的宣讲，同时通过宣传手册、办公自动化系统、HIS 系统以及医保知识竞赛等形式多样的手段，对医保政策进行宣传普及。定期安排医保管理部门的工作人员到临床科室，有针对性地进行医保政策宣讲和医保基金合理使用的案例分析，使广大医务人员对医保政策内容有更具体的感受，更好地为广大患者服务。此外，应考虑医保政策的动态变化，及时更新宣传培训内容。

通过宣传单、宣传栏、数字化显示屏、语音广播、互联网等多种形式对患者进行医保政策及就医流程宣传，使患者及时掌握最新医保政策，顺利享受医保待遇。

（五）考核机制

在医院医保基金预算管理的基础上，制定院内医保考核奖惩办法，对临床科室实行医保绩效考核。通过预算管理与考核管理相结合，使医院医保考核做到"有据可循"。

通过建立科学、规范的医保服务质量评价体系，以及对临床科室医保服务环节质量、终末质量、工作量及考核指标的具体细化，使临床医护人员在医保管理中有据可依。考核的结果与科室资源配置、奖励相挂钩，以调动医务工作者的参与热情，提高医疗服务质量，促进医院以及医保工作的发展。

第三节 医保业务运营管理实施路径

一、医保基金全面预算管理

（一）医保基金预算编制的内容

1. 医院医保业务量预算

医院医保业务量预算是反映医院预算期间医保服务活动强度的预算。包括医保门诊业务量预算和医保住院业务量预算。医保门诊业务量包括普通门诊医保业务量和慢特病门诊业务量。医保住院业务量根据不同医保的类型分为城镇职工医保、城镇居民医保、生育保险、工伤保险等，各险种类型可能实施不同的支付方式，需分别对其进行测算。

2. 医院医保收入预测

根据预测的医院医保业务量，对医保收入进行预测。门诊部分应以预测门诊人次和平均收费水平计算；住院部分应以预测病床占用日数与预测病床使用日进行测算。

医保门诊收入、住院收入的编制要考虑当年可能新开展的医疗服务项目、新增或减少的门诊和病房工作量、计划全年门诊人次和住院人次，按照每门诊人次和每出院人次平均费用水平计算。

（二）医保基金预算编制的主要指标及公式

1. 医保基金预算编制的主要指标

量化的指标主要包括服务量、管理指标（个人自付比、人均住院费用、人均门诊费用等），其他直接成本指标，如药占比、高值耗材占比等。

（1）次均费用预测，包括人均门诊费用和人均住院费用两个指标，分别反映门诊和住院患者的平均费用水平。人均门诊费用和人均住院费用参考上年收费水平确认预算基数，此外，物价上涨会使卫生材料等医疗成本提高，进而导致医疗费用增加，可将物价上涨指数作为确定人均费用上涨幅度的参考指标。

（2）服务量预测，预算的编制要以需求为基础，使医院各项运行活动围绕服务量来组织。因此，应根据医院历史数据，合理确定增长：一是参考连续预算年度的平均费用增长幅度，特别是上一年的增长幅度；二是结合医疗市场、医疗环境的变化及医疗改革的未来发展趋势进行分析；三是看医院的最大接待患者能力和最大服务能力。

（3）药占比，通俗来说，就是患者就医过程中，药品费用占总费用的比例。

（4）高值耗材占比，是指患者就医过程中，使用的高值耗材费用占总费用的比例。

2. 医保基金预算编制公式

（1）门诊年收入预算。

门诊年收入预算 ＝ 预测人均门诊费用 × 预测门诊人次

（2）住院年收入预算。

住院年收入预算 ＝ 预测人均住院费用 × 预测住院人次

医院医保总收入预算 ＝ 门诊收入预算 ＋ 住院收入预算

（3）总额预算。

一般来说，对于采用总额预付与单病种结合方式结算的医院，在编制年度基金收入预算时，可按以下公式对年度发生总额（E_1）进行估算。

估算方法如下：

$$E_1 = [E_0 \times (1 + R)] \times (1 + 10\%) + DB_0 \times N$$

其中，E_0：医保经办机构核定的基期基金总额；

R：预测期医药费用平均增长率；

10%：医院预算超支上限 10%；

DB_0：医保经办机构核定的单病种基期人均定额；

N：基期单病种实际收治人次。

（4）DRG 付费。

DRG 相对权重（RW）：是对每一个 DRG 依据其资源消耗程度所给予的权值，反映该 DRG 的资源消耗相对于其他疾病的程度。数值越高，反映该病组的资源消耗越高，反之则越低。

总权重：反映医院服务总量，是医院服务能力的评价标准之一。总权重计算公式如下：

某 DRG 组的权重 = 该 DRG 病例的例均费用/本地区所有病例的例均费用

总权重 = ∑（某 DRG 费用权重 × 该医院该 DRG 病例数）

以合肥市为例，某医院 DRG 总额预算 = 总权重 × 100 × 点值

例均费用是计算权重过程中的重中之重，目前主流采用的是历史数据法和作业成本法。历史数据法对往期数据的质量、病案书写质量要求极高；作业成本法需考虑病种费用结构的不同，进行内部结构调整，提高 DRG 权重中体现医务人员劳动价值部分构成的比例，并相对降低物耗部分比例，再使用调整后的费用均值计算DRG 权重值，因而能比历史数据法更好地反映医疗服务的真实成本结构。应用过程中需考虑药品、高值耗材占比较高的特殊科室。

二、病种成本核算——以医保 DRG 付费为例

良好的工作机制是应对 DRG 付费方式改革的保障。要设立自上而下的 DRG 管理体系，院长、书记直接负责，下设 DRG 管理办公室负责具体实施；办公室由医疗、护理、医保、病案、财务、药剂、信息、医学工程等部门人员组成，负责落实医院 DRG 付费工作；临床各专科需设立本专科 DRG 专管员，负责本科室 DRG 病组的实施情况。加强全员学习，将 DRG 生涩的概念转化成临床易懂的形式，并反

复开展培训。同时应积极收集临床的问题和困难，积极响应，指导临床 DRG 工作。医院各部门、各个层级管理人员及全体医护人员都要积极学习 DRG 付费相关知识，清醒认识到 DRG 的重要性和对各部门现有工作带来的改变，全力支持医院 DRG 运营，使医院 DRG 运营管理更加精细化。

（一）建立基于 DRG 病组的预算管理制度

推广临床路径管理，在现有科室设置的基础上根据 DRG 病组进一步细分治疗组，实现 DRG 病组管理，以 DRG 病组作为预算的具体编制单位、执行单位、预算分析和预算考核单位。编制预算时，要以历史数据为基础编制临床计划，并编制与临床计划相匹配的财务预算。以 DRG 的预算为基准实行精细化管理，优化资源分配，结合临床 DRG 病组预算分配医疗药品、耗材等资源，并以 DRG 病组为单位进行预算执行的监督跟踪、分析、控制、考核，从质量、疗效、住院日、成本控制等方面进行多维度考核评价。

（二）病种成本管理

在 DRG 付费改革下，医院运营发展模式发生重大变化，以成本管控为核心的 DRG 病组运营受到医院管理者重视。随着疾病诊疗行为的不断规范，结合信息技术的开发支持、相关数据的统计，将运营管理活动深入到病组层面，针对优势病组、重点病种构建资源消耗标准，并以此为基础开展运营活动，将疾病诊疗与运营管理深度融合，将成为医院精细化运营管理的重要发展趋势。

在按项目付费模式下，医院往往采取增加治疗频次、扩大新业务、应用新技术等方法增加收入，容易造成过度医疗，甚至出现重复收费的现象，从而导致医疗资源和医保基金双重浪费。在 DRG 付费模式下，医保经办机构不再按照患者实际发生的住院费用与医院进行结算，而是根据事先测算确定的 DRG 付费标准结算。公立医院需要转变收入观念，药品、检查、化验、医用耗材等医疗收入转变成了病组成本。收入越高，DRG 病组成本越高，当这些费用累计高于医保 DRG 支付标准时，超出部分医院需自行承担。因此，医院在保证医疗服务质量的前提下，需要将药品、医用耗材一类相对稳定的收入进一步降低，将体现医务人员劳务价值的手术费、治疗费、诊查费、护理费等医疗服务性项目收入作为提升重点，这从根本上规范和改变了医院的医疗收入结构。除考虑医保 DRG 支付标准与医院账面收入关系外，医院更应该关注医保 DRG 支付标准与 DRG 成本之间的对比，掌握 DRG 真实盈亏情况，合理指导决策制定。

做好以医保支付制度为基础的成本核算，保证成本核算数据的准确性是医院病种管理的重要内容。医院可以结合价值链思想、作业成本管理等先进管理方法，优化医院的医疗价值链和作业管理，控制非增值作业，增加医院价值。实务中医院可从信息建设、工具方法、成本管控、分析与应用四个方面开展以下工作：一是建设成本数据平台系统。做好成本核算系统与 HIS、电子病历、国有资产管理、会计核算、工资薪酬、物流等系统有效衔接，推进科室成本、医疗服务项目成本、病种成本、DRG 成本一体化核算；二是借助作业成本法，通过信息化采集最小颗粒数据，建立核算模型，实现成本数据输出。做好作业成本法的划分及成本动因选择工作，制定相关操作指南，建立反馈机制，以降低医疗投机行为，减少卫生资源浪费；三是通过提高临床医疗质量来加强病种成本控制。在诊疗模式上，通过大力开展日间手术、MDT 等优化诊疗技术和流程，降低病种成本；四是开展 DRG 病组数据分析，临床科室 DRG 专管员每月获取本科室病组情况表，包括病种例数、疾病主诊断、疾病主操作、住院天数、医保超支/结余、费用结构、成本等，并采用趋势走向、占比结构、历史数据对比等多种形式，将病种运营情况直观地反馈给临床科室。DRG 专管员若发现异常指标，须及时将问题反映给科室负责人和医院医保管理部门，以获取调整和优化 DRG 管理的建议，进而达到为医疗服务保质控费的目的。

若医院单纯控制成本，就会限制使用新技术、新方法，减少检查、检验、治疗等项目，可能会造成医疗不足、病患转移、费用转移等情况。从某种程度上来讲，DRG 限制了高、精、尖医疗技术的发展，公立医院应当从医院资源投入与学科发展战略的角度予以平衡。

三、医保内控管理

在传统付费模式下，医院按月向医保经办机构提交结算申请，医保经办机构对患者实际发生的医疗费用审核后进行拨付，这种"先审后付"方式让医保经办机构实际承担了医保控费之责。DRG 付费模式下，医保经办机构确定每组疾病付费标准，支付机制扩展到整个医疗服务过程中，变事后控制为全程监督，控费角色前移。医保与医院之间控费角色进行了互换。医院可通过优化业务流程、推进医保信息化建设、供应链等加强内控管理。

（一）优化业务流程

一是优化流程，进行流程优化再造。如预住院模式下，手术科室患者入院 48 小时仍未进行手术或阑尾炎术后 10 天以上仍未出院。可采用根本原因分析法进行分析，是预约检查未及时完成？患者病情变化？还是手术室排队过长？有针对性地对医院、相关部门的流程进行优化和再造，减少不必要的环节和多余的流程。二是构建以病种为基础的全面预算预测模型，通过对每个科室总量指数和指数单价测算，精准构建全院医保预算模型。三是建立完善的预算监督反馈机制，做到事前有计划、事中有监控、事后有评价。

医院医保管理部门须根据医保经办机构考核要求制定任务目标，将医保考核指标分解至临床科室；对次均费用、自付比例、人头人次比等执行情况每月通报，按月/季度落实考核结果，召开多部门合作的 DRG – MDT，研究解决 DRG 执行过程中存在的问题；根据病种临床路径，规范医生诊疗行为，既要避免过度医疗，又要防范医疗不足。

（二）推进医保信息化建设

充分利用信息化手段，做好与全国统一的 15 项医保信息业务编码标准衔接与映射等基础工作，做到统一分类、统一编码、统一管理。以智慧医院建设为契机，逐步实现数据互联互通，充分发挥信息技术优势在公立医院优化资源配置、创新服务模式、提高服务效率、降低就医成本方面的作用。目前公立医院普遍存在多个相互独立的信息系统，不利于信息的及时整合运用分析，对此应加强基于 DRG 的信息化建设，整合建成统一高效的信息系统，收集 DRG 相关数据，实现业务流、数据流、信息流合一，从而为实施 DRG 提供准确、完整、多维的基础数据。

（三）高效的供应链协同

成本管控下，医疗机构既不能期望优势学科短期内出现收入显著提升，也不能继续走通过扩张来解决问题的老路。从医院成本数据构成来看，人力成本占医院总成本的 30%—35%，药品、耗材的成本占医院总成本的 50%—55%。部分医院药品、耗材供应链管理粗放，院内外协同低效烦琐，极大地阻碍了供采效率的提升，造成不必要的人力及库存成本浪费。在两票制、DRG 付费改革等政策持续推进的大环境下，医疗机构之间的竞争不仅是学科技术、科研水平方面的竞争，更是供应链的竞争。供应链作为医疗机构管理非常重要的一环，已与医院的精益运营、成本管控紧密相连。

四、构建适应 DRG 的医保绩效管理

根据国家医保局"三年行动计划"，DRG/DIP 付费方式将成为主流。DRG 支付方式下，公立医院要顺应新的要求构建新的绩效考核评价体系：第一，改变原有的绩效分配模式，绩效评价由多劳多得向多劳多得与优劳优得并重转变。绩效分配要

在兼顾内部公平和医院管理目标的前提下，结合各 DRG 病组的医疗质量、DRG 成本管理等执行情况进行考虑。第二，完善绩效考核指标体系，构建工作量与 DRG 相结合的综合评价体系。将医疗质量、DRG 成本、CMI、效率、医疗安全等指标纳入指标评价体系。通过设计科学合理的绩效考核指标体系，有效引导医务人员的诊疗行为。第三，重视对 DRG 病组成本的考核，成本控制情况与科室、个人绩效挂钩，引导医务人员规范诊疗行为。同时，开展科室之间、DRG 病组之间、医生之间的横向比较。医师考核可从院科二级分配改为考核到医疗组。以医疗组为单元，考核其开展病种所使用的床位及配套资源，包括手术室、麻醉科消耗成本等，与医疗组绩效相挂钩，引导合理控费。第四，在绩效指标制定中，要有效平衡国家公立医院绩效考核指标与医保相关指标，根据医院发展战略进行有机融合，纳入考核体系，形成良性竞争，促进公立医院高质量发展。

第十二章　公立医院运营管理评价体系

第一节　运营管理评价概述

公立医院运营管理评价是一个系统的过程，是评价主体利用其所掌握的信息，运用一定的方法、程序和指标对评价对象进行分析，然后在一定的时间内对公立医院的经济运行情况做出判断的过程。运营管理评价对缓解公立医院经济运行压力，提升内部资源配置效率和运营管理效益有着非常重要的意义。

一、公立医院运营管理评价的意义

当前，公立医院的规模不断扩大，医疗、教学、科研、预防等业务活动逐渐复杂，与之对应的经济活动也愈加复杂和烦琐。同时，叠加医疗卫生事业改革不断深化的影响，药品和耗材加成政策取消后，新的补偿机制尚未完全建立，相关配套政策正在逐步完善中，公立医院经济运行压力逐渐加大，亟需加强运营管理，向精细化管理要效益。通过对公立医院运营管理进行科学评价，能够精准发现医院经济运行过程中的问题，并加以分析和解决，从而更好地提高公立医院运营管理水平。

对公立医院运营管理的评价不同于企业，公立医院作为公益性的事业单位，其运营目的是为人民群众提供优质的医疗服务，运营管理的评价应综合考量，既要注重经济效益，又要注重社会效益。同时，公立医院的经济活动政策性较强，医疗服务收费受属地物价管理部门制约，但普遍来看，目前全国公立医院医疗服务价格动态调整机制尚未建立，加之医疗服务定价不合理，医保支付方式改革，多种压力下，公立医院的医疗服务成本得不到合理补偿；同时，诊察、手术、治疗、护理等体现医务人员劳动价值的技术性劳务收入占比较低。大多数公立医院主要依靠医疗收入弥补医疗成本，而医疗收入中来自医保基金的占比越来越大，医疗收入受制于医保政策的变化。在当前背景下，公立医院运营管理的作用愈加凸显，因此，对运营管理的评价具有极强的理论和实践意义。

综上所述，开展公立医院运营管理评价，有利于深化医疗卫生事业改革，坚定高质量发展理念，贯彻落实健康中国战略，持续提升医疗服务能力和技术水平，促进我国公立医院医疗服务和管理能力再上新台阶。

二、公立医院运营管理评价的内容

2017 年，国务院办公厅印发《关于建立现代医院管理制度的指导意见》（国办发〔2017〕67 号）明确提出，要建立健全绩效考核指标体系，指标体系应围绕办院方向、社会效益、医疗服务、经济管理、人才培养培训、可持续发展等方面，体现岗位职责履行情况，工作量、服务质量、行为规范的遵守情况，医疗质量、患者安全情况，医疗费用控制情况，医德医风和患者满意度等。2019 年，《国务院办公厅关于加强三级公立医院绩效考核工作的意见》（国办发〔2019〕4 号）、《国家卫健委关于加强二级公立医院绩效考核工作的通知》（国卫办医发〔2019〕23 号）明确提出，绩效考核体系由医疗质量、运营效率、持续发展、满意度评价四个方面构成。

综合国家对公立医院绩效考评的框架体系，并参照《国务院办公厅关于推动公立医院高质量发展的意见》（国办发〔2021〕18 号）以及《国家卫生健康委 国家中医药局关于印发公立医院高质量发展评价指标（试行）的通知》（国卫办医发〔2022〕9 号）的总体要求，对公立医院运营管理的评价应重点考核医疗质量、运营效益、运营效率、运营安全和满意度评价五个方面。具体应从医疗质量、服务质量、运营效率、满意度、教学与科研能力、资源配置、经济管理等方面开展评价。

（一）医疗质量

提供高质量的医疗服务是公立医院的核心任务和主要目标。主要从功能定位和质量安全两个方面考核医疗服务的质量和医疗安全。通过代表性的单病种质量控制、病例组合系数、低风险组病例死亡率等指标，考核重点病种、关键技术的医疗质量和医疗安全。

（二）运营效益

运营效益是评价医院运营管理的直接结果，通过门急诊人次、出院人次、手术台次等工作量指标，评价医院服务规模。通过收支结构指标间接反映政府办医责任履行情况和医院医疗收入结构的合理性，推动构建医患双赢模式，实现医院收支平衡、略有结余，有效提高医院经济效益和社会效益。

（三）运营效率

运营效率体现医院的精细化管理水平，是实现医院科学管理的关键。通过人力资源配比和人员负荷指标考核医疗资源利用效率，通过预约诊疗、门急诊服务、患者等待时间等指标，考核医院改善医疗服务的效果，通过考核门诊和住院患者次均费用变化，衡量医院控制费用不合理增长情况，通过经济管理指标考核医院经济运行管理情况。

（四）运营安全

运营安全主要考核医院运营的可持续性。人才队伍建设与教学科研能力体现医院的持续发展能力，是反映医院创新发展和持续健康运行的重要指标。主要通过人才结构指标考核医务人员稳定性，通过科研成果临床转化指标考核医院创新支撑能力，通过技术应用指标考核医院引领发展和持续运行情况，通过资产负债率、流动比率、医疗盈余率等指标直接反映医院运营持续性。

（五）满意度评价

医院满意度由患者满意度和医务人员满意度两部分组成。一方面，患者满意度是公立医院社会效益的重要体现。尊重患者评价，运营管理考核的最终目的就是正确引导公立医院的办医行为，真实反映管理业绩，为构建医院高效运营管理机制奠定基础；另一方面，提高医务人员满意度是医院提供高质量医疗服务的重要保障。通过患者和医务人员满意度评价，可以衡量患者获得感及医务人员幸福感。

第二节　运营管理评价体系设计

一、运营管理评价体系设计原则

（一）客观性原则

运营管理评价体系应从客观实际出发，真实反映公立医院运营管理状况，客观做出评价。只有实事求是才能发现问题、解决问题，促进公立医院提高运营管理水平。

（二）公益性原则

公立医院运营管理要在坚持公益性前提下，满足群众健康需求，以社会效益为主，助力医院实现经济效益和社会效益相统一。因此，对公立医院运营管理的评价也应以公益性为前提，同时兼顾经济效益。在市场化经济背景下，公立医院必须保持公益性，平衡经济指标，突出医疗质量维度和客户评价维度指标和权重，从医疗服务供需双方角度进行评价，强化公立医院的社会效益。

（三）科学性原则

公立医院运营管理涉及医疗、教学、科研、预防等各项业务活动，对其评价应该从医院整体角度出发综合考量，制定科学的评价体系，将定性和定量分析相结合，系统、科学地进行评价。

（四）适应性原则

为保证评价结果准确、全面，公立医院运营管理评价体系应随着医院自身发展和国家医疗卫生事业改革而不断变化，动态调整评价指标。

二、运营管理评价体系设计的方法和步骤

公立医院运营管理评价体系的构建，暂时没有统一的方法，需要根据评价对象和评价目的不同，灵活处理。目前比较常用的方法和程序如下：

（一）确定评价对象和评价目的

在建立评价指标体系前，首先需要明确评价对象和评价目的。不同的评价对象适用的评价指标体系不同，如三级公立医院、二级公立医院、综合医院和专科医院各自适用的评价指标不同，对医院整体考核和对科室的考核评价指标存在差异。甚至同一个评价对象，由于评价目的和考核重点不同，指标体系也会有所不同。

（二）设定评价指标体系的边界

为某个评价对象制定评价指标时，必须要考虑指标的数量和层级。并不是指标数量和层次越多，评价的结果就越精确。指标数量和层次过多，会加大评价的工作量，最终反而有可能降低评价的精度。

（三）运用专家咨询法建立评价指标体系

评价指标体系是否科学合理，直接影响评价结论的精准度，是决定评价工作有效性的关键。而对专家素质和数量选择恰当与否，是建立科学合理的评价指标体系的关键。实践中，应尽量选择对评价对象及所在行业有深刻理解和认知的专家。依

靠专家专业知识提出指标，并对提出的指标进行重要性排序，最后确定选用的指标，建立指标体系。专家咨询法一般需要反复多次，才能最终确定。

（四）构建评价指标相关树图，筛选关键指标

确定评价对象和评价目的后，利用相关树法构建评价指标相关树图，结合专家咨询法，对每个层次的评价指标按照重要性进行排序，剔除不重要的评价指标，从而将重要的评价指标筛选出来。为了便于开展评价工作，应尽可能选择可量化衡量的指标。

（五）试行与修正

对已经构建好的评价指标体系，在实践中要试运行，并根据评价结果进行修正，最终形成完善的评价指标体系，实现对医院运营管理的全方位、立体化、动态化整体考核。

三、公立医院运营管理评价指标

（一）医疗质量相关指标

1. 功能定位指标

（1）门诊人次数与出院人次数比

$$门诊人次数与出院人次数比 = \frac{门诊患者人次数}{同期出院患者人次数}$$

指标说明：考核年度门诊患者人次数与同期出院患者人次数之比。门诊患者人次数仅以门诊挂号数统计，不包括急诊患者、健康体检者。出院患者人次数是指出院人数，即考核年度内所有住院后出院的人数，包括出院、转院、死亡人数。

（2）下转患者人次数

下转患者人次数 = 门急诊下转患者人次数 + 住院下转患者人次数

指标说明：考核年度三级公立医院向二级医院或者基层医疗机构下转的患者人次数，包括门急诊、住院患者。

（3）日间手术占择期手术比例

$$日间手术占择期手术比 = \frac{日间手术台次数}{同期出院患者择期手术总台次数} \times 100\%$$

指标说明：考核年度出院患者开展日间手术台次数占同期出院患者择期手术总台次数的比例。

（4）出院患者手术占比

$$出院患者手术占比 = \frac{出院患者手术台次数}{同期出院患者总人次数} \times 100\%$$

指标说明：考核年度出院患者开展手术治疗台次数占同期出院患者总人次数的比例。

（5）出院患者微创手术占比

$$出院患者微创手术占比 = \frac{出院患者微创手术台次数}{同期出院患者手术台次数} \times 100\%$$

指标说明：考核年度出院患者开展微创手术台次数占同期出院患者手术台次数的比例。

（6）出院患者三级/四级手术比例

$$出院患者三级手术比例 = \frac{出院患者三级手术台次数}{同期出院患者手术台次数} \times 100\%$$

$$出院患者四级手术比例 = \frac{出院患者四级手术台次数}{同期出院患者手术台次数} \times 100\%$$

指标说明：考核年度出院患者开展三级/四级手术台次数占同期出院患者手术台次数的比例。出院患者三级/四级手术台次数是指出院患者住院期间开展三级/四级手术和按照三级/四级手术管理的介入诊疗人数之和。

（7）病例组合指数（CMI）

$$病例组合指数 = \frac{\sum（某\ DRG\ 费用权重 \times 该医院该\ DRG\ 的病例数）}{该医院全体病例数}$$

指标说明：疾病诊断相关分组（DRG）总权重/分析病例数，与医院收治的病例类型有关，值高被认为医院收治病例的评价难度较大。

（8）特需医疗服务占比

$$特需医疗服务量占比 = \frac{特需医疗服务量}{同期全部医疗服务量} \times 100\%$$

$$特需医疗服务收入占比 = \frac{特需医疗服务收入}{同期全部医疗医疗服务收入} \times 100\%$$

指标说明：特需医疗服务量占比考核年度特需门诊患者人次数和享受特需医疗服务的出院人数之和占同期门诊患者人次数和出院人数的比例。特需医疗服务收入占比考核年度特需医疗服务收入占同期全部医疗服务收入的比例。

（9）以中医为主治疗的出院患者比例

$$以中医为主治疗的出院患者比例 = \frac{以中医为主治疗的出院患者人次}{同期出院患者总人数} \times 100\%$$

指标说明：考核中医医院以中医为主治疗的出院患者比例是否达到合理水平。

（10）住院患者重点监测病种覆盖率

$$住院患者重点监测病种覆盖率 = \frac{重点监测病种出院人数}{同期出院人数} \times 100\%$$

指标说明：考核公立医院住院患者中重点监测病种所占的比例。

2. 质量安全指标

（11）手术患者并发症发生率

$$手术患者并发症发生率 = \frac{手术患者并发症发生例数}{同期出院的手术患者人数} \times 100\%$$

指标说明：考核年度择期手术患者发生并发症例数占同期出院的手术患者人数的比例。

（12）Ⅰ类切口手术部位感染率

$$Ⅰ类切口手术部位感染率 = \frac{Ⅰ类切口手术部位感染人次数}{同期Ⅰ类切口手术台次数} \times 100\%$$

指标说明：考核年度医院发生Ⅰ类切口手术部位感染的人次数占同期Ⅰ类切口手术台次数的比例。

（13）单病种质量控制

单病种例数 = 符合纳入条件的某病种出院人数累加求和

$$平均住院日 = \frac{某病种出院患者占用总床日数}{同期某病种例数}$$

$$次均费用 = \frac{某病种总出院费用}{同期某病种例数}$$

$$病死率 = \frac{某病种死亡人数}{同期某病种例数} \times 100\%$$

指标说明：

①单病种例数：考核年度内符合单病种纳入条件的某病种出院人数之和，计量单位：人。

②平均住院日：考核年度内符合单病种纳入条件的某病种出院患者平均住院时间，计量单位：天。

③次均费用：考核年度内符合单病种纳入条件的某病种出院患者平均住院费用，计量单位：元。

④病死率：考核年度内符合单病种纳入条件的某病种出院患者死亡人数占同期同病种出院人数的比例，计量单位：百分比（%）。

（14）大型医用设备检查阳性率

$$大型医用设备检查阳性率 = \frac{大型医用设备检查阳性数}{同期大型医用设备检查人次数} \times 100\%$$

指标说明：考核年度大型医用检查设备的检查报告阳性结果（人次）数占同期大型医用设备检查人次数的比例。仅统计用于检查目的的大型医用设备，用于治疗目的的大型医用设备检查人次不在统计范围内。检查阳性数即检查报告的阳性结果数，按报告的份数统计，如果一份报告中含有多个检查部位，有一项或多项阳性结果，按 1 人统计，不包括健康体检的大型设备检查人次。

（15）大型医用设备维修保养及质量控制管理

指标说明：定性指标，考核年度大型医用设备在医院使用期间的维修保养和质量控制管理状况。

引导医院关注医用设备的维修保养、质量控制和网络安全，配置合适维修人员和维修检测设备。评价内容包括但不限于：

① 配置合理维修人员和维修场地，涉及有毒有害作业应有合适的维修场所和有效防护措施。

② 急救、生命支持类等设备的预防性维护计划（本考核年度仅提供甲、乙类大型医用设备预防性维护计划）。

③ 开展大型医用设备的日常保养和维护，有巡检、保养、维护等相关记录（内容包括设备名称、周期、实施时间、执行情况等项目，可提供报表扫描件、信息系统截图）及设备管理部门对临床使用部门的监管（包括方案、记录、问题处理结果等项目）。要求每半年至少一次培训，培训记录包括培训项目、培训目的、实施形式、培训对象、课件目录、授课人、签到表等，可提供扫描件。

④配置必备的检测和质量控制设备，设备管理部门定期对设备（特别是急救、生命支持类设备）进行预防性维护，确保在用设备完好，有记录和标识，并对发现的问题及时处理（本考核年度仅提供甲、乙类大型医用设备相关资料，包括考核当年有关检测和质量控制设备清单及台账目录；医院在用的甲、乙类大型医用设备的预防性维护记录台账）。

（16）通过国家室间质量评价的临床检验项目数

①室间质评项目参加率

$$= \frac{参加国家临床检验中心组织的室间质评的检验项目数}{同期实验室已开展且同时国家临床检验中心已组织的室间质评检验项目总数} \times 100\%$$

②室间质评项目合格率

$$= \frac{参加国家临床检验中心组织室间质评成绩合格的检验项目数}{同期参加国家临床检验中心组织的室间质评检验项目总数} \times 100\%$$

指标说明：考核年度医院临床检验项目中通过国家卫生健康委临床检验中心组织的室间质量评价项目数量。

（17）低风险组病例死亡率

$$低风险组病例死亡率 = \frac{低风险组死亡例数}{低风险组病例数} \times 100\%$$

指标说明：考核年度运用DRGs分组器测算产生低风险组病例，其死亡率是指该死亡的病例数占低风险组全部病例数量的比例。该指标体现医院的医疗安全情况，也间接反映了医院的疾病救治能力和临床诊疗过程管理水平。

（18）优质护理服务病房覆盖率

$$优质护理服务病房覆盖率 = \frac{全院已经开展优质护理服务的病房总数}{全院病房总数} \times 100\%$$

指标说明：考核年度医院已经开展优质护理服务的病房总数占医院全部病房总数的比例。

（19）临床路径管理

$$临床路径入组率 = \frac{进入临床路径管理的病例数}{相应病种收治病例总数} \times 100\%$$

$$临床路径病例数占全院出院病例数比例 = \frac{进入临床路径管理的病例数}{同期全院出院病例总数} \times 100\%$$

指标说明：考核年度医院临床路径管理情况，以规范医疗行为。

（20）抗菌药物使用强度（DDDs）

$$抗菌药物使用强度 = \frac{住院患者抗菌药物消耗量}{同期收治患者人天数}$$

指标说明：考核年度通过成人抗菌药物的平均日剂量分析评价抗菌药物使用强度。仅考核住院患者在院期间抗菌药物使用情况，不含出院带药，同期收治患者人天数即为出院者占用总床日数。

（二）运营效益相关指标

1. 服务总量指标

（21）门急诊人次

门急诊人次 = 门诊人次 + 急诊人次 + 健康体检人次

指标说明：考核年度门急诊人次数为门急诊总诊疗人次数，包括门诊、急诊、健康体检人次数等。

（22）出院人次

指标说明：考核年度总出院人次数。

（23）手术台次

指标说明：考核年度手术总台次。手术和介入治疗统计按照《手术操作分类代码国家临床版 3.0》的目录实施。

（24）按病种付费的住院参保人员数占总住院参保人员数的比例

按病种付费的住院参保人员数占总住院参保人员数的比例

$$= \frac{按病种付费（DRG、DIP、单病种）的住院参保人员数}{总住院参保人员数} \times 100\%$$

指标说明：考核公立医院按病种付费的住院参保人员数占比。

2. 收支结构指标

（25）门诊收入占医疗收入比例

$$门诊收入占医疗收入比例 = \frac{门诊收入}{医疗收入} \times 100\%$$

指标说明：考核年度门诊收入（包括门诊、急诊、健康体检收入）占医疗收入的比例。

（26）门诊收入中来自医保基金的比例

$$门诊收入中来自医保基金的比例 = \frac{门诊收入中来自医保基金的收入}{门诊收入} \times 100\%$$

延伸指标：

$$医保基金回款率 = \frac{从医保基金收到的款项}{医疗收入中来自医保基金的收入} \times 100\%$$

指标说明：考核年度门诊收入中来自医保基金的收入占门诊收入的比例。其中，门诊收入中来自医保基金的收入是指医院为医保患者提供门急诊医疗服务活动取得的收入中，应由医疗保险机构直接支付的部分，不包括个人账户部分。

（27）住院收入占医疗收入比例

$$住院收入占医疗收入比例 = \frac{住院收入}{医疗收入} \times 100\%$$

指标说明：考核年度住院收入占医疗收入的比例。

（28）住院收入中来自医保基金的比例

$$住院收入中来自医保基金的比例 = \frac{住院收入中来自医保基金的收入}{住院收入} \times 100\%$$

指标说明：考核年度住院收入中来自医保基金的收入占住院总收入的比例。其中，住院收入中来自医保基金的收入是指医院为医保患者提供住院医疗服务活动取得的收入中，应由医疗保险机构直接支付的部分，不包括个人账户部分。

（29）医疗服务收入（不含药品、耗材、检查检验收入）占医疗收入比例

$$医疗服务收入占比 = \frac{医疗服务收入}{医疗收入} \times 100\%$$

指标说明：考核年度医疗服务收入（不含药品、耗材、检查检验收入）占医疗收入比例，合理体现医务人员技术劳务价值。

（30）重点监控高值医用耗材收入占比

$$重点监控高值医用耗材收入占比 = \frac{重点监控高值医用耗材收入}{同期卫生材料收入} \times 100\%$$

指标说明：在本考核年度，重点监控高值医用耗材收入指第一批国家高值医用耗材重点治理清单公布的 18 种医用耗材的收入。同期卫生材料收入，包括门急诊、住院卫生材料收入。

（31）在职职工人均工资性收入增长率

在职职工人均工资性收入增长率

$$= \frac{本年度在职职工人均工资性收入 - 上年度在职职工人均工资性收入}{上年度在职职工人均工资性收入}$$

$$在职职工人均工资性收入 = \frac{在职职工工资性收入总额}{平均在职职工人数}$$

指标说明：考核年度在职职工人均工资性收入增长情况。工资性收入包括基本工资、绩效工资、奖金、津贴补贴和伙食补助五项。

（32）人员薪酬中稳定收入的比例

人员薪酬中稳定收入的比例

$$= \frac{在职职工人均工资性收入 - 在职职工人均绩效工资（含奖金）}{在职职工人均工资性收入} \times 100\%$$

指标说明：考核公立医院人员薪酬中稳定收入的比例，发挥薪酬制度的保障功能。工资性收入包括基本工资、绩效工资、奖金、津贴补贴和伙食补助五项。

（33）万元收入能耗支出

$$万元收入能耗占比 = \frac{年总能耗}{年总收入} \times 10000$$

指标说明：年总能耗指考核年度医院发生的水、电、气、热等能耗折算成吨标煤后之和，即每万元收入消耗的吨标煤数量。

（三）运营效率相关指标

1. 资源效率指标

（34）每名执业医师日均住院工作负担

$$每名执业医师日均住院工作负担 = \frac{全年实际占用总床日数}{医院平均执业（助理）医师人数} \div 365$$

$$医院平均执业（助理）医师人数 = \frac{本年度人数 + 上年度人数}{2}$$

指标说明：考核年度平均每位医师每日担负的住院床日数，了解医生劳动负荷及医院人力资源配备情况。

（35）每名执业医师日均门急诊人次

$$每名执业医师日均门急诊人次 = \frac{门急诊人次数}{医院平均执业（助理）医师人数} \div 365$$

指标说明：考核年度平均每位医师每日担负的门急诊人次数，了解医生劳动负荷及医院人力资源配备情况。医院平均执业（助理）医师人数计算公式同上。

（36）每百张病床药师人数

$$每百张病床药师人数 = \frac{医院药师（包括药剂师和临床药师）总人数}{医院实际开放床位数} \times 100$$

指标说明：考核年度每百张实际开放床拥有药师人数。

（37）病床周转次数

$$病床周转次数 = \frac{医院出院人次}{医院平均开放床位数}$$

指标说明：考核年度内每张床位的病人出院人数，周转次数越高越好。

（38）病床使用率

$$病床使用率 = \frac{全年实际占用总床日数}{全年实际开放总床日数} \times 100\%$$

指标说明：考核年度内每天使用床位与实有床位的比率，即实际占用的总床日数与实际开放的总床日数之比。

（39）平均住院日

$$平均住院日 = \frac{全年出院患者实际占用总床日数}{同期出院人数}$$

指标说明：考核年度内每一位患者从入院到出院的平均时间。平均住院日的长短可以间接反映医院运行效率和医疗技术水平。

（40）人均净医疗收入

$$人均净医疗收入 = \frac{全年医疗收入 - 药品收入 - 卫生材料收入}{平均在职职工人数}$$

指标说明：考核年度内平均每位在职职工所创造的净医疗收入情况。净医疗收入为剔除药品收入和卫生材料收入以外的医疗收入。

（41）百元固定资产医疗收入

$$百元固定资产医疗收入 = \frac{医院医疗收入}{年末平均固定资产原值} \times 100$$

指标说明：考核年度每百元固定资产的医疗收入。

（42）时间消耗指数

$$时间消耗指数 = \frac{\sum \left(\begin{array}{l} 医院各\,DRG\,组平均住院日与区域同\,DRG\,组平均 \\ 住院日比值 \times 医院该\,DRG\,组病例数 \end{array} \right)}{医院分析病例数}$$

指标说明：考核年度医院治疗同类疾病所消耗的时间。

2. 流程效率指标

（43）门诊患者平均预约诊疗率

$$门诊患者平均预约诊疗率 = \frac{预约诊疗人次数}{总诊疗人次数} \times 100\%$$

指标说明：考核年度门诊患者预约诊疗人次数占总诊疗人次数的比例。

（44）门诊患者预约后平均等待时间

门诊患者预约后平均等待时间

$$= \frac{\sum \left\{ \begin{array}{l} 进入诊室诊疗的时钟时间 - 到达分诊台或通过 \\ 信息系统（自助机、App\,等）报到的时钟时间 \end{array} \right\}}{预约诊疗人次数}$$

指标说明：门诊患者按预约时间到达医院，至进入就诊的专科诊室面见医生之前的等待时间。三级公立医院要大力推行分时段预约诊疗，力争预约时段精准到30分钟，缩短患者按预约时间到达医院后等待就诊的时间。

（45）电子病历应用功能水平分级

根据国家卫生健康委关于电子病历应用功能的水平分级0—8级标准进行评估。具体计算方法：满足每一级别要求的基本项、选择项实现的个数，且基本项的有效应用范围超过80%、数据质量指数超过0.5；选择项的有效应用范围超过50%，数据质量指数超过0.5；同时满足以上要求和前序级别的所有要求，即为达到该级别。

指标说明：评价医疗机构以电子病历为核心的信息系统的应用水平。从系统功能实现、有效应用范围、数据质量三个维度对医疗机构电子病历及相关临床系统的应用水平进行评价。

3. 费用控制指标

（46）医疗收入增幅

$$医疗收入增幅 = \frac{本年度医疗收入 - 上年度医疗收入}{上年度医疗收入} \times 100\%$$

延伸指标：

剔除有关项后的医疗收入增幅

$$= \frac{本年度剔除有关项后的医疗收入 - 上年度剔除有关项后的医疗收入}{上年度剔除有关项后的医疗收入} \times 100\%$$

指标说明：剔除有关项后的医疗收入是指剔除小包装中药饮片、散装中药饮片、中药配方颗粒剂、中药制剂、罕见病用药收入，长期处方产生的药品收入，以及国家医保目录中谈判类药物收入后的医疗收入。

（47）门诊次均费用增幅

门诊次均费用增幅

$$= \frac{本年度门诊患者次均医药费用 - 上年度门诊患者次均医药费用}{上年度门诊患者次均医药费用} \times 100\%$$

$$门诊患者次均医药费用 = \frac{门诊收入}{门诊人次数}$$

延伸指标：

剔除有关项后的门诊次均费用增幅

$$= \frac{本年度剔除有关项后的门诊次均医药费用 - 上年度剔除有关项后的门诊次均医药费用}{上年度剔除有关项后的门诊次均医药费用} \times 100\%$$

指标说明：门诊收入包括门诊、急诊、健康体检收入；门诊人次数包括门诊、急诊、健康体检人次数。

延伸指标：剔除有关项后的门诊次均费用增幅，用于反映剔除小包装中药饮片、散装中药饮片、中药配方颗粒剂、中药制剂、罕见病用药收入，纳入国家医保目录中谈判类药物收入，以及长期处方产生的药品收入后的门诊次均费用增幅情况。

（48）门诊次均药品费用增幅

门诊次均药品费用增幅

$$= \frac{本年度门诊患者次均药品费用 - 上年度门诊患者次均药品费用}{上年度门诊患者次均药品费用} \times 100\%$$

$$门诊患者次均药品费用 = \frac{门诊药品收入}{门诊人次数}$$

延伸指标：

$$剔除有关项后的门诊次均药品费用增幅 = \frac{本年度剔除有关项后的门诊次均药品费用 - 上年度剔除有关项后的门诊次均药品费用}{上年度剔除有关项后的门诊次均药品费用} \times 100\%$$

指标说明：考核年度门急诊患者平均每次就诊药费，简称门诊次均药费。

延伸指标：剔除有关项后的门诊次均药品费用增幅。用于反映剔除门诊次均费用增幅计算时明确剔除的各项药品收入以后的门诊次均药品费用增幅情况。

（49）住院次均费用增幅

住院次均费用增幅

$$= \frac{本年度出院患者次均医药费用 - 上年度出院患者次均医药费用}{上年度出院患者次均医药费用} \times 100\%$$

$$出院患者次均医药费用 = \frac{出院患者住院费用}{出院人次数}$$

延伸指标：

剔除有关项后的住院次均费用增幅

$$= \frac{本年度剔除有关项后的住院次均医药费用 - 上年度剔除有关项后的住院次均医药费用}{上年度剔除有关项后的住院次均医药费用} \times 100\%$$

指标说明：出院患者住院费用即住院收入。由于整体出院患者平均医药费用受多种因素影响，为使数据尽量可比，通过疾病复杂程度（CMI）校正。

延伸指标：剔除有关项后的住院次均费用增幅，用于反映剔除小包装中药饮片、散装中药饮片、中药配方颗粒剂、中药制剂、罕见病用药收入以及纳入国家医保目录中谈判类药物收入后的住院次均费用增幅情况。

（50）住院次均药品费用增幅

住院次均药品费用增幅

$$= \frac{本年度出院患者次均药品费用 - 上年度出院患者次均药品费用}{上年度出院患者次均药品费用} \times 100\%$$

$$出院患者次均药品费用 = \frac{出院患者药品费用}{出院人次数}$$

延伸指标：

剔除有关项后的住院次均药品费用增幅

$$= \frac{本年度剔除有关项后的住院次均药品费用 - 上年度剔除有关项后的住院次均药品费用}{上年度剔除有关项后的住院次均药品费用} \times 100\%$$

指标说明：考核年度出院患者平均每次住院的药品费用。

延伸指标：剔除有关项后的住院次均药品费用增幅，用于反映剔除住院次均费用增幅计算时明确剔除的各项药品收入以后的住院次均药品费用增幅情况。

（51）管理费用占比

$$管理费用占比 = \frac{管理费用}{医院总费用} \times 100\%$$

指标说明：考核公立医院管理费用占比，控制在合理水平为佳。

（52）费用消耗指数

费用消耗指数

$$= \frac{\sum\left(\begin{array}{c}医院各\,DRG\,组患者住院例均费用与区域\\同\,DRG\,组住院例均费用比值\end{array} \times 医院该\,DRG\,组病例数\right)}{医院分析病例数}$$

指标说明：费用消耗指数反映治疗同类疾病所花费的费用。医院治疗某类疾病的例均住院费用越高，说明该医院的费用消耗指数的值越大。

4. 经济管理指标

（53）预算执行率

$$预算执行率 = \frac{全年执行数}{年初预算数 \pm 年中预算调整数} \times 100\%$$

指标说明：考核年度医院各项预算的完成程度。

（54）全面预算管理

查阅文件资料。实施全面预算管理的医院，提供的佐证资料如表 12 – 1 所示。

表 12 –1　　　　　　　　　　　预算管理考核要求

序号	环节	考核要求	佐证资料
1	组织管理	有预算管理委员会，单位主要负责人重视预算管理工作，业务部门与财务部门建立协调有效工作机制	预算管理制度或办法，预算相关会议纪要
2	制度建设	制定预算管理、预算执行等相关制度或办法	预算管理制度或办法
3	预算编制	预算编报符合预算管理的程序、原则和要求	预算编制的过程，预算编制文件
4	预算审批	年度预算经医院决策机构审批	决策机构会议纪要，预算批复文件
5	预算执行	规范支出管理，不允许无预算、超预算支出，严格执行支出审核审批程序；无虚列支出、超标准超范围支出	支出审批管理制度或办法，提供3—5份大额支出的完整资料
6	预算调整	预算调整符合预算管理制度的程序和要求	预算调整申请及审批材料
7	预算分析	动态监测预算执行情况，定期开展预算执行分析	预算分析材料
8	预算公开	向职代会汇报，按要求向社会公开	职代会汇报材料，在医院官方网站等公开的截图或其他证明材料

指标说明：医院要实行全口径、全过程、全员性、全覆盖的预算管理，预算管理包括编制、审批、执行、调整、决算、分析、考核等各环节，促进资源有效分配和使用。

（55）经济管理人员占比

$$经济管理人员占比 = \frac{从事经济管理相关岗位的人数}{平均在职职工人数} \times 100\%$$

指标说明：考核年度公立医院从事经济管理的人员占比。包括财务、医保、审计、价格、资产管理部门的相关岗位人员。

（四）运营安全相关指标

1. 人员结构指标

（56）卫生技术人员职称结构

$$卫生技术人员职称结构 = \frac{医院具有高级职称的医务人员数}{全院同期医务人员总数} \times 100\%$$

指标说明：具有高级职称的医务人员数即卫生技术人员中的医、药、护、技四类在岗人员人数之和，包括行政后勤科室中仍从事相关技术工作上述四类人员。

（57）麻醉、儿科、重症、病理、中医、感染性疾病医师占比

$$麻醉医师占比 = \frac{医院注册的麻醉在岗医师数}{全院同期医师总数} \times 100\%$$

$$儿科医师占比 = \frac{医院注册的儿科在岗医师数}{全院同期医师总数} \times 100\%$$

$$重症医师占比 = \frac{医院注册的重症在岗医师数}{全院同期医师总数} \times 100\%$$

$$病理医师占比 = \frac{医院注册的病理在岗医师数}{全院同期医师总数} \times 100\%$$

$$中医医师占比 = \frac{医院注册的中医在岗医师数}{全院同期医师总数} \times 100\%$$

$$感染性疾病科医师占比 = \frac{医院注册的感染性疾病科在岗医师}{全院同期医师总数} \times 100\%$$

指标说明：麻醉、儿科、重症、病理、中医和感染性疾病科专业医师数量，可通过电子化注册系统查询、统计。上述专业医师均需要在系统中完成注册激活且在医院执业；其中，麻醉和病理专业医师还需维护在岗医师所在科室信息。参加规范化培训的医师和未变更主要执业机构的进修人员，均不列入统计范围。

（58）医护比

$$医护比 = \frac{医院注册医师总数}{全院同期注册护士总数}$$

指标说明：注册医师和注册护士不区分注册人员的岗位和性质，只要在注册系统中显示已激活，均在统计范围内。

2. 人才培养指标

（59）医院住院医师首次参加医师资格考试通过率

医院住院医师首次参加医师资格考试通过率

$$= \frac{本年度首次参加医师资格考试并通过的住院医师人数}{同期首次参加医师资格考试的住院医师总人数} \times 100\%$$

指标说明：本年度首次参加医师资格考试（含实践技能考试和医学综合考试）并通过的住院医师数指考核年度在医院首次报名参加医师资格考试，且通过当年医师资格考试的住院医师人数，不含通过加试（军事医学、院前急救、儿科）或单独划定合格分数线通过医师资格考试的人数。同期首次参加医师资格考试的住院医师总人数指同期在医院首次报名参加当年医师资格考试的住院医师总人数。

统计的医师资格考试报考类别包含临床执业医师、口腔执业医师、公共卫生执业医师和中医（包含中医、民族医、中西医结合）执业医师，不包含临床执业助理医师、口腔执业助理医师、公共卫生执业助理医师、中医（包括中医、民族医、中西医结合）执业助理医师。

延伸指标：由于住院医师规范化培训结业考核是现阶段医师执业的基本要求，为了反映医院作为住院医师规范化培训基地的培训质量，增设如下延伸指标。非国家住院医师规范化培训基地无需考核延伸指标。

①医院住院医师首次参加住院医师规范化培训结业考核通过率。

医院住院医师首次参加住院医师规范化培训结业考核通过率

$$= \frac{本年度首次参加住院医师规范化培训结业考核并通过的住院医师人数}{同期首次参加住院医师规范化培训结业考核的住院医师总人数} \times 100\%$$

②住院医师规范化培训招收完成率。

住院医师规范化培训招收完成率

$$= \frac{\begin{array}{c}本年度医院实际招收的住院医师规范化培训学员总数\\（不含在读临床医学硕士专业学位研究生）\end{array}}{\begin{array}{c}同期省级卫生健康行政部门下达到医院的各专业住院医师规范化\\培训学员计划总人数\\（不含在读临床医学硕士专业学位研究生）\end{array}} \times 100\%$$

③规范设立全科医学科。

根据《关于印发住院医师规范化培训基地（综合医院）全科医学科设置指导标准（试行）的通知》（国卫办科教发〔2018〕21号）要求，各地住院医师规范化培训基地（综合医院）均应在 2019 年 12 月 31 日前独立设置全科医学科，人员配备符合标准要求。

住院医师规范化培训基地（综合医院）明确设置了全科医学科的，需提供医院医疗机构执业许可证和医院成立全科医学科的有关文件（或相关证明材料）。

（60）医院承担培养医学人才的工作成效

医院承担培养医学人才的工作成效通过如下四类指标反映：

①医院在医学人才培养方面的经费投入，由考核年度医院院校医学教学经费、毕业后医学教育经费和继续医学教育经费三项经费之和占医院当年总费用的比例体现。

医院在医学人才培养方面的经费投入占比

$$= \frac{\text{院校医学教学经费投入} + \text{毕业后医学教育经费投入} + \text{继续医学教育经费投入}}{\text{医院当年总费用}} \times 100\%$$

②临床带教教师和指导医师接受教育教学培训人次数，由临床带教教师和指导医师接受省级及以上教育教学培训且取得培训合格证书的人数占临床带教教师和指导医师人数的比例体现。

临床带教教师和指导医师接受教育教学培训占比

$$= \frac{\text{临床带教教师和指导医师接受省级及以上教育教学培训且取得培训合格证书的人数}}{\text{临床带教教师和指导医师人数}} \times 100\%$$

③承担医学教育的人数，由考核年度医院院校医学教育专职管理人员数、毕业后医学教育专职管理人员数、继续医学教育专职管理人员数之和与同期医院教育培训学员数的比值体现。

医院医学教育专职管理人员数与医院教育培训学员数之比

$$= \frac{\text{本年度院校医学教育专职管理人员数} + \text{毕业后医学教育专职管理人员数} + \text{继续医学教育专职管理人员数}}{\text{同期医院教育培训学员数}}$$

④发表教学文章的数量，由考核年度医院发表的教学文章数与同期卫生技术人员总数的比值体现。

$$\text{发表教学文章数与卫生技术人员数之比} = \frac{\text{本年度发表的教学文章数}}{\text{同期卫生技术人员总数}}$$

3. 学科建设指标

（61）每百名卫生技术人员科研项目经费

$$每百名卫生技术人员科研项目经费 = \frac{本年度科研项目立项经费总金额}{同期卫生技术人员总数}$$

指标说明：科研项目经费以当年立项批复或签订合同的项目为准，包括纵向〔国家、部（委）、省、辖市等政府或者上级主管部门下达的课题项目〕和横向（非政府机构或者上级单位）的科研项目，不含院内课题和匹配经费。卫生技术人员包括医、药、护、技四类在岗人员，包含在行政职能科室工作的四类人员。

（62）每百名卫生技术人员科研成果转化金额

$$每百名卫生技术人员科研成果转化金额 = \frac{本年度科技成果转化总金额}{同期医院卫生技术人员总数} \times 100$$

指标说明：科技成果转化总金额是指考核年度医院科研成果转化合同、协议成交金额总数（以实际到账金额统计）。此处卫生技术人员包括医、药、护、技四类在岗人员，包含在行政职能科室工作的四类人员。

（63）国家级、省级、市级重点学科数量

国家级、省级、市级重点学科数量 = 国家级临床重点学科数量 + 省级临床重点学科数量 + 市级临床重点学科数量。

指标说明：考核年度医院各级临床重点学科数量。

4. 持续发展指标

（64）资产负债率

$$资产负债率 = \frac{负债合计}{资产合计} \times 100\%$$

指标说明：反映负债的合理性，引导医院避免盲目负债扩张或经营，降低医院运行潜在风险。

（65）流动比率

$$流动比率 = \frac{流动资产}{流动负债} \times 100\%$$

指标说明：反映医院流动资产可以变现用于偿还到期短期债务的能力。

（66）现金比率

$$现金比率 = \frac{货币资金}{流动负债} \times 100\%$$

指标说明：反映医院现金类用于偿还流动负债的能力。

（67）医疗盈余率

$$医疗盈余率 = \frac{医疗盈余}{医疗活动收入} \times 100\%$$

指标说明：考核本年度医院医疗盈余占医疗活动收入的比例，了解医院可持续发展能力。

（五）满意度评价相关指标

1. 患者满意度

（68）门诊患者满意度

门诊患者满意度调查得分。调查问题维度包括挂号体验、医患沟通、医务人员回应性、隐私保护、环境与标识等。该考核指标仅考察医院可控的部分（医院本身的绩效），对于类似医疗服务价格这种医院无法控制的因素不纳入考核范围。让患者满意是医院着力追求的目标，医院应当制订满意度监测指标并不断完善，在提高医疗技术水平的同时，有针对性地改进服务，更好地满足患者就医需求。

（69）住院患者满意度

住院患者满意度调查得分。调查问题维度包括医患沟通、医务人员回应性、出入院手续的便利性、疼痛管理效果、用药沟通、环境与标识、饭菜质量、对亲友态度等。

2. 医务人员满意度

（70）医务人员满意度

医务人员满意度调查得分。调查问题维度包括薪酬福利、发展晋升、工作内容与环境、上下级关系、同级关系等。

将上述各项指标进行整理后，形成公立医院运营管理评价指标体系，详见表12-2。

表12-2　　　　　　　　　　公立医院运营管理评价指标体系

一级指标	二级指标	三级指标	适用范围
1. 医疗质量	1.1 功能定位	1.1.1 门诊人次数与出院人次数比	医院/科室
		1.1.2 下转患者人次数	医院
		1.1.3 日间手术占择期手术比例	医院/科室
		1.1.4 出院患者手术占比	医院/科室
		1.1.5 出院患者微创手术占比	医院/科室
		1.1.6 出院患者三/四级手术比例	医院/科室
		1.1.7 病例组合指数（CMI）	医院/科室
		1.1.8 特需医疗服务占比	医院
		1.1.9 以中医为主治疗的出院患者比例	医院
		1.1.10 住院患者重点监测病种覆盖率	医院/科室

续表

一级指标	二级指标	三级指标	适用范围
1. 医疗质量	1.2 质量安全	1.2.1 手术患者并发症发生率	医院/科室
		1.2.2 Ⅰ类切口手术部位感染率	医院/科室
		1.2.3 单病种质量控制	医院/科室
		1.2.4 大型医用设备检查阳性率	医院/科室
		1.2.5 大型医用设备维修保养及质量控制管理	医院/科室
		1.2.6 通过国家室间质量评价的临床检验项目数	医院
		1.2.7 低风险组病例死亡率	医院/科室
		1.2.8 优质护理服务病房覆盖率	医院/科室
		1.2.9 临床路径管理	医院/科室
		1.2.10 抗菌药物使用强度	医院
2. 运营效益	2.1 服务总量	2.1.1 门急诊人次	医院/科室
		2.1.2 出院人次	医院/科室
		2.1.3 手术台次	医院/科室
		2.1.4 按病种付费的住院参保人员数占总住院参保人员数的比例	医院/科室
	2.2 收支结构	2.2.1 门诊收入占医疗收入比例	医院
		2.2.2 门诊收入中来自医保基金的比例	医院
		2.2.3 住院收入占医疗收入比例	医院
		2.2.4 住院收入中来自医保基金的比例	医院
		2.2.5 医疗服务收入占医疗收入比例	医院/科室
		2.2.6 重点监控高值医用耗材收入占比	医院/科室
		2.2.7 在职职工人均工资性收入增长率	医院/科室
		2.2.8 人员薪酬中稳定收入的比例	医院/科室
		2.2.9 万元收入能耗支出	医院/科室
3. 运营效率	3.1 资源效率	3.1.1 每名执业医师日均住院工作负担	个人
		3.1.2 每名执业医师日均门急诊人次	个人
		3.1.3 每百张病床药师人数	医院/科室
		3.1.4 病床周转次数	医院/科室
		3.1.5 病床使用率	医院/科室
		3.1.6 平均住院日	医院/科室
		3.1.7 人均净医疗收入	个人
		3.1.8 百元固定资产医疗收入	医院/科室
		3.1.9 时间消耗指数	医院

续表

一级指标	二级指标	三级指标	适用范围
3. 运营效率	3.2 流程效率	3.2.1 门诊患者平均预约诊疗率	医院
		3.2.2 门诊患者预约后平均等待时间	医院/科室
		3.2.3 电子病历应用功能水平分级	医院
	3.3 费用控制	3.3.1 医疗收入增幅	医院/科室
		3.3.2 门诊次均费用增幅	医院
		3.3.3 门诊次均药品费用增幅	医院
		3.3.4 住院次均费用增幅	医院
		3.3.5 住院次均药品费用增幅	医院
		3.3.6 管理费用占比	医院
		3.3.7 费用消耗指数	医院
	3.4 经济管理	3.4.1 预算执行率	医院/科室
		3.4.2 全面预算管理	医院
		3.4.3 经济管理人员占比	医院
4. 运营安全	4.1 人员结构	4.1.1 卫生技术人员职称结构	医院
		4.1.2 麻醉、儿科、重症、病理、中医、感染性疾病医师占比	医院
		4.1.3 医护比	医院/科室
	4.2 人才培养	4.2.1 医院住院医师首次参加医师资格考试通过率	个人
		4.2.2 医院承担培养医学人才的工作成效	医院/科室
	4.3 学科建设	4.3.1 每百名卫生技术人员科研项目经费	医院/科室/个人
		4.3.2 每百名卫生技术人员科研成果转化金额	医院/科室/个人
		4.3.3 国家级、省级、市级重点学科数量	医院
	4.4 持续发展	4.4.1 资产负债率	医院
		4.4.2 流动比率	医院
		4.4.3 现金比率	医院
		4.4.4 医疗盈余率	医院/科室
5. 满意度评价	5.1 患者满意度	5.1.1 门诊患者满意度	医院/科室/个人
		5.1.2 住院患者满意度	医院/科室/个人
	5.2 医务人员满意度	5.2.1 医务人员满意度	医院

四、运营管理评价指标权重确定方法

评价指标体系确定以后，为了提高评价的质量和效果，需要对每一个指标赋予一定的权重。即对评价指标体系中的每一个评价指标赋予其一定的系数值，从而分出各个指标的重要程度，能直观反映考核的重点和导向。一般来说，指标权重的确定方法有：熵值法、因子分析法、主成分分析法、层次分析法、德尔菲法、最优组合赋权法等。在实践中，可根据运营管理评价的对象、目标、可行性等情况选取适合的方法。

熵值法，通过计算指标的熵值判断离散程度，熵值越高，表明离散程度越大，则指标对评价目标的影响越大。熵值法具有较强的客观性，但对样本的依赖性较强。

因子分析法，归结对评价对象影响程度较高的相关变量，形成少数几个公共因子，需要注意的是各公共因子之间的相关程度应较低。因子分析法的分析结果具有全面性和客观性，但采用该方法需要满足两个条件：一是样本统计数据足够大，二是指标之间要存在线性关系，实际操作中可能不能完全满足条件而影响评价结果。

主成分分析法，将多个变量重新组合成一组新的相互无关的综合变量，根据客观实际情况，从中尽量筛选出能够准确反映原来变量信息的关键综合变量，并求出各变量的方差贡献率，以确定指标权重。主成分分析法的优点是选取指标的工作量减少，同时可以有效消除变量的相关性影响，且计算方法规范，但对于主成分的解释存在模糊性。

层次分析法，将绩效指标分解成多个层次，通过下层元素对于上层元素相对重要性的两两比较，构成两两比较的判断矩阵，求出判断矩阵最大特征值所对应的特征向量作为指标权重值。

德尔菲法，邀请专家确定各项指标的权重，请专家各自打分，然后反馈结果，汇总以后，再次发给专家征询意见，经过多次反复，最终取得比较一致的结果。该方法具有一定的科学性，且应用广泛，但操作过程需要多次反复，需要较长的时间才能完成。

最优组合赋权法，通过设置一个特定的组合方式，将多种方法计算得到的权重进行综合，最终确定计算结果。该方法综合考虑，具有一定的科学性，但对每项权重在综合权重中所占比例的确定具有一定的主观性。

五、绩效目标值

绩效目标值的确定标准一般有内部标准和外部标准。内部标准有预算标准、历史标准、经验标准等；外部标准有行业标准、竞争对手标准、标杆标准等。

第三节　运营管理评价实施

一、公立医院运营管理评价程序

在现代管理科学中，评价工作有规定的评价程序，公立医院运营管理工作的评价程序可参照开展。

（一）确定评价对象

公立医院运营管理评价对象为公立医院运营管理成效，可以是对医院整体运营管理进行评价，也可以对某一个科室进行评价。同时，公立医院运营管理工作内涵丰富，可对医院的运营管理开展全面评价，也可以针对某个特定的业务、流程、科室甚至资源配置效率开展评价。

（二）拟定评价目标

根据评价对象的不同和评价工作的结果导向，确定评价目标。

（三）组织评价小组

根据评价对象和评价目标的不同，评价小组成员的构成不尽相同。一般来说，评价小组的成员要足够了解评价对象所在的行业和评价的内容，才能准确地开展评价工作。在具体操作时，对小组成员进行分工，明确职责，有助于评价人员目标清晰，有的放矢，提高评价工作的效率和效果。

（四）调查和收集资料，并开展分析研究

围绕评价的内容、目标和要求，对评价对象开展调查，并收集相关原始资料，同时开展分析和研究工作。

（五）选择合适的评价指标体系和评价方法

评价指标体系是标尺，评价方法是工具，建立合适的评价指标体系和选择合适的评价方法都非常重要。针对不同级别、不同性质的公立医院运营管理成效，适用的评价指标体系会有所差别，如综合性医院和专科医院评价指标不同，三级医院、二级医院、未定级的医院评价指标不同，城市公立医院、县级公立医院、乡镇卫生院的评价指标也应不同。评价方法也同样会影响评价结果，所以，应该根据实际情况选择合适的评价方法。

（六）综合评价

根据评价指标的结果和调查收集的资料开展综合评价工作，评价小组成员分别对各自负责的内容进行评价。

（七）对评价结果进行决策

汇总评价结果，通过会议或其他形式，对评价结果进行综合分析和决策，形成最终评价结论。

二、公立医院运营管理评价方法

在运营管理评价过程中，可以综合运用定性和定量两种评价方法。

（一）定性评价法

定性评价法是指通过采取问卷调查、专题研讨以及现场调研等方式进行信息收集，从而对医院运营管理状况进行了解，并做出结论的评价方法。定性评价是利用专家的知识、经验和判断进行评审和比较的评价方法，强调观察、分析、归纳与描述。

问卷调查是指通过设计与研究目标紧密相关的问题，被调查者据此进行回答以收集资料，对结果进行分析，获得对医院运营管理评价的方法；专题研讨是指通过聘请相关领域的专家开展座谈会的方式进行评价；现场调查是指通过专家直接到现场考察进行评价的方法。收集全面、完整的支撑资料是定性评价的关键，然后将各项材料对照相关的评价标准进行评分。但这种方法只是获得感性体验，缺乏数据的支持，单纯采用这种评价方法，极易受到混杂因素的影响，很难获得准确结果，也很难准确地评价医院运营管理结果。

（二）定量评价法

定量评价法是指以指标化、数量化的形式得出医院运营管理评价结论的方法。定量方法提供了一个系统、客观的数量分析方法，结果更加直观、具体。

1. 对比分析法

对比分析法是对指标值进行横向和纵向对比，从而判断评价对象得分的评价方法。根据指标值的性质不同，比对的方法不同，有绝对数比较和相对数比较，与计划值比较、与历史值比较，与本单位、本行业比较，与类似单位、类似行业比较等。

（1）比计划：将实际指标值与计划值相比较，反映实际执行结果与预期目标之间的差异，如预算执行率。实际完成指标与计划指标比较的计算公式如下：

①绝对数比较：计划指标待完成数＝计划数－实际完成数。

②相对数比较：

$$计划完成百分比 = \frac{实际完成数}{计划数} \times 100\%$$

（2）比前期：将本期实际指标值与上年同期、以前年份的某个特定时期、历史最佳值等进行比较，观察考核指标在不同时间段的变化情况，从而评价现阶段表现。可以用绝对数比较，也可以用相对数比较。

①绝对数比较：本期指标值与以前特定期间比较的增减额＝本期实际指标值－以前期间指标值。

②相对绝对数：

$$本期指标与以前特定期间指标的百分比 = \frac{本期指标值}{以前特定期间指标值} \times 100\%$$

$$本期指标比以前特定期间指标值增减百分比 = \frac{本期指标值 - 以前特定期间指标值}{以前特定期间指标值} \times 100\%$$

（3）比同类型先进单位：将某项指标的本单位指标值与同行业同类型先进单位的指标值进行比对，从而评价该单位相关工作完成质量和效果。如某省三级甲等综合性医院可以选取省内同等规模的龙头医院的相同指标进行对比分析。

需要注意的是，运用对比分析法选取的对标单位必须情况类似、规模相当，否则比较的结果没有参考价值。

2. 结构分析法

结构分析法又称比重分析法，是计算总体内各个组成部分占总体的比重，进而分析总体数据的内部特征的分析方法。比如，门诊收入占医疗收入的比例和住院收入占医疗收入的比例反映医院医疗收入的结构；资产负债率是医院负债总额占资产总额的比重，能够反映医院资产的构成情况。

$$结构比 = \frac{部分值}{总体值} \times 100\%$$

3. 比率分析法

比率分析法是把两个不同性质但又有联系的经济指标进行强度对比，求出两者的强度相对数的分析方法。

$$强度相对数 = \frac{某一经济指标的总体绝对数}{另一有联系的经济指标的总体绝对数} \times 100\%$$

比率分析法常用于分析反映效益方面的指标，如万元收入能耗支出，它是指某一时期医院年总能耗支出与年总收入的比率。

4. 图表分析法

图表分析法是将相关的数字用点、线、体积、面积等几何图形表现出来，能够直观地反映数字变化的趋势，或将不同单位的相同指标值标示在图表中，直观反映不同单位指标值的差异。

第四节　运营管理评价报告

公立医院运营管理评价报告是根据运营管理考核等有关资料在对医院一定时间的运营管理状况进行系统、客观分析的基础上形成的文字报告，是医院运营管理评价的结果。

一、公立医院运营管理评价报告的原则

（一）运营管理评价报告的针对性

医院运营管理涉及面很广，内容繁多，但撰写运营管理评价报告不能面面俱到，而是要从评价的目的出发，围绕中心问题，深入分析，抓主要矛盾。评价报告不是考核资料的简单汇总，而是要对评价过程中暴露出来的问题进行概括总结，准确反映医院在运营管理过程中的主要问题是什么，怎么解决这些问题以及未来需要达到什么效果。

（二）运营管理评价的时效性

公立医院运营管理评价的目的是总结经验，在评价比较中找差距，及时查缺补漏，改进工作，从而提高运营管理水平。所以，在特定时期或分析对象活动结束后，就应该及时组织开展评价和分析，以便为下一个周期医院的运营管理活动的开展提供方向，所以时效性非常重要。

（三）运营管理评价的准确性

准确是确保医院运营管理评价信息价值的决定性因素。运营管理评价必须准确、客观地揭示经济现象的变化过程及规律，在评价中客观反映医院运营管理存在的问题，分析问题存在的原因，并给出具体的改进建议。

二、公立医院运营管理评价报告的基本要求

（一）开头简要

开头是运营管理评价报告的引子，一般有两种写法，一是简要介绍医院经过一定时期的运营管理取得的经济成果，如"2020年医院实现收入××万元，预算完成度××％，为进一步提高管理水平，特成立考核评价小组开展对全年的运营管理评价工作，以及时总结经验，发现问题，改进工作。二是直接陈述考核小组的评价结果，然后具体展开分析评价工作的开展情况。

（二）主题鲜明

运营管理评价报告的主题应鲜明。主题是评价报告的核心和灵魂，贯穿全文始终，主题突出，报告的阅读者和使用者才会明晰。如果篇幅较长，内容较多，涉及面较广，容易让人抓不到重点，影响运营管理评价工作的结果应用。

（三）结构清晰

评价报告的结构应条理清晰、层次分明。每一个层次都有相对的独立性，又有整体的联系性，使运营管理评价工作成果通过各个环节自然流畅地表现出来。一般可以根据评价工作的重点，分点分段描述，对照评价标准，阐明评价过程和结果，指出问题，分析原因，层层递进，环环紧扣。

（四）结论明确

运营管理评价报告的结论是整篇文章的提炼和升华，应言简意赅，概括性地指出对评价对象一定期间运营管理工作的评价结果，明确意见。

第五节　运营管理评价结果应用

公立医院应定期开展运营管理评价工作，动态掌握和评价运营管理工作进展及实施效果，并将运营效果和评价结果及时在医院内部各个层面进行沟通反馈，实现横纵双向协作，院科两级协同发展。

一、优化资源配置

根据运营管理评价结果，加强医院资源调配和优化，促进人、财、物、技术、

空间、设施等资源动态匹配，提高内部资源配置对医、教、研、防等工作的协同服务能力，提高资源使用效率和效益。

二、改善运营流程

运营流程包括业务流程和管理流程，根据运营管理评价的结果，医院应深刻分析，找出原因，坚持问题导向和目标导向，改善不合理、不科学的运营流程，从注重系统性、协同性和高效性三个方面，持续优化流程设计，确保运营流程能够及时适应医院内外部环境和条件的变化，更好地服务患者。

三、提高决策质量

医院应将运营管理评价结果重点应用于业务管理、资源规划、资金统筹和风险防控等方面，通过对运营数据进行标准化、集成化、自动化处理，实现数据共享，强化数据应用，为医院管理持续改进提供全面、准确、及时的数据支撑，进一步提高运营效率和管理能力，推进医院现代化治理体系构建和治理能力提升。

四、发挥导向作用

合理调整绩效考核方案，将医院运营管理的成效与绩效考核相挂钩，发挥运营管理评价结果的导向作用，建立及时发现问题—分析问题—解决问题的良性循环，促进公立医院向精细化管理转型，切实提高医院的运营管理能力。

第十三章　公立医院运营管理信息化构建

第一节　运营管理信息化简介

公立医院运营管理信息化在整体运营管理体系中承担重要支撑作用，运营管理信息化建设程度更是医院运营管理工作能力和水平的决定性要素之一。然而，纵观大多数公立医院的运营管理信息化系统，都存在着诸多问题，主要表现在：一是缺乏顶层设计和统一规划，管理业务系统众多且相互独立，部分模块或功能缺失，未形成医院整体管理工作流，存在大量信息孤岛，从而导致大量的手工操作造成效率低下；二是现有部分系统已运行多年，期间管理变革、组织变革流程优化融入了太多的定制化内容，因架构及产品的局限，各项管理及业务挑战已难以为继；三是前端医疗系统与后端运营管理系统缺乏统一的数据标准，数据集成质量差，"数出多门"难以分析应用，"存而不流"难以满足决策支持。新形势下，利用信息化手段，建立以精细化运营管理为核心，结合医院战略管理、全面预算、绩效改革、内部控制等实践，拓宽管理应用的广度和深度，达成战略、业务、财务、管理一体化的管理闭环体系，是落实现代医院管理制度的必要举措和重要路径。

近五年来，一系列的政策发布为公立医院运营管理信息化建设指明了方向和道路。

2017年7月14日，国务院办公厅发布《关于建立现代医院管理制度的指导意见》，提出要健全信息管理制度，强化医院信息系统标准化和规范化建设，与医保、预算管理、药品电子监管等系统有效对接。完善医疗服务管理、医疗质量安全、药品耗材管理、绩效考核、财务运行、成本核算、内部审计、廉洁风险防控等功能。加强医院网络和信息安全建设管理，完善患者个人信息保护制度和技术措施。

2020 年 12 月 21 日，国家卫生健康委和国家中医药局联合印发《关于加强公立医院运营管理的指导意见》（国卫财务发〔2020〕27 号），要求强化信息支撑，包括：建立运营管理系统和数据中心，实现资源全流程管理；促进互联互通，实现业务系统与运营系统融合；利用数据分析技术，构建运营数据仓库，建立决策分析体系，推进决策分析一体化平台建设，加强分析结果应用，提高决策质量。

2021 年 9 月 14 日，国家卫生健康委和国家中医药管理局联合发布《公立医院高质量发展促进行动（2021—2025 年）》（国卫医发〔2021〕27 号），主要包括四个重点建设行动和四个能力提升行动，其中，信息化建设、大数据应用、提升公立医院精细化管理水平等成为行动重点工作。

2022 年 4 月 19 日，国家卫生健康委和国家中医药管理局发布《公立医院运营管理信息化功能指引》（国卫办财务函〔2022〕126 号）（下称《指引》），明确指出公立医院运营管理信息化是实现业务管理和经济管理科学化、规范化、精细化的重要支撑和基础保障，建设过程中应将两者的流程管控和管理要求进行整体设计、有效衔接、融合贯通，并持续推进两类数据的分析应用。

《指引》要求，按照系统互联、数据共享、业务协同原则，公立医院运营管理信息化建设工作需要构建与自身管理需要相适宜的顶层蓝图设计，对医院原有的医疗业务系统和医院管理系统进行梳理和优化，对缺失的功能模块明确建设任务、加快建设进度，利用信息化手段进一步推动核心业务工作与运营管理深度融合，提升医院业务活动和经济活动科学化精细化的管理质量。

《指引》指出，公立医院运营管理信息化除了关注业务能力、基础功能外，还要把数据作为医院运营管理的重要资源，利用人工智能、大数据及物联网等新技术作为医院运营管理的重要工具与手段，将网络信息与数据安全作为医院运营管理的底线能力进行设计。

第二节　运营管理信息化总体要求

针对医院运营管理的业务需求和当前医院内部管理的特点，公立医院运营管理信息化应实现"五化"要求，即"集成化、内控化、服务化、数据化、智能化"，具体要求分别为：

一、集成化

运营管理信息化系统应建立整合集成体系。围绕人力、财务、物资、基础运行等领域，以医疗、教学、科研、预防等业务为核心着眼点，进行各类业务与管理工作的集成和串联。运营管理信息化应关注下列几个层面的集成与整合：

（1）与医疗、教学、科研、预防等业务系统的集成与整合：医、教、研、防等医院业务系统是医院内部各项资源配置、使用管理需求的源头，也是各类资源的最终流向，通过信息化手段，实现医、教、研、防业务系统与运营管理系统的集成，是实现业财融合的必要保障，也是运营管理能够真正支撑医院业务发展的必要条件。

（2）运营管理所涉及的人力、财务、物资、基础运行等管理类系统的集成与整合：各类资源配置管理系统内部有紧密的业务协同、数据协同与管理一致性要求，运营管理信息化需要建立人、财、物集成一体化的管理体系，支撑管理业务的协作性，各类资源配置的协同性与管理决策的一致性。

（3）软件、硬件、网络基础设施的集成与整合：软件业务的集成整合离不开基础支撑的硬件网络体系的集成与整合，运营管理信息化系统需要将各类信息系统纳入全院整体集成化的软件、硬件、网络连接、信息安全管理等统一基础设施。

二、内控化

内部控制是运营管理工作的关键话题，是避免组织运营风险、保障安全有效运行的必要举措。运营管理信息化着重关注将各类管理制度、管理流程、管理规则、管理权限、管理人员等各类管理要素以信息系统形式进行固化，因此运营管理信息化系统不仅是一组相互连接的软件，更是各类内部控制的有形化。

因此，在推进运营管理信息化建设的过程中，必须要关注对医院各类管理制度、流程的梳理和确认，将信息系统建设过程作为运营管理提升的关键过程。此外，信息化系统也不应是机械化的系统，一方面应要求系统能够适应合理的内控流程的持续优化和调整，另一方面也要发挥信息技术的特点，将内控过程与要求柔性化、智能化、透明化，实现内部控制从控制与阻止向自动辅助和主动提醒转变。

三、服务化

运营管理信息化系统是运营管理部门面向全院提供支持的管理工具，需要特别强调对医院不同对象的服务支撑。重点包括：

（1）对各管理职能业务的服务支撑：运营管理信息化系统应满足所涉及的相关运营管理业务工作的开展，并着重关注信息化系统在降低人工重复性、主动进行风险提示与管理、提供有力的业务管理分析支持等方面的服务性支持。

（2）对临床、医技、医辅科室的服务支撑：运营管理需要特别关注对临床、医技、医辅等业务科室的运营指导，信息化应重点为科室管理提供各类适宜的支撑服务。

（3）面向医务人员的各类便捷服务：运营管理系统需要面对全院医务人员人、财、物相关事务性处理工作，提升此类工作的服务便捷性是提升医务人员满意度、提高工作效率的必然要求。

（4）对院领导的管理决策支持：运营管理信息化系统很重要的目标是为院领导和管理层提供各类决策支持服务，提升决策的科学性、有效性，持续完善管理闭环。

四、数据化

数据化是运营管理信息化的必然要求。运营管理信息系统需要在满足各类业务开展需求的同时，沉淀运营数据资产，为各类管理决策提供数据支持。

运营管理信息化系统的数据化要求不是简单地要求信息系统生成数据和流转数据，而是在推动信息化建设过程中，将业务梳理、数据治理与信息化建设作为三位一体的问题进行考虑和设计，数据化应贯穿于信息化建设过程的各个环节。

五、智能化

从信息化走向智能化是信息化系统发展的必由之路。各类智能化技术手段，有利于提升运营管理工作效率、进行风险识别预警、辅助管理决策。

主要可关注的技术手段包括：利用 OCR 进行发票票据识别，利用智能语义解析技术进行合同文本等文字性信息自动处理，利用 RPA 技术进行各类重复性任务的自动执行，利用机器学习算法进行数据分析、预测和挖掘，利用区块链技术构建运营管理协同可信体系，利用智能物联技术实现物资资产智能跟踪管理，利用智能语音技术提高运营管理信息系统用户交互的友好性等。

第三节　运营管理信息化建设内容

一、建设内容

《关于加强公立医院运营管理的指导意见》指出，公立医院运营管理信息化建设应重点关注以下三个方面的内容：

（一）建立运营管理系统和数据中心，实现资源全流程管理

主要围绕人力、财务、物资、基础运行、综合决策五大领域，医疗、医保、药品、教学、科研、预防六大事项，重点建设人力资源管理系统，资金结算、会计核算、预算管理、全成本管理、审计管理等财务系统，绩效考核系统，物资用品管理系统（药品、试剂、高值耗材、低值耗材及办公用品、消毒器械及材料、物资条码等），采购管理系统（供应商、采购计划、订单管理等），制剂管理系统（中药材和制剂原料、中药饮片和制剂成品），资产管理系统（房屋、医疗设备、后勤设备、无形资产、在建工程），内部控制、项目、合同、科研、教学、后勤等管理系统，以及基础平台、数据接口和运营数据中心等。

（二）促进互联互通，实现业务系统与运营系统融合

医院应当依托信息平台，加强信息系统标准化、规范化建设，强化数据的协同共享，实现临床与管理系统间的互联互通。通过信息系统应用完成原有工作流程的重新梳理及再造，让信息多跑路，实现业务管理与运营管理的充分融合。

（三）利用数据分析技术，构建运营数据仓库

从医、教、研、防各业务信息系统中抽取用于支持运营管理决策的相关数据，经过清洗转换形成运营数据仓库，为运营数据分析展示和运营决策模型构建提供依据。

二、业务域与建设系统要求

按照《公立医院运营管理信息化功能指引》要求，医院运营管理信息系统应考虑9个业务域45级163个功能点。9个业务域包括业务活动域、综合管理域、财务域、资产域、人力域、事项域、运营管理决策域、数据基础域、基础管理与集成

域；45 级、163 个功能点分别围绕医、教、研、防等业务活动，预算资金资产成本管理等经济活动，人、财、物、技术等资源配置活动进行功能设计。

　　系统功能根据其组织关系，可以分为运营管理决策层、运营管理应用层、运营管理支撑层；运营管理支撑层提供基础平台与集成、数据治理与管理的支撑；运营管理应用层为针对各业务应用的管理系统；运营管理决策层基于运营管理数据提供不同层次的决策分析服务，详见图 13-1。

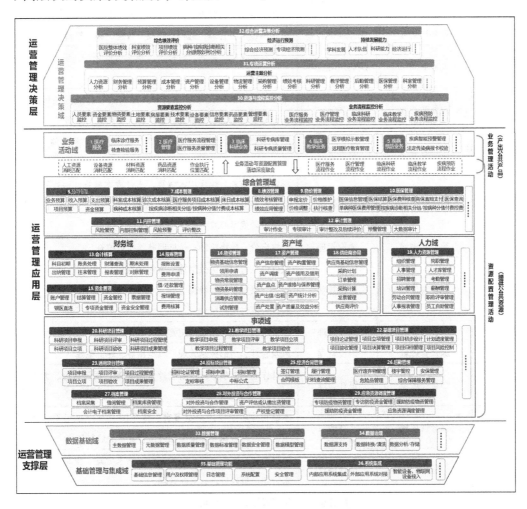

图 13-1　公立医院运营管理功能体系图

　　按照《公立医院运营管理信息化功能指引》要求，并结合医院信息化领域通常的信息系统划分，运营管理信息化系统建设需要对医教研防业务活动、综合管理、财务、资产、人力、事项、运营管理决策、数据基础、基础管理与集成 9 大类业务，45 级 163 个功能点进行功能设计，并实现这些系统与业务活动域中相关业务系统的集成与整合，详见表13-1。

表13-1　　　　　　　　　　运营管理信息化子系统一览表

序号	业务域	业务系统	业务系统主要功能
1	业务活动域	医疗服务	临床诊疗服务、护理服务、药品服务、检查检验医技服务
2	业务活动域	医疗管理	诊疗组织管理、医疗技术管理、医疗安全管理
3	业务活动域	临床科研服务	临床科研专病库数据管理、临床科研专病库流程管理、临床科研专病库质量管理、药品使用监测、临床综合评价管理
4	业务活动域	临床教学业务	医学模拟示教管理、远程医疗教育管理、临床轮转管理
5	业务活动域	疾病预防业务	完成各类法定传染病及时报卡、疾病智能预警、院内感染预警及管理
6	业务活动域	其他	本域相关功能描述未尽事宜，按照国家及行业相关标准规范，医院可考虑实际情况和最佳行业实践进行拓展
7	综合管理域	预算管理	业务预算、收入预算、支出预算、项目预算、采购预算、资金预算
8	综合管理域	成本管理	科室成本核算、诊次成本核算、床日成本核算、医疗服务项目成本核算、病种成本核算、按疾病诊断相关分组/按病种分值付费成本核算
9	综合管理域	物价管理	申报定价、价格维护、价格调整、执行核查
10	综合管理域	医保管理	医保信息管理、医保结算、单病种医保费用管理、医保费用核查、医保查询、商保直赔支付、按疾病诊断相关分组/按病种分值付费控费
11	综合管理域	绩效管理	绩效考核管理、绩效应用管理
12	综合管理域	内控管理	风险管理、内部控制管理、风险预警、评价整改
13	综合管理域	审计管理	审计作业、专项审计、后续评价与整改、预警管理、大数据审计
14	综合管理域	其他	本域相关功能描述未尽事宜，按照国家及行业相关标准规范，医院可考虑实际情况和最佳行业实践进行拓展
15	财务域	会计核算	科目期初、账务处理、账簿查询、期末处理、出纳管理、往来管理、报表管理、对账管理
16	财务域	报账管理	报账设置、费用申请、借/还款管理、报销管理、费用核算
17	财务域	资金管理	账户管理、结算管理、资金管控、票据管理、银医直连、专项资金管理、资金安全管理
18	财务域	其他	本域相关功能描述未尽事宜，按照国家及行业相关标准规范，医院可考虑实际情况和最佳行业实践进行拓展

续表

序号	业务域	业务系统	业务系统主要功能
19	资产域	物资管理	物资基础信息管理、领用申请、物资常规管理、物资条码管理、消毒供应管理、试剂管理
20	资产域	资产管理	资产信息管理、资产购置管理、资产调拨、资产领用及借用、资产盘点、资产处置、资产出借/出租、资产维修及保养管理、资产统计分析、资产质量与效益分析
21	资产域	供应商协同	供应商基础信息管理、采购计划、订单管理、采购结算、发票管理、供应商评价
22	资产域	其他	本域相关功能描述未尽事宜,按照国家及行业相关标准规范,医院可考虑实际情况和最佳行业实践进行拓展
23	人力域	人力资源管理	组织管理、岗职管理、人事管理、人才库管理、招聘管理、劳动合同管理、考勤管理、薪酬管理、培训管理、职称评审管理、报表管理、员工自助管理
24	人力域	其他	本域相关功能描述未尽事宜,按照国家及行业相关标准规范,医院可考虑实际情况和最佳行业实践进行拓展
25	事项域	科研项目管理	科研项目申报、科研项目评审、科研项目立项、科研项目过程管理、科研项目验收、科研项目成果管理
26	事项域	教学项目管理	教学项目申报、教学项目评估、教学项目立项、教学项目验收、教学项目过程管理
27	事项域	基建项目管理	项目论证管理、项目立项管理、项目初步设计、计划进度管理、项目验收管理、项目决算管理、项目归档管理、项目风险控制
28	事项域	通用项目管理	项目申报、项目评审、项目立项、项目过程管理、项目验收、项目成果管理
29	事项域	招标项目管理	招标论证管理、招标申请、招标管理、定标审核、中标公示
30	事项域	经济合同管理	签订管理、履行管理、合同模板、归档查询管理
31	事项域	后勤管理	医疗废弃物管理、楼宇管控、安保管理、危险品管理、综合保障服务管理
32	事项域	档案管理	档案采集、借阅管理、档案库房管理、档案安全、会计电子档案管理
33	事项域	对外投资与合作管理	对外投资和合作管控、对外投资与合作项目评审管理、资产评估和认缴出资管理、产权登记管理
34	事项域	应急资源调度管理	专项防疫物资管理、专项防疫资金管理、援助防疫物资管理、援助防疫资金管理、应急资源调度管理

续表

序号	业务域	业务系统	业务系统主要功能
35	事项域	其他	本域相关功能描述未尽事宜，按照国家及行业相关标准规范，医院可考虑实际情况和最佳行业实践进行拓展
36	运营管理决策域	资源与流程监控分析	资源要素监控分析、业务流程监控分析
37	运营管理决策域	专项运营分析	运营主题分析
38	运营管理决策域	综合运营决策分析	综合绩效评价、经济运行预测、持续发展能力分析
39	运营管理决策	其他	本域相关功能描述未尽事宜，按照国家及行业相关标准规范，医院可考虑实际情况和最佳行业实践进行拓展
40	数据基础域	数据管理	主数据管理、元数据管理、数据质量管理、数据标准管理、数据安全管理、数据模型管理
41	数据基础域	数据治理	数据源支持、数据转换/清洗、数据分析/储存
42	数据基础域	其他	本域相关功能描述未尽事宜，按照国家及行业相关标准规范，医院可考虑实际情况和最佳行业实践进行拓展
43	基础管理与集成域	基础管理功能	基础信息管理、用户权限管理、日志管理、系统配置、安全管理
44	基础管理与集成域	系统集成	内部应用系统集成、外部应用系统对接、智能设备、物联网设备接入
45	基础管理与集成域	其他	本域相关功能描述未尽事宜，按照国家及行业相关标准规范，医院可考虑实际情况和最佳行业实践进行拓展

（1）业务活动域。包括医疗服务、医疗管理、临床科研服务、临床教学业务、疾病预防业务等功能。本指引为整体性体现医院运营管理框架列举出医教研防等业务，具体功能不展开描述。

（2）综合管理域。包括预算管理、成本管理、绩效管理、物价管理、医保管理、内控管理、审计管理等8级33个功能点。

（3）财务域。包括会计核算、报账管理、资金管理等4级20个功能点。

（4）资产域。包括物资管理、资产管理、供应商协同等4级22个功能点。

（5）人力域。包括人力资源管理等2级12个功能点。

（6）事项域。包括科研项目管理、教学项目管理、基建项目管理、通用项目管理、招标项目管理、经济合同管理、后勤管理、档案管理、对外投资与合作管理、应急资源调度管理等11级53个功能点。

（7）运营管理决策域。包括资源与流程监控分析、专项运营决策分析、综合运营决策分析等 4 级 6 个功能点。

（8）数据基础域。包括数据管理、数据治理等 3 级 9 个功能点。

（9）基础管理与集成域。包括基础管理功能、系统集成等 3 级 8 个功能点。

第四节 运营管理信息系统技术方案

一、运营管理信息系统总体技术框架

为保证医院资源配置活动与业务管理活动的开展，支撑运营管理系统自身业务运行及与其他相关系统的统一集成与互联，实现实物流、资金流、业务流、信息流四流合一，运营管理信息化系统需要进行整合的技术架构设计与建设。

《公立医院运营管理信息化功能指引》提出的运营管理信息系统总体技术框架如图 13-2 所示，整体技术框架中主要包括三个能力、一个中心、两个保障等。其中，三个能力分别为基础能力、技术能力、服务能力；一个中心为医院数据中心；两个保障为标准规范和网络信息安全。

（1）基础能力：基础能力是指医院运营管理信息系统运行所准备的基础设施及运行环境，包括但不限于基础设施、基础软件、网络资源等。基础设施包含医院运营管理信息系统运行需要的机房环境、服务器资源、存储资源、灾备等相应的基础设施。基础软件包含医院运营管理信息系统运行需要的操作系统、数据库、数据仓库、中间件等必备软件。网络资源主要包含医院内部网络资源、互联网资源、移动互联网资源、物联网资源等。

（2）技术能力：技术能力是指在医院运营管理信息系统运行时应为医院提供的技术框架性服务，包括与系统基础运行有关的、与系统集成应用有关的、与数据分析和挖掘有关的、与系统信息安全有关的、与系统新技术融合有关的技术能力。与系统基础运行有关的技术能力是医院运营管理信息系统建设不可或缺的基础性技术，包括但不限于事务管理技术、日志管理技术、缓存管理技术、大对象处理技术、大分布式存储与计算技术等。与系统集成应用的有关技术能力，包括但不限于工作流引擎、消息队列技术、集成技术等。与数据分析和挖掘有关的技术能力主要用于为不同层级的管理人员提供数据分析、决策分析等工具，包括但不限于报表工具技术、统计图形技术、商务智能（BI）等。与系统信息安全有关的技术能力，包

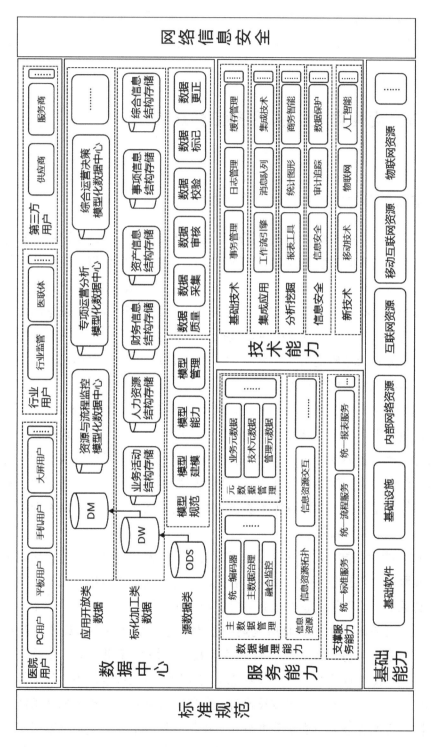

图 13－2　医院运营管理信息系统总体技术框架

括但不限于信息安全服务、审计追踪服务、数据保护服务等。与系统新技术融合有关的技术能力，用于促进新技术在运营管理方面的应用，包括移动技术、物联网技术、人工智能技术等。

（3）服务能力：服务能力主要分为数据服务能力和支撑服务能力。数据服务能力主要用于提供统一数据及数据治理，包括但不限于主数据管理、元数据管理、信息资源管理等。主要完成支撑应用的相关服务能力建设，包括但不限于统一标准服务、统一工作流程服务、统一报表管理服务等。

（4）医院数据中心：医院数据中心是为了实现医院运营与业务的广泛连接，通过高效数据管理框架支撑决策释放数据价值，赋能医院管理活动。数据中心需要具备多种数据管理及数据建模管理能力。数据中心需处理不同来源的数据，并提供多样的数据应用，应达到分层设计要求。按照数据自下而上的流入分为源数据、清洗加工类数据、开放应用类数据等。数据质量管理体系包括对数据源接口、数据实体、处理过程、数据应用和业务指标等相关内容的管控机制和处理流程，也包括对数据质量管控处理的信息总结和知识应用等辅助内容。数据建模管理应与数据标准相结合，通过模型管理维护各级模型的映射关系，通过关联数据标准保证数据开发的规范性、保证架构设计和数据开发的一致性，并提供多维数据分析能力、场景化分析能力、交互化分析能力（如经济运行预测等、度量函数技术、经济学分析算法建模、智能分析算法建模、面向多层级运营报告输出能力和数据可视化能力）。

（5）标准规范保障体系：遵循国家、行业等相关管理标准、技术标准、数据标准。具备客观性和通用性的标准进行信息化统一管理，实现标准信息可共享、可识别、可转换、可调整、可继承等。

（6）网络信息安全保障体系：遵循国家、行业等相关安全规范。具备物理环境、通信网络、区域边界、计算环境、数据等安全管理和技术防护能力。

二、系统技术路线选择

（一）技术路线选择要点

1. 坚持标准和开放的技术体系

采用开放的、标准的、主流的、成熟的系统平台、开发手段与信息技术规范。采用符合行业标准的应用集成技术，建立有效集成的应用系统。采用数据管理、业务功能、用户界面相分离的多层架构，使整个应用系统体系架构在保持稳定的同时具有足够的可扩展性。

2. 采用先进、成熟的技术路线和产品

在适应公立医院运营管理信息化建设需求的前提下，选用较为先进、相对成熟的技术，构建相适配的系统架构，满足未来一定时期业务发展的功能需要，灵活进行二次开发和系统扩展，使系统具有一定的前瞻性，以此提高开发效率，降低整个项目的风险。

3. 继承与发展相结合，确保系统的可拆分、可扩展

对各应用模块进行集中、统一的规划和设计，继承解耦整合实用可靠的现有系统，制定规范的接口技术标准，采用成熟的、商品化的部件，定制开发核心业务部分，尽量降低软件开发成本。

4. 业务与技术相融合，确保系统建设的实效性

信息技术从根本上讲是为业务需求服务的，不断提出的业务需求能更好地促进信息技术的提升。在项目建设初期，选用兼顾成熟和先进性的技术产品，从底层逻辑和技术架构上略高满足共性和个性的业务需求，有助于提升信息系统建设的效率。

5. 确保整体系统软件架构层面的安全

完整地进行信息系统功能架构、接口架构、数据架构、安全规划是建设需要充分考虑的问题，技术选型应考虑国产化部署，原则上要做到安全可控，有国内同类技术优先选用国内技术，无相关技术优先选用开源方案。

（二）智能技术及其产品选择

"大智移云"背景下，医院运营信息化建设要用全新的思维和开放的心态，依托于大数据、云计算、移动互联、人工智能、机器学习、区块链等先进技术的综合应用，做好内部综合框架结构优化，具体表现为基础框架构建，集成平台系统搭建，多样化终端建立，借此实现医院信息服务功能最优化。

以全业务报账系统为例，借助 OCR、RPA 等智能技术，内置内控规则与规范，构建融合医院内外部的全量数据库、多维分析业务数据、可视化监测工作流、智能业务财务结算体系，实现传统财务处理模式向信息传输自动化、财务业务智能化及管理决策智慧化的财务变革方向，最大程度地发挥财务及业务数据价值，进一步提升运营效率和管理能力，如图 13-3 所示。

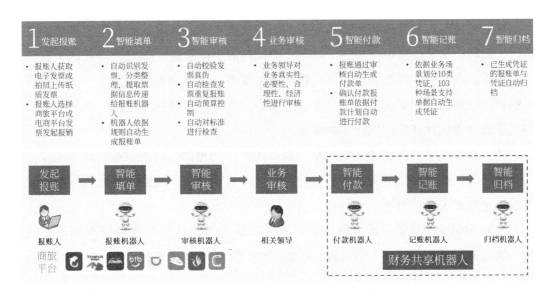

图 13 - 3　全业务报账智能化示意图

第五节　运营管理信息化实施要点

一、医院运营管理体系建设方法

（一）完善运营管理组织结构，推动信息化协同建设

公立医院运营管理涵盖人、财、物、技等方方面面，涉及临床、医技、护理、科研、教学、行政、后勤各个部门，医院运营管理组织可以自上而下地提出运营管理信息化建设顶层设计和业务需求，形成跨部门的信息化系统协同建设，实现业务系统性，帮助相关部门梳理和完善业务流程，推进管理决策应用的各环节落地。

（二）建立健全运营管理体系化流程与方法

医院运营管理包含财务会计、资产管理、资金管理、经济管理、药品管理、耗材管理、设备管理、人力资源管理、科研管理、教学管理、绩效管理等诸多领域，且其管理和支撑的对象——医疗服务的复杂性非常高，因此借助体系的管理思路，以流程体系表达、规范运营管理业务，以 IT 系统固化运营管理流程、以运营数据分析评价运营管理质量，基于数据化的评价结果形成科学的运营决策机制成为必须的手段。

从近年医院运营管理流程体系建设与创新实践来看，医院运营管理流程体系在建设、运转、提升过程中存在若干难题：跨部门的协同管理，信息化功能缺失制约了流程立、改、废的动态管理；部门内部表单繁多，非增值流程节点多，数据流转不畅；部门间岗位职责或多或少存在交叉或空白地带，管理存在空隙。这些问题极容易造成流程设计和实际执行"两张皮"。

基于业务流程"理清楚、管起来、持续优化"的理念，对医院运营管理流程进行全面梳理，整合优化制度、组织岗位、业务表单等要素，构建医院运营管理流程体系。主要方法概述如下：

（1）理清业务现状。通过统一的、规范的建模方式，开展业务流程调研和优化，规范表述流程环节、工作内容、职责划分、管理要求等内容，实现业务流程可描述、可操作、可分析、可衡量。

（2）理清岗位与流程关系。开展岗位职能调研和优化，通过角色设计实现流程和组织的松耦合管理，通过流程角色与岗位职责匹配，建立起岗位、权限、角色、流程之间的连接关系，消除组织、岗位变动对流程的影响。

（3）梳理端到端流程。在对流程进行梳理的基础上，需要针对医院运营管理核心业务，开展信息系统调研，梳理端到端流程。通过分析接口关系、岗位配置、单据流向等，发现和解决流程断点问题。

（4）建立流程监控机制。以流程梳理为基础，建立关键流程监控和分析体系，采集关键业务数据，对关键流程执行状况进行跟踪，查找运营瓶颈，控制合规风险。

总之，以流程管理为基础，实现制度、标准、风控、绩效等多体系的统一管理，可促进不同管理体系相互融合、相互依托和协同改进，有效提升医院运营管理水平。

二、运营管理信息化规划设计与项目管理

（一）运营管理系统整体设计规划

医院应基于当前具备的信息化水平和能力，并结合发展规模、发展阶段、管理模式，全面评估组织现状、业务现状和技术现状，形成运营管理信息化平台的整体建设目标。

基于整体建设目标，进行医院运营管理系统的设计，采用自上而下、由内而外的系统协同设计理念，理顺制度框架，先设计系统平台，再设计系统功能，将质量

标准、操作规范、制度办法的具体内容嵌入平台搭建中。系统构架分为搭建系统基本框架、找出并解决系统信息化的制约点、全面需求征集、软件功能开发、建立标准化数据接口、网络信息传输、数据应用分布、系统管理与安全等主要步骤，在全面需求征集、标准数据接口、系统与安全等关键步骤，充分考虑制度体系的内容，将制度有机融入系统平台。制度体系与平台系统的结合，是公立医院运营管理体系发挥重要作用的关键。

（二）项目建设过程管理

公立医院运营管理信息化系统建设内容复杂、涉及部门多、建设周期长，因此，有效的项目过程管理是保障项目顺利推进的关键。针对不同团队和不同项目，可采用不同的项目管理方法，OKR 方法是作者项目推进过程中应用的有效方法。OKR（Objectives and Key Results）即目标和关键成果，由英特尔公司制定，经约翰·道尔引入谷歌后，广为大众所知道。

基于 OKR 进行项目管理，并不是忽略项目的整体资源约束、全生命周期的各个阶段和各个管理维度，而是从 OKR、团队和时间频次三个维度对综合性项目所涉及的长周期、多层次、多环节、多角色与多目标的复杂问题，以目标管理驱动、全员参与协同、持续快速迭代的方式进行简化与分解，从而帮助项目组织者能够持续应对组织内部与外部的不断发展变化的复杂环境，并始终推动项目向符合项目本源价值的方向演进和发展，详见图 13-4。

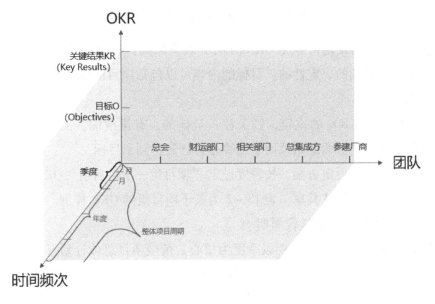

图 13-4 基于 OKR 的医院智慧运营信息化项目管理框架

要实现这一目标，基于 OKR 的医院智慧运营信息化项目管理需要在 OKR 的识别与设定、迭代管理、团队参与三个方面进行思考。

1. 项目管理中的 OKR 识别与设定

OKR 的识别与设定是基于 OKR 的医院智慧运营信息化项目管理中的核心任务。从思考方式上，对目标（O）和对关键结果（KR）的识别需要始终源于"使命—愿景—战略"，在此基础上关注当前的目标和对应当前目标的关键结果，详见图 13 – 5。

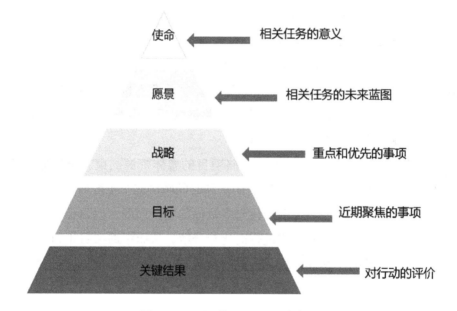

图 13 – 5 项目管理 OKR 思考框架

对目标（O）的设定，遵循 OKR 方法的以下原则：在团队内部可控的、可达到的、以季度为周期的、定性的。目标的内容可以包括项目的业务目标、技术目标和管理目标；

对关键结果（KR）的设定，则关注：具体的、有挑战的、上下左右一致的、基于进度的、定量的。关键结果用于回答是否已经达到了目标。

基于上述识别和设定方案，按季度设定"项目组—子项目组"OKR，并且设定结果信息在整体项目团队共享，表 13 – 2 为某子项目组的 OKR 样例。

2. OKR 项目管理中的迭代周期

OKR 项目管理中，时间周期以季度为核心，衔接项目总体计划（多年）、年度项目计划（年度）、每月结果进度（月度）和周工作进展（周）。

以季度为核心，既是 OKR 方法本身推荐的频次，也符合医院智慧运营信息化项目的特点：医院智慧运营信息化项目中的单一子业务板块从启动到完成通常可以

表 13 -2 项目组某子团队 OKR 样例

OKR 设定——团队：A 团队 时间：2021 年××季度	
目标（O）	（1）成本控费链深入到 DRG 成本 （2）绩效奖金链线上贯穿联通 （3）完成增值税电子发票入电子档案 （4）实现流程自动化嵌入试点
关键结果（KR）	（1）DRG 成本实施上线，产出 12 月份各核算报表××张 （2）单项奖从线上核算—报账—薪酬系统整体线条打通，××个对接功能点全联通 （3）完成会计核算对接安徽省会计云，×××个对接功能点全部联通调试完毕上线运行；100% 实现 12 月份增值税电子发票入电子档案 （4）至少完成一个场景的流程自动化功能

在一个季度或者两个季度左右完成，即使存在部分复杂的子业务板块，也可以通过对子业务板块的拆分，分解为 1—2 个季度的任务；此外，将任务分解为季度迭代完成上线应用，有利于支持运营管理的持续改善，并根据运营管理措施落地的动态反馈结果，及时优化调整各项工作计划。

OKR 以季度为核心管理频次，并不意味着不在项目整体周期和年度的频次进行项目管理，而是将项目整体周期和年度的频次作为概要管理的层次。在项目整体周期的层次上，需要确定整体项目的总体目标和总任务；在年度频次，需要对各个子项目团队年度总体目标和结果达成情况进行复盘，并制定年度总体计划。但对项目整体周期和年度总体计划的细化、分解和跨子项目团队的协同评估均以季度为单位。

在季度目标和关键结果要求设定的基础上，月度和每周主要进行各个子项目团队关键结果达成的跟踪管理以及重点需要协同与协调资源的沟通与配置。甚至在各个团队内部，鼓励团队采用敏捷项目管理的每日例会等沟通形式，进行动态管理。

3. OKR 项目管理中的团队参与

基于 OKR 的医院智慧运营信息化项目管理将院方总体项目负责人、院方责任部门、院方项目经理、项目总体集成方项目经理、院方业务部门、各子业务系统实施厂商团队等整体纳入项目参与团队进行统筹管理，整体形成"业务部门—建设厂商"一对一结对共同对各子业务目标和关键结果负责的管理结构，如图 13 -6 所示。

院方总体项目负责人负责项目整体目标和关键结果的审定和评估，负责医院内各参与部门的管理协调，由院级领导担任。

项目整体管理由院方项目经理和项目总体集成方项目经理协同完成；院方项目经理由项目牵头部门派出，主要负责整体业务目标达成与业务需求确认，并协调组织院内各业务部门；项目总体集成方项目经理主要负责完成业务目标的信息化目标，重点关注跨系统集成目标整合，并协助院方项目经理对参与建设的其他信息化厂商进行管理。院方项目经理与项目总体集成方项目经理共同负责制定整个季度项目总体的目标（O）和关键结果（KR）的制定和评价，并协调组织各业务板块的目标（O）和关键结果（KR）的制定和评价。

各业务板块由业务部门和业务板块承建厂商组队完成，业务部门负责业务目标和关键结果要求的设定，承建厂商负责信息化实现和技术性结果的完成。各季度由业务部门协同承建厂商复盘前一阶段目标（O）和关键结果（KR）的达成情况，并结合当前的内部外环境要求提出本阶段业务目标（O）和关键结果（KR）。

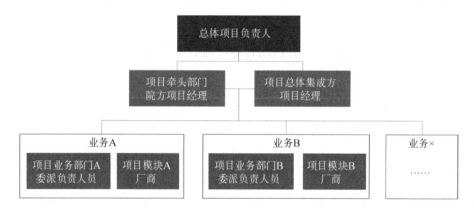

图 13-6　基于 OKR 的医院智慧运营项目管理组织架构

第六节　运营管理信息化建设案例

基于内外部环境的变化与医院运营管理业务工作需求，案例医院推动了整合性的运营管理信息化建设。下面介绍案例医院运营管理信息化建设中的关键问题及落地办法。

一、业务体系架构

结合医院业务实际，将运营管理信息化业务体系架构分为经济管理体系、收入管理体系、资源配置体系、财务及资金体系四个部分，如图 13-7 所示。

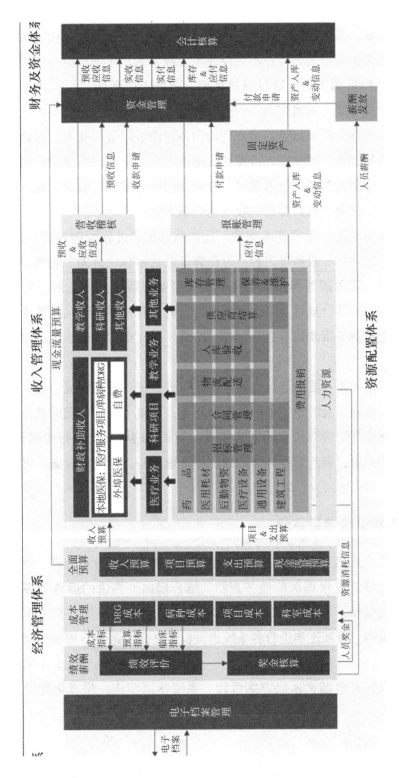

图 13-7 医院运营管理信息化业务体系架构

351

经济管理体系是整个医院运营管理的龙头和主要管理抓手，由预算、成本、绩效三个业务领域构成。其内涵和价值为：全面预算作为医院运营计划的货币表达，旨在实现对医院整个经营行为的管控；建设成本管控体系，实现资源合理消耗，从而实现可持续的医疗资源支撑；通过绩效评价，强化人员激励，使其能力充分发挥，从而促进医疗服务能力的增强。

收入管理体系是整个医院运营价值变现的出口，由医疗服务收入、财政补助收入、教学收入、科研收入、其他收入以及营收稽核六个部分组成。其中营收稽核作为归口管理系统，保障医院运营收入及时、准确地形成医院现金收入，提高医院运营收入核算的质量，使得正确核算后的收入达到最大化。

资源配置体系是医院运营的基本支撑，是资源管理和过程管理的综合。其中，资源管理包括药品、耗材、设备等内容，过程管理包括招标、合同、物流、供应商结算、库存等内容。资源配置体系既根据不同类型医疗资源的特征展开专业化管理，又以过程管理保障其合规性；更为重要的是，为了有效控制医院运营支出，资源配置体系整体上由业务报账体系进行把控，实现了对支出合理性、合规性的有效控制。

财务及资金管理体系主要由会计核算、资金管理、资产管理构成。其中，会计核算定位于真实、准确、及时地记录医院运营业务，是整个运营管理的基础；在全面预算的控制下，资金管理以资金计划为主线，对资金的收和支进行控制和管理，保障医院现金流的健康；资产管理以资产效能为管理核心，对医疗设备、无形资产进行管理。

二、信息系统分步建设路线

鉴于运营管理信息化工作是一项复杂的体系化工作，需要分步推进，案例医院运营管理信息化建设首先根据医院业务现状，结合国内外先进的运营管理建设经验，进行顶层方案设计；在此基础之上进行相关系统的落地实施，并采用统一规划、分步实施的策略，分期逐步进行各系统建设；最终完成运营管理信息化项目落地运行。

具体核心建设任务包括：顶层方案设计、系统落地实施、信息化建设落地指导，详见图13-8。

（一）顶层方案设计

运营管理信息化顶层设计是项目的首要核心任务，是后续系统建设的纲要与指

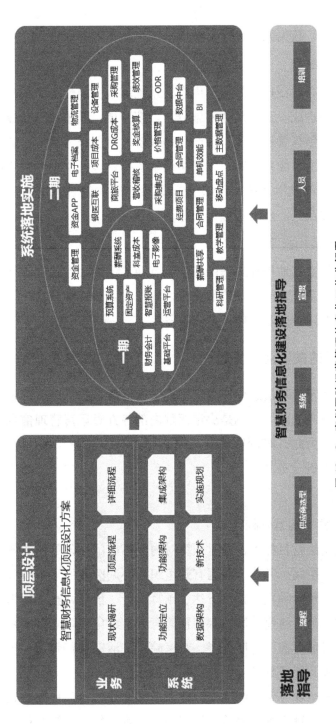

图 13 - 8 案例医院运营管理信息化工作分解图

引。顶层方案设计主要包括两大部分：业务设计与系统设计。其中，业务设计主要是顶层流程与详细流程的梳理、规划与设计；系统设计包括系统功能定位、功能架构设计、集成架构设计、数据架构设计、新技术应用及实施规划等。

（二）系统落地实施

系统落地实施是核心建设任务的主体内容，系统落地实施任务完成质量直接影响到建设目标是否能够达成。系统落地实施分为二期开展，其中：一期建设系统模块包括财务会计系统、预算管理系统、资产管理系统、智慧报账系统、薪酬管理系统、科室成本系统、电子影像系统等；二期建设系统模块包括资金管理系统、会计电子档案管理系统、项目成本系统、DRG 成本系统、采购管理系统、绩效考核管理系统、绩效奖金管理系统、合同管理系统等。

（三）信息化建设落地指导

运营管理信息化建设落地指导工作的开展，有助于建设项目的稳步开展以及系统上线后稳步的运行、系统功能与价值的充分发挥，其主要任务包括：辅助供应商选型、理念宣贯、人员培训以及其他信息化服务等。

三、信息化实现的关键业务场景

如何发挥和体现运营管理信息化在内部管理中的价值是在推进运营管理信息化建设过程中始终需要思考的问题，也是决定医院内部各方对运营管理信息化工作支持和参与程度的关键。为此，案例医院运营管理信息化工作重点关注"四个关键点、五条管理链"的关键业务场景。

（一）四个关键点

1. 预算一张网，集中运营管控

预算管理是在既定经营目标下，通过预算对内部各部门、各单位的各种财务及非财务资源进行分配、控制、考核，从而有效组织和协调医院的生产经营活动。具体包括管理目标分解、预算编报、预算下达、预算执行、预算调整、预算分析和考核等环节，以加强和规范各科室、职能部门预算行为，细化医院战略规划和年度运营计划，实现经济业务的可控、有序开展，对医院经济活动进行管理、控制、分析和监督，配合战略实施和保证日常业务开展完成目标。

预算管理系统是整个业务管理的源头，建立从编制到执行、从调整到控制、从分析到考核的全面预算管理系统，涵盖预算编制、预算批复、预算执行与控制、考核评价等环节的闭环管理流程，过程中辅以预算的调整功能，如图 13-9 所示。

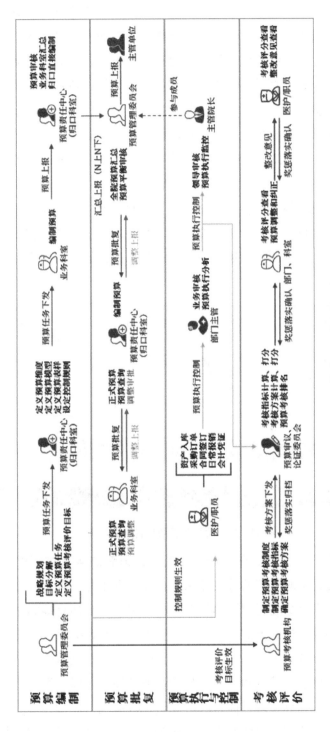

图 13-9 全面预算管理系统整体业务流程

在此应用场景下，（1）预算编制以政策、战略为驱动，以绩效为杠杆。系统根据历史数据和实际情况，平衡日常收支预算；对资产采购预算，预算码支持一键贯穿资产全生命周期管理；对项目预算进行指标细化，加强支出控制。（2）预算落实归口管理，责权对等。系统构建三级归口管理，分级管控预算管理体系，落实内控管理流程。编制归口事前把关，倒逼归口部门事前筹划；执行归口事中控制，对所负责的事项进行审核控制，做到心中有数，按预算行事；评价归口事后应用，归口部门对所负责的事项执行进度、效果进行跟踪分析，及时采取措施，实现预算责任层层落实。（3）在预算执行与控制方面，根据医院的管理要求，支持灵活的控制策略；通过控制规则的设置，让医院根据自身管理诉求，对不同的科室、项目、预算指标采取不同的系统在线实时控制策略。（4）借助运营中台，实现预算系统与采购系统、物流系统、报账系统、资金管理系统、科研系统等业务系统的全面打通，实现预算占用、预算执行、预算核销等的闭环管理，完成预算考评分析，如图13－10所示。

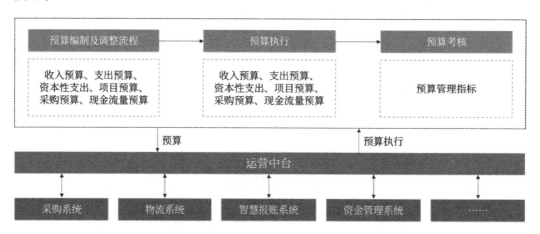

图13－10　全面预算闭环管理逻辑图

预算管理作为医院管理的重要基础工具，在医院的运营过程中发挥着战略导向、连通传递及优化资源配置的重要作用。全面预算作为医院年度经营计划的货币化表达，向上承接医院最高运营层面的医院战略规划，在预算编制中天然体现医院战略意志，并以预算下达的方式将医院战略意志及战略目标通过数据中台传导到医院日常医疗业务及运营管理活动中；医院日常医疗业务及运营管理活动以预算控制的形式实时受到战略意志的制约，并将日常业务开展结果以预算执行数的形式通过数据中台实时反馈至预算管理，体现战略规划执行情况；通过预算分析实现对日常业务开展情况的二次监测，由此实现医院战略执行与日常业务开展的贯通，打破以往医院战略规划与日常业务开展"两张皮"的管理痛点。

2. 集团一本账，财务与成本并行核算

公立医院目前核算主体比较多，做到数据同源、统一口径、智能记账、合并报表、成本自动归集等是智慧财务的基本功能。为满足政府会计制度要求，医院应构建"财务会计和预算会计适度分离并相互衔接"的会计核算模式，将成本核算和会计核算实现并行核算，如图 13 - 11 所示。

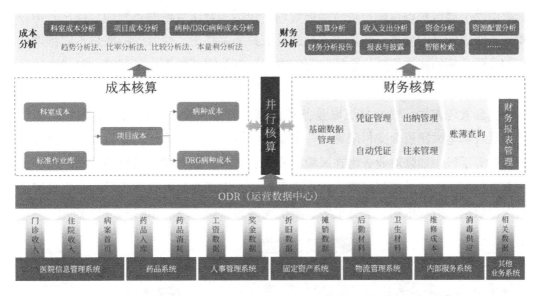

图 13 - 11　医院财务与成本并行核算体系示意图

在以往的成本核算中通常有两种取数方式：一是从会计核算系统取数，但由于会计核算成果数据本身具有高度的抽象性与概括性，导致成本核算结果数据颗粒度粗、准确性差，很难满足管理的需要，大幅降低了成本数据价值；二是直接从各个业务系统取数，这种取数方式确保了成本数据较好的颗粒度，但往往导致成本数据与会计数据出现较大差异，带来很大的核对、校准的工作量。

医院通过日常医疗业务及运营活动的开展，实现药品、耗材、设备等医疗资源的采购、仓储、领用、消耗，并承担相关的医护人员薪酬、奖金、福利等人力成本，这些数据都实时同步至数据中台。通过数据中台的建设，成本核算系统与会计核算系统都从数据中台取数，确保了数据同源、数据口径的一致性。这样的设计在避免数出多源导致核对困难的同时，也保证了成本核算数据的颗粒度与准确性。同时，成本数据通过数据中台反馈至全面预算管理系统，反映医院日常医疗业务及运营管理结果的预算执行情况。

3. 资金一个池，集中资金管控

通过构建集团全级次的资金管理系统，打通医院与多家银行的系统直联，完成账户的全生命周期管理，进而发挥资金规模效应，优化资金配置，提升资金使用效率。

医院集团化管理是公立医院发展的必然趋势。为应对集团化管理，集团账户方面应进行统一的全分级、全生命周期管理。为适应医院资金集中管理的要求，对医院集团及下属医院银行账户进行全面管理，包括：合作金融网点管理、账户开销户操作、账户信息的变更、账户直连开通及账户相关登记。同时支持账户不同维度的查询统计，例如账户信息、余额、明细查询，以及按金融机构、医院、归属地统计账户。

资金管理方面，资金系统以业务数据作为管理依据，支持自定义预警指标维护，通过单笔大额资金支付限额、业务重复性检查、账户累计付款检查、大额存单的监控等手段，加强对业务潜在风险的提醒和预警；针对同一供应商、同一金额的付款进行提示，有效控制风险，防止重复付款，实现收款管理应收尽收，实现资金与医疗票据、财政票据、承兑汇票、增值税票的联动管理。如图 13－12 所示。

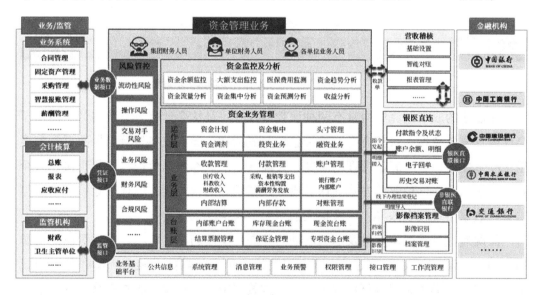

图 13－12　集团资金管理业务框架

通过对集团资金从编制、调整到控制、分析的计划、排程，加强了资金使用的计划性、准确性和规范性，降低了资金管控风险。集团资金池实现集团资金归集，在实际应用中，对门户、收支两条线、二级联动、代理行和集中监控等多种资金管理模式进行组合，实现资金管理体系中的多模式随意组合和多种模式自由切换，为各成员单位提供差别化的资金管理服务。

4. 绩效一根棒，激活组织活力

基于 ODR 的绩效考核与分配系统有效解决了医疗行业绩效考核数据来源、整合、准确、及时的问题，系统通过灵活、全面的核算单元和考核指标设计，以指挥棒的作用推动医院调结构、提效率、控费用、抓发展，如图 13 - 13 所示。

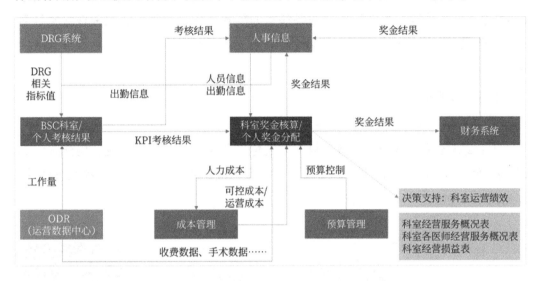

图 13 - 13　基于 ODR 数据共享的绩效考核示意图

医院绩效考核的整体思路是落实战略、全员参与闭环管理。一方面，绩效考核作为预算管理—成本管理—绩效考核管理闭环的关键一环，基于数据中台与预算管理、成本管理实现数据实时、同源、共享，有效解决了绩效考核数据来源广、数据整合困难、数据不准确、不及时的问题。另一方面，绩效考核直接对医院年度经营计划进行指标量化，并将量化指标通过数据中台传导至日常运营管理活动中，以发挥绩效考核的指挥棒作用，促进医院年度经营计划的贯彻落实，最终促进医院战略目标达成。

绩效考核系统应具备精细化的核算单元设计，通过对方案灵活调整的支持和更加高效的运算，实现绩效的闭环管理，完成全面预算管理模式下的绩效考核，支持医院诊疗组等具有医疗特色的管理模式，更为灵活、轻便、全面和实用。

站在医院运营管理的角度来看，绩效考核系统主要业务环节包括制定集团战略目标地图，绩效方案的制定与调整，绩效考核数据的采集，绩效考核以及绩效评价反馈。以绩效考核结果及评价反馈内容为依据，再对绩效方案进行优化，实现管理的闭环。上游衔接成本核算流程获取工作量等重要指标数据，下游与绩效奖金的绩效核算数据采集流程打通，为奖金发放提供 KPI 数据。绩效考核是完善预算管理的关键。一方面，只有结合有效的绩效考核，才能将预算编制、执行、调整、分析等环节落到实处，确保预算管理工作顺利实施。另一方面，通过绩效考核，将职工的经济利益与预算执行情况挂钩，形成责、权、利统一的责任共同体，最大程度地调动全员参与预算管理的积极性。

绩效考核审核完成后，系统根据设置的绩效报告模板生成绩效报告。职能科室（学科办、医务处等）可对所管理的各科室的绩效报告进行评价，被考核科室针对绩效报告及评价内容进行反馈，并针对评价制定改进计划，职能科室可跟踪查看改进计划的完成情况。

（二）五条管理链

1. 前台结算链

前台结算链打通 HIS、财政、第三方支付、商保等多个业务系统，构建强大的线上线下一体化智能结算体系，实现商保社保一键结算，全面提升患者就医感受，详见图 13 – 14。

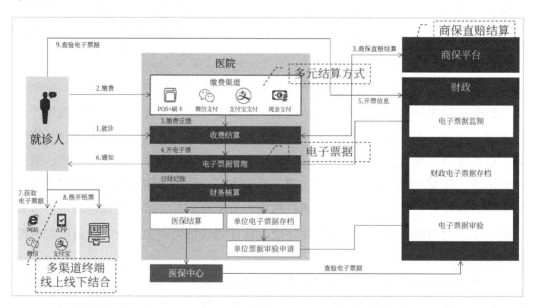

图 13 – 14　多元化智能结算体系示意图

结算过程中应推行电子票据，无须排队结算取票，支持商保在线，为患者提供一键理赔、无感支付、授信就医的线上服务。在就诊或住院过程中，通过与 HIS 系统的对接获取合理且必须的医疗数据用于商保理赔，商保平台基于区块链的数据传输方式对于敏感数据进行加密等级最高的操作再进行传输。

此外，通过营收稽核系统，联通业务数据、财务数据、医保数据，实现对账、差异的流程化处理，为医院把好资金关。具体操作上，接入医疗收入相关的多元化结算渠道，包括微信、支付宝、银联、POS、聚合支付等数据，稽核 HIS 业务数据进行多层级稽核的流程化处理，实现自动稽核为主，手动稽核辅助，实现不同收款方式的差异化稽核，实现差异数据的处理和跟踪，实现在途资金、欠款金额的监控预警。

2. 采购付款链

采购付款链实现耗材、资产、药品全流程打通，业财融合，提升院内管理及供应商感受，详见图 13-15。

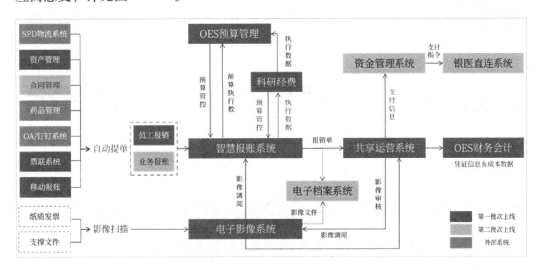

图 13-15 全业务智慧报账系统流程

采购付款链的打造以全业务报账系统为核心，全业务报账系统的功能定位，不仅包括员工提交报销单、供应商付款申请、财务入账，还能满足业务领导线上审批，通过冻结预算实时监控预算执行数及可用余额，进行预算控制。

（1）无接触式员工报账。医院的全业务报账通过智能填单，实现无接触式的全线上流转，化繁为简，促进医院落实内控、实现业财融合，提升内部服务水平。报账系统能够满足医院日常采购报账、差旅报销、借还款、收款报账、科研经费报账、商旅结算等全业务财务工作。

在此应用场景下，① 系统设置贴合医疗行业特色，一点录入，全程共享，员工报账借助 OCR 智能识别全票据、实现验真、防重，最大限度智能填单，实现移动审批；② 实现报账系统与银医直连系统、成本一体化系统、会计核算系统的端到端对接，基于数据共享的各项业务办理变得更为高效，如图 13-16 所示；③ 系统提供医院科研项目申报、立项、中验、结题、结项以及项目经费到账、经费认领、支出报销及支付的全过程信息化管理，并与预算管理系统、共享运营系统、会计核算系统实现一体化业务与流程融合，实现项目经费从预算、到账、报账、分析全周期的精细化管理；④ 系统支持预算实时穿透式查询、落实预算指标在线管控；⑤ 系统内置内控标准与规范知识库进行合规性检查，由人控向机控转型。财务人员真正成为"看不见的财务"，借助信息化全面落实财务内控的要求，让财务更好地服务业务，实现了提质增效。

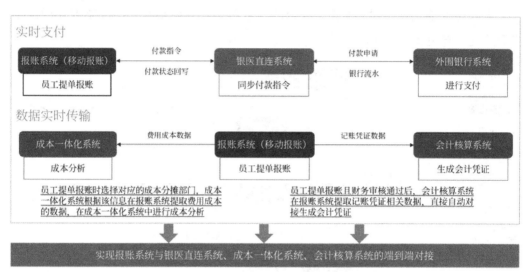

图 13 - 16　报账系统与其他系统实现端到端对接示意图

（2）基于中台的业务报账，实现全流程管理。围绕医教研防做好业务量大、资金量多的耗材、药品、资产业务报账，是医院业财融合的重要路径，如图 13 - 17 所示。业务财务一体化要实现：① 业务上线：线下业务转为线上业务，提高流程自动化水平，最终实现全业务报账的线上化；② 全流程监控：从订单到付款全流程线上监控，结果可查看，过程可审计；③ 预算线上控制：预算线上控制，提升处理效率，最终实现支出预算线上控制；④ 业务系统可直接推送单据至报账系统，如采购系统可直接推送耗材报账单草稿至报账系统；⑤支持电子附件，附件可通过电子 PDF 的形式推送，无须扫描。

以耗材为例，基于中台技术建立耗材采购到付款全流程管理的业务报账系统，打通物资供应、采购、提单、报账、资金支付等多个流程，所有数据统一存储和分发，在数据中台进行主数据管理，实现业务财务一体化。在日常临床扫码耗材的实时消耗时，可进行预算在线管控、成本实时获取、实现数据直接归集；在财务结算过程中，借助高速扫描仪、OCR 图像识别技术实现票据信息智能采集、验真防重、

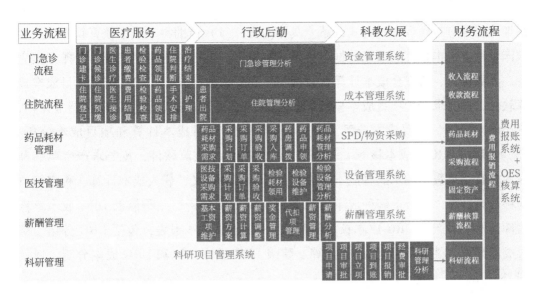

图 13 – 17 基于中台的关键资源业务报账流程

完成三单匹配、影像管理；借助中台技术实现自动提单、一键审批、实时支付、自动生成凭证，中台完成全业务流程集成和在线监控。

3. 绩效奖金链

绩效奖金链是在预算、成本与绩效的关键点管理的基础上，完善并打通人力资源系统、学科绩效考核系统、绩效核算系统、薪酬发放系统，从而形成的一条管理价值链。基于中台的绩效考核与分配系统通过灵活、全面、系统的核算单元和考核指标设计，有效解决了绩效考核数据来源、整合、准确、及时的问题；上游衔接成本核算系统获取工作量等数据，职能部门在线完成学科绩效考核，每月发布后科室可在线进行申诉获得反馈；考核结果通过中台传输给绩效核算系统完成兑现；人力资源系统出具审核后的人员名单和工资职级，对接薪酬系统自动生成工资总表一键提单报账；薪酬系统完成工资、奖金、劳务等人员经费发放，同步预算系统和成本系统归集数据，也为人力资源"一人一表"绩效考核打下数据基础，保证绩效奖金链的业务协同性、数据一致性与管理一贯性。

4. 成本控费链

成本控费链在成本并行核算的基础上，关注厘清集团成本，按规则分配到科室，细化到项目、DRG 及病种，建立模型，核算准确，并在此基础上关注成本核算结果在 DRG 支付管理下对院级评估、科室分析与病种控费管理的深度应用。

基于统一口径、数据同源，成本核算与财务核算完成并行，数据颗粒度直达患者、床位、医生，实现了科室成本、项目成本、DRG 病种成本精细化核算，以成本精细化管控应对医保支付方式改革。具体而言，（1）借助科室成本核算软件，按要求产生科室成本核算的结果数据和科室成本报表，包括基础档案完善、分摊方案完善、参数计算、科室全成本计算、数据校验和成本数据分析。（2）借助项目成本核算软件，按要求产生项目成本核算结果数据和项目成本报表，包括作业模型完善、直接成本计算、资源成本分配、作业成本分配、项目成本计算和项目成本分析。（3）病种（DRG）成本核算。一是借助单病种成本核算软件，按要求产生单病种成本核算结果数据和单病种成本报表，包括单病种定义、病人成本计算、科室级单病种成本计算、院级单病种成本计算和单病种成本分析；二是借助 DRG 成本核算软件，按要求产生 DRG 成本核算结果数据和 DRG 成本报表，包括 DRG 分组、病人成本计算、科室级 DRG 成本计算、院级 DRG 成本计算和 DRG 成本分析，详见图 13 - 18。

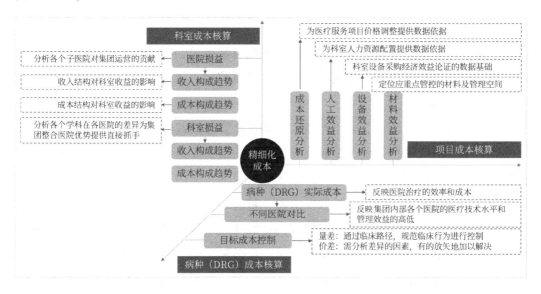

图 13 - 18　精细化成本核算逻辑图

5. 决策分析链

以构建医院运营数据中心为基础，打造三个层面分析：科室层面、管理层面、领导层面，如图 13 - 19 所示。

在运营数据中心构建方面，通过整合医教研相关信息系统和运营管理各业务系统中的关键数据，通过业务数据治理、主数据治理和分析数据治理三种治理手段，保证各类多源数据的准确一致性，并通过统一数据资产、数据模型管理、数据安全管理等管理手段，保证对各类数据的安全有效使用。为使数据充分发挥效能，构建BI 分析支撑平台、AI 算法平台，支撑对运营管理数据的算法建模与可视化建模，满足多层次决策分析应用构建的需求。

在数据分析应用构建上，按照不同应用层次，进行分角色分析的主题及应用设计，满足决策、执行、监督等多部门的运营管理需要。

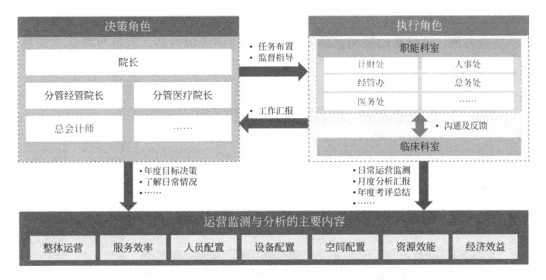

图13-19 不同管理视角的分析体系

以日常运营监测为例，针对医疗服务年度运营目标指标，以及其他需要纳入日常监测范围的医疗服务指标，以实时、动态、可视的数据指标变化，通过逐层分析，清晰定位问题所在，通过关联分析佐证可能的原因，帮助管理人员科学制定不同问题的解决路径。运营监测系统可针对医疗服务关键指标，设置绝对值阈值、波动范围值、目标值、预算值等，在指标分析过程中可清晰进行对比，快速定位问题指标。针对部分关键指标，系统提供穿透分析的路径，实现对异常指标的逐层穿透。系统运营管理驾驶舱功能可实现医疗服务指标数据的大屏展示，实现实时、动态、可视化的监测。

整体上，通过多维交叉分析，全面透视业务变化，借助在线分析技术和动态可视化大屏技术，满足各级管理部门的管理需要，财务部门和运营融合能更多为运营管理创造价值，实现在现有资源配置下，经济效益与社会效益的双赢。

四、运营管理系统技术架构

（一）软件应用系统技术架构

系统架构方面，为应对大型复杂系统和持续升级扩展需求，优先采用可扩展的微服务架构体系，支持表单引擎、报表引擎、流程引擎、规则引擎、打印引擎等核心技术能力；集成多个供应厂商，实现高内聚、低耦合；采用专业数据集成引擎，集 ESB、ETL、数据集成服务为一体，满足医疗机构复杂多样的数据服务场景；建立主数据建模、分发、动态调整机制；数据集成平台，完成业务流程集成、数据分发共享，融合数据中台、技术中台、业务中台的部分职能，打造医院专属运营中台。安全方面，进行基础架构总体安全规划，利用双机热备、容器集群化实现容灾。如图 13 – 20 所示。

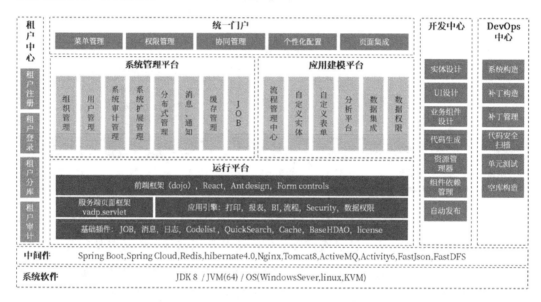

图 13 – 20　运营管理系统整体技术架构

1. 软件系统应用技术架构设计

系统应采用平台化开发方式，将技术系统抽象成两部分，一部分负责具体的技术实现，另一部分负责业务内容的开发。技术部分抽象成技术平台，业务部分则是利用技术平台底层提供的功能将业务功能和逻辑按技术平台要求的方式来组织。

系统基于平台化开发模式实现，在系统设计开发之初先搭建应用开发平台，开发和运行平台主要划分为表现层、业务逻辑层、数据层、基础框架层四层。表现层实现了应用系统的页面呈现机制；业务逻辑层用于封装应用系统的业务逻辑，技术平台在此层实现了服务化封装；数据层负责对数据库访问方法的封装支持的多数据库适配；基础框架层为应用系统的运行提供了日志、消息、服务框架、IOC 容器、配置管理等功能支撑。

功能模块组织层面，系统应采用组件化设计，由统一基础框架平台提供组件开发、运行、管理、监控的必要支撑，应用模块按组件组织，组件可独立运行，组件间通信基于平台消息组件或数据平台统一数据交互实现。

2. 分层设计的 B/S 技术架构

技术架构分为五层，由下至上分别为数据服务层、基础组件层、业务逻辑层、Web 应用服务层、表现层。

数据服务层。数据服务层负责数据存储、查询、计算，数据服务层需要四种数据库完成系统所有业务数据的存储。业务库支持业务系统运行，数据仓库存储用户所有业务及历史数据，元数据库存储系统业务模型和分析模型、数据结构视图，数据集成中间库用于从第三方应用数据库抽取数据，对数据进行标准化清洗，最后导入数据仓库。

基础组件层。基础组件集成数据访问组件、日志服务、消息服务、任务服务、消息集成等系统底层组件，以及系统公共方法。

业务逻辑层。业务逻辑层封装应用系统的业务逻辑组件，业务逻辑组件实现了基于服务架构风格的封装，可实现集中和分布部署。业务逻辑层封装的所有业务组件即逻辑上的业务中台，业务逻辑层是应用支撑平台对业务中台的物理封装和部署方式。业务逻辑层组件被 Web 应用服务层的服务端模块代码通过 RPC 框架调用，RPC 即远程过程调用框架，封装了客户端和服务端的远程通信机制。

Web 应用服务层。Web 应用服务层部署在应用服务器，主要完成接收前端 HTTP请求，根据前端请求返回对应的页面或将请求映射成对特定业务组件的调用。

表现层。表现层负责在浏览器中呈现应用界面、报表、BI 等对象。表现层基于成熟前端框架实现，表现层在功能上需要实现运营管理系统界面上所需的各类呈现控件、图表控件、报表控件，并支持各类界面交互功能操作。

3. 基于 RPC 框架的业务逻辑弱耦合设计

技术平台应实现技术对应用开发的透明，即应用开发人员无需了解服务设计的具体接口和实现方法，只需要关注业务逻辑即可。技术平台通过对业务的服务代理封装从而实现服务化设计。对于第三方应用接口，系统将业务服务发布成 WebService 或 RESTful 接口，而对于系统内模块间的服务调用，则采用 RPC 调用实现。进而支持利用系统集成平台统一管理服务的注册和发现，调用服务时管理调用者的服务访问权限。

4. 应用系统跨平台架构特性

系统应通过平台化开发，提供跨平台的适配与迁移能力，支持跨浏览器、跨操作系统和跨数据库系统。

跨浏览器：支持 IE、Chrome、Firefox。

跨操作系统：技术平台支持运行多种操作系统。

跨数据库系统：支持 SQL Server、Oracle 以及国产大型商用数据库。

5. 应用系统高并发解决方案

应用服务器支持采用负载均衡策略，数据库服务器支持磁盘整列，实现业务应用的读写分离。

（二）运营数据中心技术架构

基于财务域、物资域、事项域、综合域等各业务数据方案，构建 ODR（运营数据中心）。进一步基于运营数据中心，建立医院综合运营分析指标数据集，支撑医院运营监测体系。

ODR（运营数据中心）技术架构中应包括数据集成平台、主数据管理平台、数据模型管理系统、数据资产管理系统、智能分析（平台）、AI 算法（平台）等一站式数据技术体系，如图 13 – 21 所示。

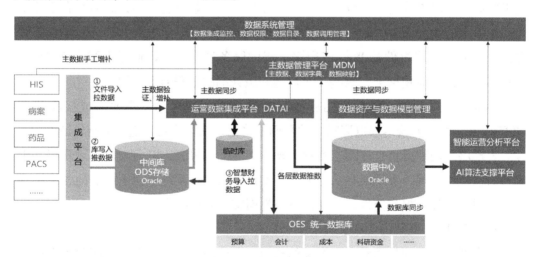

图 13 – 21　ODR（运营数据中心）技术架构全景图

1. 数据集成平台

数据集成工具支持数据批量、实时移动，连接医院异构数据源，提供配置灵活、处理高效的数据集成能力。通过制度采集整合方式与策略，确认接口规范，完成集成实施配置，进行接口调试、数据验证、集成配置与监控。

支持数据集成中以下任务：

第一，数据采集，主要涉及财务分析所需的医院收入、支出及成本明细数据，学科、病种、医疗服务项目的收入、支出、成本数据，以及相应的临床业务数据。

第二，数据清洗。过滤不完整、错误、不一致和重复的数据。

第三，数据标准化。建立并内置清洗算法与规则，实现多层次数据清洗，去除残缺、重复、错误的"脏数据",同时随着业务的不断更新与变化,实现对规则的同步更新。

第四,数据输出。对智慧财务、决策分析应用场景进行数据输出,按照数据需求、接口标准进行数据输出。

2. 主数据管理平台

医院统一管控的主数据管理平台,实现主数据存储、整合以及共享,做到全生命周期管理。从集团、医院层面进行主数据管理系统自主管理,并实现主数据存储、整合以及共享等功能。实现主数据代码全生命周期集中管理,实现各主要主数据的在线管理维护,实现各分业务系统主数据灵活的查询下载。主要包括的内容如下:

第一,实现主数据的申请、导入、审批、校验、生成、分发,报表统计,工作流配置,系统管理等功能。

第二,完成主数据管理平台功能需求调研、功能设计、客户化开发、安装配置、测试、培训、上线等内容。

3. 数据模型管理系统

数据模型管理是数据仓库建库和管理、定义数据转移规则和流程以及设计数据仓库和前端应用接口的重要依据。通过对实体及实体之间关系的抽象设计,用数据模型来完成现实世界中事物相互关系的映射。在医院数据治理中的目标是:

第一,建立统一的数据模型。统一数据模型建设为业务系统提供个性化智能数据服务能力。

第二,建立一致性指标管理体系。将分散于各数据域的指标进行内涵、口径、单位的统一。

第三,建立多维度的分析场景与分析主题,为医院决策提供数据支撑。

数据模型管理工具支持以下功能:第一,分析建模,以图形操作方式进行业务分析模型的设计并最终形成物理模型;第二,指标管理,支持指标体系建设,支持指标定义、指标建模、指标物化等指标生命周期的管理;第三,主题表预计算,对分析模型进行不同时间、空间粒度的预先计算,以提高统计查询效率;第四,数据集市,按业务角度对业务领域进行分类整理,数据存储支持分库、分表、分区,尽量采用列式存储,充分发挥各数据库的列存特性,提高查询效率;第五,数据服务,可以针对医院不同部门或主题提供统一的数据服务 API。

4. 数据资产管理系统

随着数据价值的发现,数据资产逐步得到了认可。各类经济组织通过数据去理解客户、创造新的产品和服务，并通过削减成本和控制风险手段来提高运营效率。随着医院经营活动越来越依赖数据，更清楚地确定了数据资产的价值，并进行以数据驱动来获得经营洞察力的经营转型。

数据驱动，必须以专业、高效的数据资产管理为前提。建立全生命周期的管理活动，需要从元数据、数据质量、数据血缘等进行规划，对不同数据类型、处理流程进行多维度管理和控制，为沉淀数据、挖掘数据提供最坚实的基础。

数据资产管理系统，支持对元数据进行采集、管理，支持不同类型的高质量资产的呈现，有效地将数据集成平台、主数据管理以及模型管理中梳理、流转、沉淀的大量数据进行血缘追溯，以用户可理解、可见的方式组合、呈现。

元数据管理是资产呈现的基础。通过元数据结构、元数据标签化管理，为数据资产的呈现提供基础的数据组合方式。

数据资产呈现是以数据分层的维度组合来表现，共分为五层数据：贴源层、标准层、汇聚层、应用层和共享层。

从功能要求出发，资产管理系统主要包含以下功能：

第一，资产目录。建立资产目录，支持为用户展现结构化数据资产，以数据分层的维度组合来综合表现各层次数据现状。支持非结构化文件内容的呈现，支持文档分类、在线查阅和下载功能。

第二，元数据管理。元数据，即关于数据的数据，不仅包括技术、业务流程、数据规则和约束，还包括数据结构等。它描述了数据本身如数据库、数据元素、数据模型、数据表示的业务概念，数据与业务之间的联系等。元数据是数据集成、治理、维护的基础。随着医院收集和存储数据能力的提升，元数据的作用变得越来越重要。要实现数据驱动精益化运营管理，必须要实现元数据管理。

元数据管理，即实现元数据建模、维护，通过元数据结构、元数据标签化管理，为数据资产的呈现提供基础的数据组合方式。

第三，资产管理。资产管理分为两类。其一，数据资产管理，实现对数据资产元结构的标签设置，以及数据访问权限的配置。其二，文件资产管理，是指针对存储在关系型数据库之外的数据和信息的采集、存储、访问和使用过程的管理，以保持文件和其他非结构化或半结构化信息的完整性，并使这些信息能够被访问。

5. 智能分析平台

根据不同业务场景的需要，智慧财务工作中需要通过查询、报表、多维分析、报告等支撑医院进行数据挖掘分析、审计、风险控制、预测服务等，直观、科学支持医院决策和管理。智能分析平台通过图表配置、仪表板、故事板等丰富展示手段，灵活快速地响应医院管理和业务变化，赋能医院辅助决策分析。

6. AI 算法平台

数据分析算法和 AI 支撑工具为业务优化与创新提供强有力的支持，赋能数据驱动业务需求。在算法内容上需包含基础的自然语言处理算法和通用机器学习算法，也需要提供面向医院管理领域的术语标准化和知识图谱构建算法。在此基础上，结合具体应用场景，建立趋势预测、特征识别、知识图谱推理计算，规划求解等场景化算法支持。此外，在基础支撑层面，AI 算法平台还需支持机器学习任务的构建和任务执行监测等功能。

（三）小结与展望

从数字化走向智能化是信息系统发展的必然趋势，运营管理信息化建设需要充分思考如何利用信息化手段和方法实现各类管理与业务工作的信息化迁移。在此基础上，未来数据将成为医院运营管理的核心资产，在新兴技术支持下，通过对内外部数据的获取，整合相关的海量数据，从数据规划、采集到数据治理，应用先进的算法和模型，利用高级分析等信息技术，信息化系统也将逐步从支撑性系统发展成为赋能驱动性系统。因此，当前阶段的信息化工作既要着眼于满足现有业务需求，支撑各类业务开展，又要以持续创新变革的眼光和视野着眼于未来可能的业务形式，进行长期积累与储备，并积极迎接新环境、新变化与新未来。

参考文献

［1］李·克拉耶夫斯基，拉里·里茨曼．运营管理——流程与价值链［M］．北京：人民邮电出版社，2021．

［2］威廉J．史蒂文森．运营管理［M］．北京：机械工业出版社，2020．

［3］F. 罗伯特·雅各布斯，理查德·B. 蔡斯．运营管理［M］．北京：机械工业出版社，2021．

［4］任臻．建立医院教学经费管理运行机制的研究［J］．中国卫生产业，2018（35）：117 –118．

［5］杨静．医院教学经费管理现状探讨［J］．知识经济，2019（06）：179 –180．

［6］石景芬，龚永，安静，胡培．六西格玛管理理论在呼吸科临床教学流程再造中的应用研究［J］．中国循证医学杂志，2014，14（04）：418 –423．

［7］刘利．基于六西格玛理论的护理临床教学质量管理［J］．检验医学与临床，2021，18（04）：570 –572．

［8］刘琳．高校教育成本控制研究［D］．首都经济贸易大学，2018．

［9］陈戈．医学院校非直属附属医院临床教学质量影响因素的调查及对策研究［D］．重庆医科大学，2011．

［10］周庆，高建林，桑爱民，史亚琴．基于岗位胜任力培养的临床教学改革研究与实践［J］．医学教育管理，2017，3（01）：64 –67．

［11］沈艳．医学专业学位研究生临床技能培训信息平台的构建和初步研究［D］．东南大学，2018．

［12］高琼．宁医大总医院临床技能培训工作研究［D］．宁夏大学，2015．

［13］马风才．运营管理［M］．北京：机械工业出版社，2021．

［14］汤惠子．内部控制下公立医院运营管理系统建设的实践与探索［J］．卫生经济研究，2021，38（09）：74 –76．

［15］王志成，周筱琪，孙鹏南．基于协同理论的公立医院运营管理组织体系构建［J］．中国医院管理，2021，41（12）：57－59，63．

［16］程明．价值链视角下的医院成本管理策略——基于上海 XH 医院的实践案例［J］．会计之友，2020（24）：2－7．

［17］李心．价值链理论在医院成本管理中的应用［D］．华中科技大学，2015．

［18］胡华成．绩效管理与考核全案［M］．北京：清华大学出版社，2019．

［19］方振邦，刘琪．绩效管理——理论、方法与案例［M］．人民出版社，2018．

［20］张凤林，汤谷良，卢闯．全面预算管理2.0：解开管理者8大难题的钥匙［M］．机械工业出版社，2017．

［21］杨英，周建龙，罗平．成本管理与控制全流程实战指南［M］．人民邮电出版社，2015．

［22］张舒雅，宫尔君，马磊等．试论大型公立医院内部资源配置的优化［J］．中国医院管理，2014，34（10）：1－3．

［23］段瑞莹．医联体背景下公立医院资源配置优化研究［D］．哈尔滨师范大学，2019：1－60．

［24］李晶晶．医改背景下 Y 公立医院人力资源配置问题研究［D］．福建农林大学，2018：1－56．

［25］姜春玲．新医改背景下我国医院卫生资源配置效率评价及其影响因素研究［D］．中国医科大学，2021：1－137．

［26］赵广宇，李捷玮，刘吉祥．我国大型医用设备配置现状及利用评价方法简介［J］．医疗卫生装备，2003，24（12），41－43．

［27］吕亚兰．适宜卫生技术评估指标体系及评估方法研究［D］．重庆医科大学，2013：1－54．

［28］许鑫．石家庄市 X 公立医院资源整合运行现状与完善对策［D］．河北大学，2015：1－63．

［29］伏嘉宝．上海市某区二级综合性医院大型医疗设备配置和利用效率研究［D］．复旦大学，2010：1－86．

［30］程寿锦，徐立德．全面预算管理视角下公立医院预算管理案例分析［J］．中国卫生经济，2021，40（10）：79－83．

［31］徐迅．加强医院科室资源配置及经济运行分析的方法探讨［J］．现代医院，2018，18（02）：218－223．

［32］汪雅璇．基于平均住院日的我国医院资源优化配置研究［D］．天津医科大学，2016：1－86.

［33］尹刚．基于DEA模型的武汉市36家公立医院运行效率实证研究［D］．湖北大学，2018：1－95.

［34］张京津．基于DEA模型的我国中医医院卫生资源配置效率分析［D］．湖南中医药大学，2021：1－53.

［35］叶枫．供给侧视域下公立医院医疗资源优化配置研究——以河南省为例［D］．大连理工大学，2018：1－67.

［36］封海蛟．公立医院人力资源优化配置研究——以S医院为例［D］．南华大学，2016：1－91.

［37］刘艳．公立医院人力资源配置优化研究——以LD医院医生人力资源配置为例［D］．兰州大学，2021：1－79.

［38］朴银实．JD医院床位资源配置与使用效率提升策略研究［D］．吉林大学，2018：1－57.

［39］郭胜，景晓琳，李倩，唐立岷．基于秩和比法的山东省医院床位利用效率分析［J］．现代医院管理，2020，18（01）：41－44.

［40］耿珊珊，陶红兵，谢舒．综合医院床位利用效率评价模型构建的初步探讨［J］．中国医院管理，2012，32（05）：21－23.

［41］王向荣．综合医院卫生人力资源配置研究［J］．第三军医大学，2015：1－180.

［42］张佳伦．现代综合医院空间导向系统设计研究［D］．西安建筑科技大学，2021.

［43］邓芳，郭玉海，施晓娟，任佰玲，王文，计颖，鲁朝晖，虞德才．基于法人治理结构的托管式医联体探索与思考［J］．江苏卫生事业管理，2021，32（04）：426－429，436.

［44］蔡进，谭剑，康静．基于波士顿矩阵的公立医院科室业务发展战略研究［J］．医学与社会，2019，32（05）：47－51.

［45］邓芳，施晓娟，计颖，郭玉海，鲁朝晖，赵文友．安徽省首家省县紧密型医联体建设的体会［J］．安徽卫生职业技术学院学报，2018，17（03）：5－6，9.

［46］张洪侠．医院急诊急救管理的现状及对策研究［D］．吉林大学，2005.

［47］陈旻洁，董柏君，孙晓凡．大型三级公立医院门诊转型的探索和实践［J］．中国卫生质量管理，2018，25（02）：32－34.

［48］王舒婷．互联网技术对提升医院门诊流程效率的影响研究［D］．昆明理

工大学, 2017.

[49] 侯志宏, 封小林. 医疗质量管理体系的完善与思考 [J]. 中国医院管理, 2010, 30 (10): 77 - 78.

[50] 李丹. 医院教学能力评价与管理模式研究 [D]. 华中科技大学, 2008.

[51] 李志琴. 青海大学附属医院科研管理现状分析与对策研究 [D]. 青海民族大学, 2017.

[52] 李琴. 公立医院科研项目管理信息一体化研究 [J]. 财会学习, 2021 (23): 81 - 83.

[53] 刘慧, 顾向东. 浅议新形势下公立医院科研经费管理 [J]. 行政事业资产与财务, 2021 (04): 37 - 38.

[54] 高熹. 某三甲公立医院科研管理的实践与思考 [J]. 中国卫生产业, 2016, 13 (17): 8 - 10.

[55] 陈宗涛, 皮星. 供给侧改革视角下的公立医院科研管理研究 [C] // 中国卫生经济学会第二十次年会论文集. 2017: 1249 - 1253.

[56] 施颖辉. 温州市公立综合性医院感染管理优化研究——以温州市 A 医院为例 [D]. 上海师范大学, 2020.

[57] 韩玲样, 王广芬, 黄小强, 秦瑞, 高晓东, 胡必杰. 320 家医院医院感染管理组织架构分析 [J]. 中华医院感染学杂志, 2020, 30 (11): 1749 - 1752.

[58] 刘瑾, 马学琴. 关于提升医院感染管理水平, 加强医院感染防控能力建设的研究 [J]. 健康之友, 2020 (19): 95.

[59] 彭颖. 医保付费新模式对医院运营管理的影响及应对策略 [J]. 中国总会计师, 2019 (07): 132 - 133.

[60] 窦怀刚. DRGs - PPS 对公立医院运营管理的影响及应对策略 [J]. 财会研究, 2021 (06): 70 - 72.

[61] 翟婷. DRGs 付费方式对公立医院运营管理的影响与对策 [J]. 西部财会, 2021 (01): 61 - 63.

[62] 杨斌. 公立医院 DRGs 成本核算研究 [D]. 云南财经大学, 2020.

[63] 贺婷, 洪伊敏, 全文烯, 何雨薇, 袁嫣翠, 石芷玮, 袁勇. 以专科经营助理制度助力医院运营管理 [J]. 中国医院院长, 2021, 17 (10): 72 - 74.

[64] 成文东. DRG 付费方式改革对医疗运营及医院精细化管理的挑战及应对 [J]. 中国产经, 2022 (04): 120 - 122.

[65] 李丽琼, 曹克慎, 郭婷婷, 陈坚. 按病种分值付费下医院的运营管理策

略研究 [J]. 现代医院，2021，21（11）：1745 – 1748.

[66] 张明，喻丹，李敏，方鹏骞. "十四五"时期医保支付方式改革对我国公立医院经济运营的影响与思考 [J]. 中国医院管理，2021，41（03）：18 – 20，25.

[67] 樊挚敏. 我国 DRG 收付费方式改革的愿景 [J]. 中国卫生经济，2018，37（01）：21 – 23.

[68] 申静霞. 依托临床路径管好医保费用 [J]. 中国社会保障，2019（04）：86 – 87.

[69] 蒋帅. 我国医疗服务价格形成机制及定价模型研究 [D]. 华中科技大学，2018.

[70] 储爱琴等. 医院医疗保险理论与实务 [M]. 合肥：合肥工业大学出版社，2016.

[71] 戴钧陶. 现代管理评价技术 [M]. 北京：机械工业出版社，1994.

[72] 操礼庆，赵昕昱，张泽云. 基于内部控制的医院智能报账体系建设 [J]. 会计之友，2020（08）：131 – 136.

[73] 操礼庆，赵昕昱. 智慧财务——构建高效医院集团化管理一盘棋 [J]. 中国质量，2020（11）：25 – 27.

[74] 操礼庆. 基于 ODR 的医院智慧财务与运营管理信息化建设 [N]. 中国会计报，2021 – 02 – 05.

[75] 普华永道. 智慧财务驱动企业变革与转型 [R]. 2019.

[76] 佘磊. 基于 HRP 的公立医院管理会计体系建设研究 [J]. 会计之友，2020（16）：38 – 43.

[77] 张泽云，操礼庆. 公立医院预算绩效评价体系构建研究 [J]. 卫生经济研究，2021，38（01）：66 – 68.

[78] 赵小青，孟德浩. 云计算与大数据时代医院信息化的转变分析 [J]. 科技风，2020（12）：112.

[79] 赵昕昱，操礼庆，操乐勤，郭奕. 安徽省立医院智慧财务建设实践 [J]. 财务与会计，2020（05）：58 – 61.

[80] 应亚珍. DIP 与 DRG：相同与差异 [J]. 中国医疗保险，2021（01）：4.

[81] 翟婷. DRGs 付费方式对公立医院运营管理的影响与对策研究 [J]. 时代经贸，2020，12（12）：54 – 55.

[82] 刘文生. DIP：支付改革的现实与理想 [J]. 中国医院院长，2021，17（06）：34 – 41.